全科住院医师规范化培训指导丛书

全科医学专项培训及技能分册

主编　曹艳杰　张　妲

清華大學出版社
北　京

图书在版编目（CIP）数据

全科医学专项培训及技能分册 / 曹艳杰，张妲主编．
北京：清华大学出版社，2024. 8. --（全科住院医师规范化培训指导丛书）. -- ISBN 978-7-302-67129-9

Ⅰ. R499

中国国家版本馆 CIP 数据核字第 202409V9J5 号

责任编辑：孙　宇
封面设计：钟　达
责任校对：李建庄
责任印制：刘　菲

出版发行：清华大学出版社
网　　址：https: //www.tup.com.cn, https: //www. wqxuetang. com
地　　址：北京清华大学学研大厦A座　　邮　　编：100084
社 总 机：010-83470000　　邮　　购：010-62786544
投稿与读者服务：010-62776969, c-service@tup.tsinghua.edu.cn
质量反馈：010-62772015, zhiliang@tup.tsinghua.edu.cn
印 装 者：三河市龙大印装有限公司
经　　销：全国新华书店
开　　本：185mm×260mm　　印　张：21　　字　数：457千字
版　　次：2024年8月第1版　　印　次：2024年8月第1次印刷
定　　价：118.00元

产品编号：103489-01

编委会名单

序　言

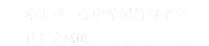

军医是军队卫勤力量的主体，平时与各级战斗员朝夕相伴，战时部署在卫勤救治链条最前沿，是影响卫勤保障质效的重要因素。传统理念认为，军医的能力要求可以概括为平时保障健康、战时抢救生命。随着世界新军事变革加速演进，认知战、心理战、生安战、无人战等战争形态样式快速变化，特别是军事医学、脑科学、材料学、生物技术、人工智能和大数据等创新技术跨越式发展，卫勤力量已经逐步超脱“保障”的概念范畴，在军事行动中担负更多的作战任务，日益成为新质战斗力的重要组成。加快培养新型高素质军医，链接“课堂”和“战场”，是军队医疗卫生人才培养创新实践的主题，全科住院医师培养是其中的重要一环。

军队全科医学融合了临床医学、心理学、康复医学、预防医学、军事医学、社会科学等学科，包括平时的军事训练伤防治、部队常见慢病管理、健康教育、康复强健、卫生防疫等；以及战时的野战救治、检伤分类、战场管理、心理干预等内容，以提升部队战斗力、维护健康为方向，以营区为范围、以连队为单位、以个体为中心。新形势下，建立以岗位胜任力为导向的军队全科住院医师规范化培训体系，突出战伤救治及卫勤保障专项培训特色，是培养满足部队需求的专业化新型军事医学人才的前提，也是军事医学职业教育中实现提高部队战斗力贡献率的基本途径。为满足新形势下国防和军队建设的新需要，适应现代战争对卫勤保障提出的新需求，培养贴近部队实战需求、具备平战时综合能力的高素质基层军医成为各级军队医院人才培养的首要任务。

本手册酝酿之初，我们重点考虑平衡好三个方面关系。一是“平与战”的关系。把战创伤救治摆在突出位置，帮助读者掌握必备的一线救治技术和方法，重点参考了外军近年来实战积累的经验做法，如美军战术战伤救治课程（tactical combat casualty care course，TCCCC）、上尉生涯课程（captain career course，CCC）等。二是“通与专”的关系。把联合勤务保障摆在重要位置，将空军特色医学中心在作战航卫领域的研究进展纳入培训手册，使读者掌握航空医学的基础知识和基本技能。三是“军与民”的关系。把疾病诊疗常规摆在基础位置，对标国家全科住培结业考核要求，使读者掌握体格检查和各专科技能操作，培养合格的全科住院医师。

军队全科住培以夯实基础为根本，以拓展能力为导向，以向战培塑为目标，我们仍在路上、任重道远。由于时间仓促、认识有限，书中难免有粗疏错漏之处，也请读者和同道批评指正。

空军特色医学中心　罗正学

2024年2月

前言

2013年，原国家卫生计生委等七部门共同发布《关于建立住院医师规范化培训制度的指导意见》，同年，解放军原总政治部、总后勤部联合发文《关于做好师级以下部队医疗专业干部培训工作的通知》，具有军队特色的住院医师规范化培训（以下简称“住培”）拉开帷幕。

经过历时十余年的探索，军队住院医师培训始终立足部队任职岗位要求，不断增强军队卫生干部素质和实际能力，培训方式由“全科轮训＋部队任职＋专科进修”的“1＋1＋1”模式，升级为“1年队属医院培训＋2年国家住培基地培训”的“1＋2”模式；培训范围由“统筹安排”扩大到“应训尽训”；培训内容由“自行制订”明确为“依托国家全科专业培训细则组织实施”；培训成效与干部晋升、学历提升环环紧扣。随着一系列政策的出台、完善，基层医疗专业干部的培养路径更加清晰，培训质量进一步提升。

当前，基于国家全科专业住院医师培训细则培训的军队医疗专业干部，虽已掌握常见病、多发病的基本诊治能力，但对基层部队官兵训练伤及特殊战备环境下常见病的诊疗、战备及作战环境下的战伤救治能力还有欠缺。为进一步提升基层军医的岗位胜任力，特别是空军部队医疗卫生干部的岗位履职能力，我们在当前军队全科住培体系基础上不断尝试，从优化培训内容、突出战伤救治专项培训、创新教学模式、分层分级培训等多个维度，探索建立完善的军队全科住培体系，真正培养出“战时保打赢、平时保健康”的合格军医。

为此，我们通过基层部队调研、军队医院军人诊疗中心就诊数据分析以及同其他军队住院医师培训基地、军事医学研究院及航空医学研究等相关专业的同行、专家、管理人员座谈研究，归纳梳理出此培训指导手册，旨在在全科临床医疗基础上补充军事医学及特种医学专项培训内容。本书共3篇11个章节，内容涵盖常见训练伤、战创伤的处置技术、常见理化损伤诊治方法、常见高原疾病的诊治及具有军种特色的飞行人员常见航空病理生理相关疾病的防治，同时对于国家全科专业住培需要掌握的基本技能予以明确，涵盖了基层部队卫生队（所）在训练战备过程中常见伤病的诊治规范、检查技术以及基层医疗卫生工作人员必备的知识和技术。

本书作者长期从事军队住培教学、为部队服务及航空医学研究相关工作，全书聚焦基层部队军医、航医可能面临的实际问题，以期在军队规培及基层军医实际工作中，遇到相关问题可以随手查阅、无缝融入。同时，我们也欢迎广大读者查漏补缺、更新前沿，积极联系反馈。我们也将在未来军队全科住院医师培训的实施与效果追踪过程中，不断完善、总结、创新，切实为提升部队一线救治能力贡献力量。

曹艳杰　樊羽丰

2024年4月

目 录

第一篇 战创伤救治及进展

第二篇 航空医学知识及航空卫勤保障

第三篇 国家全科住院医师规范化培训结业考核培训

第一篇

战创伤救治及进展

第一章 头面部战创伤救治及进展

第一节 头 皮 损 伤

一、基础知识

头皮是头部的最外层，覆盖着颅骨的上部。它是由多层组织构成的复杂结构，包括：

（1）皮肤：起保护头部免受外界的伤害和微生物感染，以及免疫防御的重要作用。

（2）皮下组织：保温、缓冲外部冲击。此外，皮下组织还包含血管和淋巴管，它们为头部提供氧气和养分、排除废物。

（3）皮下筋膜：使头皮相对稳定供应头皮及其下层组织、血管和神经。

（4）头皮重要的生理功能：温度调节、血液供应、感觉。

二、病因

各种军事冲突和战斗易导致士兵和军事人员头部受到创伤。头部创伤的快速救治和处理至关重要，以减少感染、止血和促进伤口的愈合。

（1）弹片伤：弹片伤可能导致头皮撕裂伤、刺伤或挫伤，伴随大量出血。

（2）枪击伤：子弹击中头皮时，通常会引起严重的出血和组织破坏。

（3）爆炸冲击波：可以导致头部和颅内损伤，包括头皮的挫伤、撕裂和脑震荡。

（4）手榴弹碎片：碎片可能会刺穿头皮，导致严重的出血和伤口。

（5）火焰和化学物质：这种伤害不仅包括物理损伤，还涉及化学灼伤和感染的风险。

（6）军事冲突中的肢体接触：导致头皮挫伤、撕裂或刺伤，尤其是在没有足够头部保护的情况下。

（7）剧烈的战斗操作：在战斗中，士兵不可避免地受到跌倒、撞击或碰撞的影响。

三、临床表现和诊断

（一）战争环境中头皮损伤的典型临床表现

1. 出血 血管破裂后活动性出血（喷射性或溢出性），也可能是局部形成血肿。

2. 疼痛 剧烈疼痛，表现为刺痛、灼热或压迫感。

3. 伤口性质 撕裂伤、擦伤、刺伤或挫伤。

4. 皮肤破损 皮肤破溃。

5. 肿胀 局部肿胀、积血，会引起头皮的隆起感。

6. 感染风险 关注伤口是否出现红肿、脓液排出、发热等。

7. 头部骨折和颅内损伤 头皮损伤可能伴随头部骨折或颅内损伤，这可能导致更严重的症状，如头痛、神经功能损害或失去意识。

（二）诊断

1. 临床评估 观察伤口的性质、大小、深度和位置，以及伴随的疼痛、出血和肿胀情况。

2. 感染风险评估 评估感染的风险，密切关注伤口是否出现感染征象，如红肿、脓液排出、发热等。

3. 放射学检查 X线或CT扫描用于评估颅骨是否受到影响，尤其是在头皮伤口附近。

4. 血液检查 血液检查，以评估伤员的凝血功能和感染指标。

5. 头部骨折和颅内损伤排除 需排除头部骨折和颅内损伤的可能性。

四、治疗

头部血供丰富，出血可能会很严重，而头皮伤口的感染风险也较高，要及时处理。

（一）止血措施

1. 直接压迫 直接压迫是头皮损伤止血的首要措施。使用纱布、绷带对伤口施加直接而均匀的压力。压迫点应位于伤口的上方。

2. 提高头部 将头部稍微抬高，将伤员的上半身抬高或让伤员坐起来，有助于减少血液流向伤口的压力。

3. 包扎 止血后，使用无菌纱布或绷带包扎伤口，有助于进一步减少出血，保持伤口干燥，并防止感染。包扎应松紧合适，以免阻碍血液循环。

4. 止血药物 止血药物可以通过促使血液凝结来帮助止血。

5. 缝合或外科修复 对于深而严重的头皮损伤，需要进行缝合或外科修复，以促进愈合。

（二）清洁和消毒

1. 手部卫生 在处理头皮损伤前，洗净双手，确保手部卫生。

2. 材料准备 准备必要的清洁和消毒材料，如无菌纱布、生理盐水、乙醇（酒精）、碘酒、聚维酮碘、过氧化氢或氯已定。使用无菌器具，如镊子和剪刀，以防止交叉感染。

3. 伤口清洁　生理盐水清洁伤口和伤口周围的皮肤。避免使用过于刺激性的药物或溶液。清洁应从伤口的中心向外进行，以避免将污染物带入伤口。

4. 伤口消毒　使用乙醇、碘酒、过氧化氢或氯已定或聚维酮碘等消毒剂来消毒伤口。避免将乙醇、碘酒涂抹在伤口深处，以避免组织刺激。

5. 抗生素药膏　某些浅表伤口上涂抹抗生素药膏，以防止感染。

6. 保持伤口干燥　伤口应保持干燥，使用无菌纱布或绷带覆盖伤口，以防止污染。

7. 监测感染迹象　定期检查伤口，以观察是否出现感染迹象，如红肿、脓液排出、发热等。如发现感染，应及时采取治疗措施。

8. 废物处理　废弃物必须妥善处理，以防止传播感染。

（三）伤口修复

已清洁伤口，进行以下操作：

1. 麻醉　使用利多卡因或罗哌卡因进行局部麻醉、止痛。

2. 缝合　缝合是伤口修复的核心步骤。缝合的目的是将伤口封闭，促使伤口愈合。对于较大或深的伤口，可能需要多层缝合。

3. 选择缝合线

1）可吸收缝合线：通常由生物材料制成，适用于不需要长期支撑的伤口。优点：伤员无需额外去除缝线，伤口更容易愈合。

2）非可吸收缝线：通常由聚酮、尼龙、丝线等材料制成，适用于较深和需要长期支撑的伤口。优点：非可吸收缝线的强度较高，适用于需要耐久支撑的伤口。

4. 缝合技巧　缝合线应该分布均匀，以减轻伤口的张力，并且应该在皮肤的不同层次上进行，以确保牢固。

1）连续缝合：将缝合线穿过伤口两侧，并持续缝合整个伤口，然后打结。

2）间断缝合：单独将每一针穿过伤口，打结，再进行下一针。

3）垂直褥式缝合：适用于边缘不规则的伤口，通过垂直针迹将伤口边缘对齐。

5. 多层缝合

对于深大伤口，可能需要多层缝合。内层缝合通常针对皮下组织，可选用可吸收缝线，随着缝线降解，以减少异物反应及感染的风险，外层缝合则是针对皮肤。

对于存在可疑污染或感染的伤口，如需缝合，建议进行全层缝合，这有助于确保伤口整体愈合，减少因异物及血运差所致感染的风险。

6. 包扎和绷带　缝合完成后再次消毒，使用无菌纱布及敷料、绷带包扎伤口。保持伤口干燥，防止感染，促进愈合。定期换药，观察伤口愈合情况。

（四）感染预防和管理

1. 手部卫生　同前。

2. 伤口清洁 同前。

3. 抗生素的使用 抗生素预防感染适用于深度、复杂或有感染风险的伤口。抗生素的选择基于伤员的过敏史和抗生素敏感性测试结果。

如果已感染，根据感染的类型、严重程度和可能的致病菌选择适当的抗生素。抗生素用至感染完全清除。

1）经验性选择广谱抗生素进行治疗，同时进行伤口分泌物培养以确定感染的致病菌和抗生素药敏试验。

2）根据培养阳性菌及药敏试验指导抗生素的选择。

常见的抗生素选择包括：

（1）头孢菌素类抗生素：如头孢噻肟或头孢地尼。

（2）青霉素类抗生素：如阿莫西林或阿莫西林克拉维酸。

（3）喹诺酮类抗生素：如环丙沙星或左氧氟沙星。

（4）大环内酯类抗生素：如红霉素或阿奇霉素。

4. 破伤风处理 在头皮损伤的治疗中，预防破伤风至关重要。

1）伤口处理：彻底清洁和处理伤口。生理盐水及过氧化氢清洁伤口，去除所有污垢、异物或污染物，尤其是深窄的伤口，必要时要扩大伤口，以达到有氧环境，防止破伤风杆菌滋生。

2）抗生素预防：青霉素类抗生素，如青霉素G。抗生素的选择和剂量应根据伤口的性质和伤员的药物过敏史来确定。

3）破伤风疫苗：破伤风疫苗是预防破伤风的关键措施。

4）破伤风免疫球蛋白：对于高风险伤口，如严重撕裂或污染的头皮损伤，给予破伤风免疫球蛋白，但仍然需要接种疫苗。

（五）疼痛管理

1. 评估和监测疼痛

1）询问伤员疼痛的程度、性质、持续时间和位置。

2）使用疼痛评分工具，确定疼痛严重程度。

3）疼痛评估定期进行，观察疼痛管理的效果。

2. 药物管理 首选的疼痛管理方法是使用药物。常用的药物包括：

1）非处方药：如对乙酰氨基酚或其他非甾体抗炎药（NSAIDs），如布洛芬、塞来昔布，可以用于轻度到中度的疼痛。

2）处方药：对于更严重的疼痛，医师可以开具强效镇痛药，如阿片类药物（例如吗啡）或其他镇痛药。

3）局部治疗

（1）局部使用麻醉药减轻伤口周围的疼痛。

（2）冰敷也可以用于减轻疼痛和减轻肿胀。

3. 心理支持　疼痛管理不仅仅涉及药物治疗，还需要提供心理支持。应积极与伤员沟通，提供信息和情感上的支持，以减轻焦虑和疼痛感受。

（六）康复和物理治疗

颈部和头部的运动和伸展可减轻疼痛和促进康复。物理治疗还可以帮助伤员恢复头皮的功能和活动。

（七）复查及随访

定期复查及随访，监测伤口愈合情况。

止血、减少感染、促进伤口愈合和包扎，以最大限度地减少头皮损伤的严重后果。

（周　岩　王宇博）

第二节　颅骨骨折

一、基础知识

（一）按是否开放伤的颅骨骨折分型

闭合性（简单骨折）和开放性（混合骨折）。

（二）按部位的颅骨骨折分型

凸面（颅盖骨）骨折和颅底骨折。

1. 多数颅底骨折是颅盖线性骨折的延续。

2. 严重的颅底骨折可能导致垂体产生撕裂伤。

3. 颅底骨折尤其是损伤到斜坡的骨折，可能会造成创伤性动脉瘤。

（三）按骨折形态的颅骨骨折分型

凸面线性骨折、凹陷性颅骨骨折。

（四）特殊类型的颅底骨折

颞骨骨折、斜坡骨折、枕髁骨折。

1. 颞骨骨折　分为两种基本类型，经常混合出现。

1）纵向骨折：最常见，占70%～90%。经常穿过岩-鳞骨缝，与外听道平行。骨折一般从耳蜗和半规管之间穿过，避开了第Ⅶ和第Ⅷ脑神经，但可能使听骨链中断。

2）横行骨折：与外听道垂直，经常穿经耳蜗和牵拉膝状神经节，分别导致第Ⅷ和第Ⅵ脑神经的功能障碍。

2. 斜坡骨折

1）纵行骨折：可能并发椎–基底血管损伤。

（1）夹层或闭塞：可能导致脑干梗死。

（2）创伤性动脉瘤。

2）横行骨折：可能伴有前循环损伤。

3）斜行骨折。

3. 枕髁骨折 枕髁骨折（OCF）发生率仅为0.4%，罕见。

二、病因

爆炸冲击、弹片和子弹、威力炸药、军事冲击装备、坠落、武器攻击、军事车辆事故、爆炸物品的意外引爆、空袭和轰炸。

三、临床表现和诊断

1. 开放性骨折可见创口有颅骨外露。

2. 凹陷性骨折可见局部头皮凹陷。

3. 颅底骨折临床表现较为复杂，可存在：

1）眶周瘀斑（熊猫眼征）：没有明显的眼眶损伤，尤其是双侧者。见于颅前窝骨折。

2）脑脊液鼻漏和（或）耳漏：多见于颅中窝骨折，也可见于颅后窝骨折。

3）耳后瘀斑（Battle征）、耳漏：见于颅后窝骨折。

4）颅神经损伤

（1）面神经和（或）听神经损伤：一般伴随颞骨骨折，导致一侧周围性面瘫和听力丧失。

（2）嗅神经损伤：经常伴随颅前窝底骨折并出现嗅觉丧失。

（3）视神经损伤：骨折可能延及视神经管导致视神经损伤。

（4）展神经损伤：可能见于经斜坡底骨折。

注：外伤性脑脊液漏见于2%～3%的颅脑外伤患者，其中60%发生于外伤后数天内，95%可发生于外伤后3个月内。70%的脑脊液鼻漏患者在1周内停止鼻漏，其余多在6个月内停止。

4. 影像学表现

1）颅骨骨折表现为经过颅盖骨、颅底的线性透亮区。

2）多维重建CT是直接诊断颅骨骨折的最敏感检查方法。

3）头颅X线片和临床表现也能明确诊断。

4）CT和X线片提示颅底骨折的间接征象包括：气颅、旁窦内气液平或乳浊状不透明，其他有关的发现包括筛板或眶顶骨折。

5）CT可确诊枕髁骨折。

5. 特殊类型颅底骨折　临床上具备下列1项或1项以上时应怀疑枕髁骨折：

1）高能钝器伤。

2）颅颈损伤。

3）意识转差。

4）枕部疼痛或触痛。

5）颈椎活动受限。

6）后组脑神经麻痹。

7）食管后软组织肿胀。

四、治疗

（一）凸面线性骨折

线性骨折一般靠自愈，凸面的线性骨折很少需要手术干预。

（二）凹陷性骨折

1. 开放（复合）骨折

1）非手术治疗

（1）没有硬膜穿通（脑脊液漏、硬膜内积气）的证据（临床或CT）。

（2）没有明显的颅内血肿。

（3）凹陷深度<1cm。

（4）没有额窦开放。

（5）没有感染或污染。

（6）没有美容方面的顾虑。

2）手术指征：凹陷性骨折的深度超过颅骨厚度，且没有上文中保守治疗的指征者。

2. 闭合（单纯）凹陷性骨折　可以手术治疗或保守治疗。

3. 除以上指征外，成人凹陷性骨折同时需要观察以下指标

1）如果凹陷性骨折造成神经功能障碍，应考虑手术。

2）如果凹陷性骨折的位置跨越硬脑膜窦，则考虑保守治疗。

3）没有证据能证明凹陷性骨折复位手术能有助于减少外伤后癫痫的发生。

4. 手术时机　早期手术可减少感染。

5. 手术方法

1）复位和清创术。

2）可采用的手术方法：如果没有伤口感染，可以行颅骨修补。

3）复合型凹陷性骨折都需要使用抗生素。

6. 手术目的

1）皮肤边缘清创术，清除异物。

2）复位骨片，恢复颅骨形状。

3）修补硬膜破裂处，尽可能原位修补或采用自体筋膜组织修补。

4）清除不可恢复的脑组织及坏死脑组织，恢复功能。

5）颅骨重建，如果有大范围颅骨缺损，可能需要3个月后修补。

6）关颅，可能放置颅内压监测装置。

7. 手术技术

1）如果是开放性、受到污染的骨折，应该去除凹陷的骨片，随访6～12个月确定没有感染，然后再进行颅骨修补手术。

2）为了复位骨片，可以在周围钻孔或磨孔以方便取下骨瓣，使用咬骨钳或者开颅器来整复凹陷的部分，避免将骨折片敲碎。

3）处理大的静脉窦撕裂的病例，进行充分的修补静脉窦的准备。

（1）备血及自体血回输，准备好处理大量失血。

（2）准备小的Fogarty导管以临时阻断静脉窦。

（3）或采用明胶海绵填塞阻断，做好静脉旁路移植术的准备。

（4）做好大隐静脉区域的备皮以取大隐静脉进行旁路移植。

（5）可能会撕裂静脉窦的骨片最后去除，并准备明胶海绵压迫破口，局部硬膜悬吊。

（三）颅底骨折

1. 鼻胃管 颅底骨折时经鼻胃管可能插入颅内，导致死亡率高达64%。盲插鼻胃管的禁忌证为：可能有外伤性颅底骨折；现有或既往脑脊液鼻漏；脑膜炎伴慢性鼻窦炎。

2. 预防性应用抗生素 伴有脑脊液漏的颅底骨折伤员，外伤后急性期推荐伤员采用半坐位，多数患者脑脊液漏可自行停止。涉及鼻旁窦的骨折按照开放性骨折处理，给予广谱抗生素7～10d（如环丙沙星）。

3. 颅底骨折的治疗

1）多数颅底骨折本身不需处理，需要特殊处理的情况如下：

（1）外伤性动脉瘤。

（2）外伤性颈内动脉海绵窦瘘。

（3）脑脊液漏：持续脑脊液鼻漏需要手术治疗。

（4）脑膜炎或脑脓肿：见于涉及颅骨气窦的骨折（额窦或乳突）。

（5）面部畸形。

（6）外伤后面神经麻痹。

2）枕髁骨折的治疗

（1）枕髁骨折伴寰枕韧带损伤或失稳：头环-背心固定或枕颈内固定（融合）。

（2）双侧枕髁骨折可考虑头环-背心固定，取代颈托以增强稳定性。

（3）颈椎外固定可用于所有其他类型的枕髁骨折。

3）外伤后面神经麻痹的治疗：外伤后一侧周围性面神经麻痹可能伴随岩骨骨折（颞骨岩部）。

治疗指南如下：

（1）不论面瘫出现的时间：①一般应用类固醇激素。②通常需要岩骨薄层CT。

（2）立即出现的一侧周围性面瘫：至少72h后才出现面肌肌电图（EMG）的异常。如果类固醇激素治疗无效果，可以行面神经减压术。

（3）迟发的一侧周围性面瘫：动态进行肌电图检查，如果应用类固醇激素时神经功能不断恶化，并且肌电显示活动性降低到对侧的10%以下，可以考虑手术减压。

4）外伤性脑脊液漏的治疗

（1）初始治疗：外伤后急性期只需观察，多数脑脊液漏可自行停止。推荐接种肺炎球菌疫苗。

（2）持续性脑脊液漏的治疗：①非手术治疗。降颅内压：卧床休息，半卧位。禁止填塞脑脊液漏的鼻孔或外耳道。避免情绪紧张，避免用力排便，避免擤鼻涕及打喷嚏。口服乙酰唑胺（250mg，每天4次）减少脑脊液分泌。适当限制液体摄入。持续性脑脊液漏（注意：应用CT或MRI先排除梗阻性脑积水）：腰椎穿刺：1～2次/天（使颅内压降至接近大气压或出现头痛为止）。持续腰椎穿刺腰大池引流：床头抬高10°～15°，引流滴注器高度平肩（若仍漏则调低位置）并持续引流。引流15～20mL后闭管，1h重复一次。②顽固性脑脊液漏外科治疗。若术前未确定漏口位置，约30%术后复发，5%～15%在脑脊液漏恢复之前发展成脑膜炎。手术指征：外伤性脑脊液漏持续超过2周且保守治疗无效；合并复发性脑膜炎；经筛板/筛窦顶部漏。硬膜外入路：术中荧光染色剂鞘内注射可辅助定位漏口。注意：荧光染色剂必须稀释以防引起癫痫。硬膜内入路：首选。若术前未定位漏口宜采用双额骨瓣。硬膜内入路的一般技巧：使用脂肪、肌肉、软骨或者骨质修补颅骨缺损。使用阔筋膜、颞肌筋膜或骨膜修补硬膜缺损。纤维蛋白胶可用于固定组织。如果术前及术中均无法定位漏口，则填塞筛板和蝶窦（在鞍结节位置剪开硬膜，磨除骨质达蝶窦，切除黏膜或应用脂肪填塞）。术后：术后腰椎穿刺引流尚存争议。如果引流，则滴注瓶高度平肩3～5d。如果颅内压升高或发生脑积水则应考虑分流术。蝶窦漏：腰椎穿刺，2次/天，或持续腰椎穿刺引流：颅内压＞15cmH_2O或脑脊液黄变。漏持续3d以上：用脂肪、肌肉、软骨和（或）阔筋膜重新填塞蝶窦和翼状隐窝（填塞同时必须重建鞍底）。术后应连续腰椎穿刺或持续腰椎穿刺引流3～5d。漏超过5d：腰大池-腹腔分流术（应排除梗阻性脑积水）。更复杂的手术入路：颅内（硬膜内）入路至颅中窝内侧。可局部麻醉下经鼻蝶注入纤维蛋白胶。岩骨：可表现为耳漏或鼻漏（经咽鼓管）。乳突骨折后：乳突扩大切除术。镫骨足板裂开：需通过鼓膜外耳道封堵中耳和咽鼓管。

（四）气颅

也叫颅内积气，定义为颅内有气体。

1. 常出现于以下情况

1）累及鼻旁窦的骨折：包括颅底骨折。

2）颅盖开放性骨折：一般伴有硬膜撕裂。

2. 积气的部位 可以是以下任何腔隙内，硬膜外、硬膜下、蛛网膜下腔、脑实质内和脑室内。

3. 气颅的表现 头痛（占38%），恶心、呕吐，癫痫，头昏和反应迟钝。张力性气颅还可能出现与占位效应有关的其他症状，如局灶症状和颅内压增高。

4. 张力性气颅 以下情况可使颅内积气的压力增高：

1）活瓣效应：导致破口处允许气体进入颅腔而气体和脑脊液不能排出。

2）室温气体进入颅内在体温作用下膨胀：该效应只使体积增加约4%。

3）存在产气微生物的持续作用。

通过CT易于诊断气颅，表现为深黑色阴影，比脑脊液密度更低，Hounsfield系数为－1000。一个特征性的表现是"富士山征"。头颅X线片也可以显示颅内积气的存在。

张力性气颅若有症状则需要将气体排出。

如果病因是产气微生物感染，治疗应该首先处理原发感染，随后治疗气颅。

非感染性单纯气颅的处理取决于是否存在脑脊液漏。如果没有脑脊液漏，积气会逐渐被吸收；若占位效应不严重，可以只观察病情变化；如果存在脑脊液漏，则要对漏口进行处理。

张力性气颅必须将气体排出，处理的紧迫性与处理颅内血肿相同。有压力的气体被释放后病情会迅速缓解。治疗可以选择钻孔或新型螺旋钻，或在已有的骨孔穿刺。

（周 岩 王宇博）

第三节 颅脑战创伤

一、开放性

（一）基础知识

开放性颅脑战创伤是指颅骨受损，导致颅内结构与外部环境直接相连。这种伤情通常伴随着皮肤和软组织的撕裂或开放性伤口。

解剖概要：

1. 颅骨 包括额骨、顶骨、颞骨、枕骨和颧骨等，保护着脑组织。

2. 硬脑膜 硬脑膜是一层坚硬的薄膜，覆盖在脑组织表面，起到保护和支持脑组织的作用。

3. 脑组织 包括端脑、间脑、小脑和脑干等部分。

（二）病因

1）弹片和子弹。

2）爆炸碎片。

3）火器。

4）其他军事冲击力量。

（三）临床表现和诊断

1. 开放性颅脑战创伤的临床表现可以根据伤情的严重性和具体情况而有所不同，但通常包括以下症状和体征：

1）头部伤口：头皮和软组织的撕裂、穿刺或割伤。伤口的大小和深度取决于外部冲击物体的性质和速度。伤口可能会出血，并且有时可以见到颅骨骨折或碎片。

2）脑组织外露：严重时，出现脑膜撕裂，脑组织从伤口中外露。

3）头痛：剧烈头痛，头痛的程度可以根据伤口的性质和颅内压力增高的程度而有所不同。

4）神经系统症状：开放性颅脑战创伤可能导致神经系统功能障碍，这取决于损伤的位置和严重性。

可能的神经系统症状包括：

（1）偏瘫或瘫痪：影响肢体运动能力。

（2）失语：难以言语表达或理解语言。

（3）感觉异常：包括感觉丧失、刺痛、麻木等。

（4）视觉问题：视物模糊、双视、视野缺损等。

（5）意识障碍：包括昏迷、混乱或意识丧失。

5）感染迹象：伤口红肿、渗液、发热和感染周围组织的症状。

伤员的具体症状和表现可能会受伤情的性质、伤口的位置和外部冲击物体的特性影响。在急救和治疗方面，识别和评估这些临床表现至关重要，以便尽早采取适当的医疗措施，以最大限度地减少伤员的风险并促进康复。

2. 诊断开放性颅脑战创伤通常需要临床检查和影像学评估。以下是诊断开放性颅脑战创伤的一般步骤：

1）临床评估

（1）首先进行临床评估，仔细观察伤员的头部伤口，包括伤口的位置、大小、深度以及是否有出血。

（2）检查伤员的神经系统功能，以评估是否存在神经系统缺陷，如偏瘫、失语、感觉异常等。

（3）询问伤员关于头痛、意识状态、呕吐、恶心和其他症状的描述。

2）影像学评估

（1）头部CT扫描：最常用，可用于确定伤口的性质、颅骨骨折的位置和程度，以及是否存在颅内结构的损伤。

（2）磁共振成像（MRI）：MRI可能会用于更详细地评估脑组织的损伤，特别是在没有明显外伤迹象的情况下。

3）脑脊液分析：如果存在硬脑膜破裂的迹象，进行脑脊液分析，以检查是否有感染的迹象。

4）神经系统评估：检查视力、听力、感觉、运动能力和神经反射等。

（四）治疗

开放性颅脑战创伤的治疗需要紧急干预和外科处理，以防止感染、控制出血，并修复受损的颅骨和脑膜。以下是开放性颅脑战创伤的治疗方法：

1. 急救措施

1）确保安全：首要任务是确保伤员和急救人员的安全，迅速移至安全区域。

2）呼叫医疗救援：尽早呼叫医疗救援。

3）止血

（1）使用无菌纱布或绷带轻压伤口，以尽量减少出血。

（2）避免直接触摸伤口，以减少感染风险。

（3）对于严重的出血，可以使用止血带或包扎来控制出血，但要小心不要过紧，以免影响血液供应。

4）保持伤口清洁：无菌敷料或无菌纱布将伤口覆盖起来，避免任何外物进入伤口，减少感染风险。

5）避免压力：避免对头部施加过多的压力，尤其伤口周围有颅骨骨折的迹象。

6）稳定颈部：如果有颈部受伤的迹象，需要稳定颈部，以避免脊髓损伤。

（1）评估颈部稳定性：颈部受伤迹象为颈部疼痛、变形、肿胀或异常的颈部姿势。

（2）保持颈部中性：颈部保持中性姿势，即头部和颈部应与躯干保持一条直线。

（3）固定颈部：使用颈固定器可以有效地限制颈部运动，减少颈椎损伤风险。

（4）小心移动伤员：小心地移动伤员，确保颈部保持稳定。

（5）避免颈部压力：在伤员的头下方和颈部周围垫上柔软的支撑物，减少颈部的压力。

（6）持续监测：在稳定颈部后，应持续监测伤员的生命体征和颈部情况。

7）注意感染预防：无菌操作，减少感染风险。

8）监测伤员：密切监测生命体征，如呼吸、脉搏、心率、血压和意识状态。

2. 紧急手术

1）清创和伤口处理

（1）仔细清理伤口，去除任何异物和受污染的组织。

（2）评估伤口的性质和深度，修剪掉无法挽救的组织，并对出血点进行处理。

（3）清创是为了减少感染的风险，确保伤口干净。

2）修复颅骨：如果颅骨骨折，应进行颅骨修复，以恢复颅骨的完整性和稳定性。

3）脑膜修复：如果脑膜受损，应缝合修复脑膜修复，防止脑脊液漏。

4）止血和血管修复：如果有大血管损伤、大量出血，需要迅速止血和修复受损的血管。

5）感染预防：使用无菌手术器械、抗生素预防和定期清洁手术区域。

6）围术期管理：监测生命体征、颅内压力、神经系统功能等。

3. 抗生素治疗 伤员通常会接受抗生素治疗，以预防或治疗伤口感染。抗生素的种类和使用方法会根据具体情况而定，可参考之前章节。

4. 监测和康复 伤员需要密切监测，包括神经系统状态的监测、颅内压力的监测和感染的监测。

康复过程可能需要康复治疗，如物理治疗、职业治疗和言语治疗，以帮助伤员最大限度地康复。

5. 头部保护 伤员需要避免再次受伤，需要头部保护设备，如头盔。

开放性颅脑战创伤是一种紧急情况，需要迅速而精确的治疗，以清理伤口、控制出血、修复颅骨和脑膜，最大限度地减少感染和颅内高压的风险。治疗过程需要紧密监测，以确保伤员获得最佳的康复。

二、闭合性

（一）基础知识

脑震荡：创伤引起的复杂的病理生理变化影响大脑，但是影像学上没有发现可识别的结构异常。

脑震荡属于轻度创伤性脑损伤一种，而不等同于轻度脑损伤。

外伤后出现任何以下改变：格拉斯哥昏迷评分（GCS）=13～15分的伤员方向、平衡、语速和（或）学习记忆力变差，提示脑震荡。

定义：由于非穿透性生物力学导致，影像学无异常表现，但病理生理过程影响大脑并导致脑功能改变，称为脑震荡。

（二）病因

头部撞击、爆炸冲击、车辆碰撞、坠落和爆炸物伤害。

（三）临床表现和诊断

如果头受外伤后出现平衡、协调性异常，记忆力/认知、力量、反应速度发生改变，那么可以临床上诊断为脑震荡。

1. 临床表现 包括谵妄、失忆、头痛、嗜睡或者意识丧失。

在处理脑震荡的同时除外颈椎损伤。

导致神经系统症状，包括或者不包括意识丧失。

症状快速出现，持续时间短，随后消失。可能表现为短暂的平衡、协调丧失，记忆/认知、力量或者敏感度下降。

可能会导致神经生理学改变，但是通常急性临床症状仅使神经功能改变，一般不会造成结构改变。

临床和认知特征通常遵循一个连续的过程。

通常神经影像检查显示结构正常。

脑震荡的临床表现因患者和损伤的严重程度而异，常见症状和体征包括：

1）头痛：通常是在伤后不久出现，可能伴随颈部疼痛。

2）识状态改变：从短暂的混乱到失去意识不等。意识丧失的时间通常很短，通常在数秒到几分钟内。

3）恶心和呕吐：一些患者可能会出现恶心和呕吐，可能与脑震荡引起的脑干功能紊乱有关。

4）头晕和平衡问题：头晕、眩晕或平衡失调。

5）记忆问题：短期记忆障碍，可能难以回忆伤后事件。

6）情绪和行为变化：出现情绪波动、焦虑、易怒或抑郁等情绪和行为变化。

7）其他症状：包括疲劳、感觉异常、光和声敏感等。

典型症状包括：头痛，头晕，失眠，活动耐力下降，抑郁，易怒，焦虑，失忆，注意力难以集中，易疲劳，光或者声敏感。

2. 诊断方法

1）脑震荡问卷中特有的症状包括：头痛，恶心，呕吐，畏光，耳鸣，如在雾中，睡眠障碍。

2）既往病史对脑震荡的评估有影响

（1）既往脑震荡史。

（2）头痛史。

（3）学习障碍。

（4）会影响认知和身体敏感性的药物。

3）做系统的神经系统查体。

4）包括脑震荡特异的查体

（1）定向力。

（2）评估记忆力。

（3）平衡：闭目难立征，单腿加强实验。

（4）眼动：视动性眼球震颤，平稳跟踪试验。

（5）两项活动同时发生：比如伤员行走的时候，手指呈弯曲状。

5）包括选用合适的辅助检查。

脑震荡影像学检查通常用于排除更严重的创伤：

（1）CT或者MRI的适应证：有或者没有意识障碍或者失忆、局灶性神经功能障碍、GCS＜15分、严重头痛、凝血功能障碍、呕吐、癫痫。

（2）其他影像学研究：①弥散张量成像（DTI）；②功能磁共振（fMRI）；③PET-CT、SPECT和MRS；④定量脑电图（QEGG）。

脑震荡后症状：部分伤员会出现脑震荡后症状，该类伤员应该至少有3个症状，包括头痛、疲劳头晕、易怒、难以集中注意力、记忆力下降、失眠、对压力、情感或者乙醇不耐受，并且症状必须发生在伤后4周之内，持续1个月以上。

（四）治疗

大多数脑震荡的症状在7～10d就会缓解，并且不需要任何治疗方法。但是7～10d后伤员可能还有创伤后头痛，其中最常见的亚类型是急性创伤性偏头痛。

如果伤员出现延迟症状，则需要直接治疗。

1）通常需要心理学和神经生理学一同干预。

2）难治性头痛：脑震荡后发生率约为15%。

3）药物治疗：没有证据表明药物对脑震荡后症状有效（除了头痛以外）。

4）非甾体类药物通常是首选药物。

5）对非甾体类无反应伤员可以用曲普坦类药物。

6）三线药物包括酮咯酸或者双氢麦角胺（DHE-45）。

7）避免：麻醉药品，布他比妥/咖啡因类药物，β受体阻滞剂和钙通道阻滞剂。

8）激素对于某些伤员有用。

脑震荡的治疗主要是休息和症状缓解。

伤员需要避免剧烈运动、充足休息和避免刺激性药物。严重的脑震荡可能需要住院观察和监测。脑震荡的治疗主要是支持性的，包括：

1）休息：伤员需要休息，直到症状完全缓解。

2）观察：伤员需要密切观察症状的变化，如果症状恶化或持续存在，应及时处理。

3）管理症状：推荐药物缓解头痛、恶心或其他症状。

4）康复：一些伤员可能需要康复治疗，包括认知康复、平衡训练、心理治疗等，以帮助他们恢复正常功能。

5）遵循医嘱：休息、避免乙醇和药物。

闭合性脑震荡通常是一种自限性疾病，大多数伤员会在休息和康复期间逐渐康复。

三、继发性血肿

继发性血肿通常指的是在颅脑创伤后发生的出血性集聚物。这些血肿可以发生在不同的位置，包括以下几种：硬膜外血肿、硬膜下血肿、脑内血肿。

（一）硬膜外血肿

1. 基础知识 硬膜外血肿（epidural hematoma，EDH）形成在颅骨内硬脑膜和颅骨之间的区域，通常由头部外伤引起。

硬膜外血肿的发生率约占脑外伤的1%，通常好发于年轻人，可能是因为年轻人硬膜和颅骨内板粘连更紧密。

迟发性硬膜外血肿（DEDH）：首次CT检查未见硬膜外血肿，随后复查发现的硬膜外血肿，占所有硬膜外血肿的9%～10%。迟发性硬膜外血肿的一个常见特点是伴随颅骨骨折。

颅后窝硬膜外血肿占硬膜外血肿的5%左右，其中84%伴有枕骨骨折。总体死亡率约为26%，伴其他颅脑损伤死亡率增高。

2. 病因

1）形成机制：由于颞顶颅骨骨折使位于翼点附近骨沟内的脑膜中动脉破裂出血，使硬膜和颅骨内板分离。也可能先发生硬膜和颅骨内板分离，然后出血聚集在所形成的间隙内。

2）出血来源：85%是动脉出血，脑膜中动脉破裂是中颅凹底硬膜外血肿最常见的出血来源；其他病例许多是由于脑膜中静脉或硬膜静脉窦破裂出血。

70%的硬膜外血肿发生于一侧大脑半球凸面并以翼点为中心，其他位于额部、枕部和颅后窝，各占5%～10%。

3）迟发性硬膜外血肿的危险因素（注意：这些因素可能在首次CT检查阴性并在治疗之后出现）。

（1）药物（如渗透性利尿）和（或）手术（如清除对侧血肿）治疗降颅内压，减少了压塞效应。

（2）迅速纠正休克：血流动力学的恢复可能引起迟发性硬膜外血肿。

（3）凝血功能障碍。

颅后窝硬膜外血肿经常不能找到出血来源，但硬膜静脉窦撕裂的发生率也很高。多数缺乏或有轻微的小脑体征。有症状者建议手术清除。

3. 临床表现和诊断

1）临床表现：教科书所描述的典型表现只占10%～27%，包括以下几种。

（1）外伤后短暂意识丧失。

（2）清醒后数小时的“中间清醒期”。

（3）随后出现反应迟钝、对侧偏瘫、同侧瞳孔散大。

病情的恶化过程一般只需几个小时，但有时也可长达几天，几周以上者很少。较长的中间清醒期发生的可能是静脉出血。

其他表现：头痛、呕吐、癫痫（可能是单侧性）、一侧腱反射亢进和Babinski征阳性。心动过速一般是晚期表现。

对侧偏瘫不一定出现，尤其是血肿没有位于半球外侧面时。由于血肿占位效应脑干受压移位，使对侧大脑脚压迫于小脑幕切迹，产生血肿同侧的偏瘫，这一表现称为“Kernohan现象”，是一种假性定位体征。

60%的硬膜外血肿出现一侧瞳孔散大，其中85%为血肿同侧。

没有原发性昏迷者占60%，20%没有中间清醒期。注意：中间清醒期也可以见于其他情况，如硬膜下血肿。

2）诊断：诊断硬膜外血肿必须有影像学检查，首选CT检查，因CT检查具有快速的特点，对于病情急的伤员尤为适用。

84%的硬膜外血肿具有典型的CT表现：骨板下双凸透镜形高密度影。11%表现为骨板侧呈球面外凸形，而大脑侧平直；5%表现类似于硬膜下血肿的新月形。

硬膜外血肿一般密度均匀，边界清楚，密度高，紧邻颅骨内板，一般局限于颅盖骨下较小的范围。占位效应常见。偶见血肿与脑组织等密度，必须增强扫描才能显示。超急性期硬膜外血肿是斑点状密度。对于CT等密度的硬膜外血肿可以选用MRI进行诊断。

血肿量计算：血肿体积（cm^3）估算，即血肿的高度（cm）与前后径（cm）以及厚度（cm）乘积的一半。

4. 治疗

1）硬膜外血肿的保守治疗：CT可以发现很小的硬膜外血肿并可进行动态观察。但是，多数情况下硬膜外血肿需要手术治疗。

（1）非手术治疗的适应证：①亚急性或慢性的小血肿（最大厚度≤1cm）；②神经系统症状体征轻微（如轻度嗜睡、头痛）；③没有脑疝的征象。

虽然也有颅后窝硬膜外血肿保守治疗成功的报告，但有较大风险，建议手术治疗。

50%的伤员在5～16d血肿有暂时的轻度扩大，而且当有脑疝征象时有些伤员需要急诊行开颅手术。

（2）保守治疗必需的处理：密切观察。可选择应用的措施：应用数天类固醇激素，然后逐渐减量。复查CT：临床情况稳定于一周复查；如果伤员无症状，则1～3个月再次复查。如果出现局部占位效应、脑疝征象（意识障碍、瞳孔改变、偏瘫等）或呼吸循环异常，立即急诊手术。

2）硬膜外血肿的手术治疗

（1）手术适应证：①硬膜外血肿体积＞30cm^3，无论GCS评分为多少都应手术。②硬膜外血肿如果有以下的任何一点都可以保守治疗和观察：体积＜30cm^3、厚度＜15mm、中线移位＜5mm、GCS＞8分、没有局部神经功能缺陷。

（2）手术时机：强烈推荐急性硬膜外血肿、GCS＜9分和双瞳不等大的患者进行手术治疗。

（3）手术：急性硬膜外血肿/硬膜下血肿的开颅手术。①体位：根据血肿的位置，通常仰卧位。②输血：血型和监测。③术后：ICU。④一般处理：手术，开颅清除血块（清除完硬膜外血肿后应打开硬膜观察是否存在硬膜下血肿），严格止血，放置颅内压监护装置；如果术前出现脑疝，建议去骨瓣减压并扩大修补硬膜。⑤药物治疗：参考保守治疗。⑥并发症：术后再出血可能需要再次手术，可能造成永久性脑损伤、脑积水。

（二）硬膜下血肿

1．基础知识 硬膜下血肿形成在硬膜与蛛网膜之间，通常是由头部撞击或剪切伤引起皮层表面的小动脉破裂所致。

由于战创伤造成的硬膜下血肿几乎全部为急性硬膜下血肿（ASDH），急性硬膜下血肿伴发的原发脑损伤的程度通常明显重于硬膜外血肿，因而使得此类损伤更致命。一般伴随血肿部位下脑组织的损伤，这在硬膜外血肿是不常见的。症状可由于脑实质的损伤和可能出现的脑水肿，以及其下脑组织受压、中线移位引起。

迟发急性硬膜下血肿（DASDH）定义：首次CT或MRI检查时未出现而随后复查发现的ASDH。

2．病因 外伤性ASDH的两个主要原因：

1）出血在脑实质裂伤周围聚集，一般位于额叶和颞叶。

血肿下通常有严重的原发性脑损伤。伤员一般无中间清醒期，局灶体征常出现较晚，不及硬膜外血肿明显。

2）大脑加速-减速暴力运动时脑表面血管或桥静脉撕裂。

这一类型原发性脑损伤可能比较轻，有时出现中间清醒期，然后病情恶化。

3．临床表现和诊断

1）临床表现

（1）头痛：颅脑创伤后的头痛是常见症状。

（2）意识丧失：时间长度因血肿大小和位置而异。

（3）神经功能障碍：瘫痪、失语、瞳孔异常等。

（4）呕吐：颅内血肿可能引起颅内压力升高，导致呕吐。

2）诊断：诊断主要根据影像学表现，首选CT。CT特征性表现为颅骨内板下新月形高密度影，脑水肿常见。CT上高密度影位置：

（1）通常位于凸面。

（2）两半球间。

（3）小脑幕上分层。

（4）跨颅窝。

CT表现的动态变化：2周内血肿为高密度影，一般2周以后血肿变为等密度，只能见到脑沟消失和中线移位的征象，血肿为双侧时可无中线移位；随后，血肿影低于脑组织密度。外伤后约4d血肿周围开始形成包膜。

与硬膜外血肿的区别：硬膜下血肿范围更弥散，血肿影欠均匀，脑组织面为凹陷形，因混有脑脊液而密度较低。

4．治疗

1）手术适应证

（1）ASDH厚度＞10mm或中线移位（MLS）＞5mm需要手术治疗，无论GCS多少分。

（2）ASDH厚度<10mm且MLS<5mm在下列情况下需要手术：①GCS在受伤后到入院时下降2分。②和（或）瞳孔不对称、固定、扩大。③和（或）颅内压>20mmHg。

（3）ASDH伤员GCS<9分者需要监测颅内压。

2）手术时机：符合手术标准的ASDH，需要马上手术。

"4 h法则"：

（1）伤后4h以内手术治疗的死亡率为30%，而4h以上者达90%。

（2）功能生存率（格拉斯哥预后评分≥4分）：4h以内手术者可达65%。

（3）与预后有关的其他因素：①术后颅内压。79%功能生存的患者术后颅内压不超过20mmHg，而死亡者只有30%颅内压低于20mmHg。②首次神经系统检查的状况。

3）手术方法

（1）符合手术标准的ASDH应该通过开颅手术进行清除并修补硬膜（厚的血肿通常需要大骨瓣开颅寻找出血点）。

（2）手术技巧：实际出血点在术中一般无法发现。术者可以首先在硬膜上切一个小口，清除部分血肿，然后在脑肿胀可控的情况下再逐步扩大。备注：术前已出现脑疝，建议术中去骨瓣减压并做硬脑膜扩大修补。

（3）迟发急性硬膜下血肿治疗的适应证与ASDH相同。血肿较小、神经功能稳定和内科治疗可控制频内压者可以保守治疗。迟发急性硬膜下血肿的重要性不及迟发硬膜外和脑内血肿，其占手术治疗ASDH的0.5%左右。

（三）脑内血肿

1. 基础知识　外伤性脑内出血，又称"出血性脑挫伤"，CT表现为脑实质内高密度区，通常产生的占位效应小于其显示的大小。

外伤性脑内出血的表现为连续CT检查上的出血扩大和（或）融合，也可以表现为迟发性。数月后复查CT经常只表现为微小的脑软化灶甚至无脑软化遗留。

迟发性外伤性脑出血初次CT影像学表现正常，在GCS≤8分的伤者中，发生率约为10%。多数迟发性外伤性脑出血出现于伤后72h以内。迟发性外伤性脑出血一般预后较差，死亡率在50%～75%。

血肿量计算：血肿体积（cm^3）估算，即血肿的高度（cm）与前后径（cm）以及左右径（cm）乘积的一半。

2. 病因　主要发生于突然减速性损伤，由脑组织与颅骨内面突出部撞击所导致（比如颞极，额极或者枕极），可以在冲击部位，也可以在对冲部位。通常这些区域可以进展到实质出血（影像学表现像"开花"一样）。如果出现脑疝，可以考虑手术减压。

导致迟发性外伤性脑出血形成的因素包括：全身或局部凝血功能障碍、出血进入脑组织坏死软化区和微小出血灶的融合。

3. 临床表现和诊断

1）临床表现

（1）意识障碍：伤后意识障碍多较持久，且有进行性加重，多无中间意识好转期，病情转变较快，容易引起脑疝。

（2）神经功能体征：若血肿累及重要功能区，则可出现偏瘫、失语、偏盲、偏身感觉障碍以及局灶性癫痫等征象。

（3）颅内压增高：除表现局部脑功能损害症状外，常有头痛、呕吐、眼底水肿等颅内压增高的征象。

2）检查

（1）X线检查：外伤性脑内血肿的患者60%伴有颅骨骨折，血肿位于着力点部位常显示局部有凹陷骨折或穿入骨折：对冲伤所致的血肿常伴枕骨骨折。

（2）CT检查：在脑内表现为圆形或不规则形、均一性高密度影，周围有低密度水肿带，伴有脑室、脑池形态改变和中线结构移位等占位效应，并能见到合并的脑挫裂伤、蛛网膜下腔出血或其他部位的血肿等情况。

（3）MRI检查：可见位于脑实质内的异常信号病灶，在T_1加权像上为高信号，T_2加权像上为短T_2低信号。

3）诊断标准

（1）根据明确的头部外伤。

（2）临床表现为意识不清、头痛、昏迷、呕吐等症状，血肿较小时也可以无症状。

（3）CT影像可见明确高密度阴影，MRI结果显示有血肿信号。

（4）综上所述，通过伤员的临床症状以及病史和检查结果可确诊。

4．治疗 外伤性脑内血肿的治疗方法包括药物治疗和手术治疗。

少部分外伤程度轻、血肿较小、症状较轻的伤员，可以采用止血、脱水、抗癫痫等药物进行对症治疗。

对于血肿较大、症状较重的伤员宜立即进行手术治疗，彻底清除血肿。

1）药物治疗：有少部分脑内血肿虽属急性，但脑挫裂伤不重，血肿较小，不足20mL，临床症状轻，意识清楚，病情稳定，或颅内压测定不超过3.33kPa（25mmHg）者，以及外伤性脑干血肿患者，可采用药物对症治疗。

（1）止血药：适用于有凝血功能障碍的患者。

（2）脱水药：例如甘露醇、甘油果糖、高渗氯化钠和呋塞米。

（3）抗癫痫药：苯巴比妥、苯妥英钠、丙戊酸钠以及左乙拉西坦。

非手术治疗和加强监护及反复影像学复查：可以用于无神经压迫和CT上无明显占位效应和颅内压可控制的外伤性脑内血肿。

2）手术治疗

（1）外伤性脑内血肿的手术指征：①外伤性脑内血肿引起的进行性神经功能恶化，药物难治性颅内高压，或者CT上有占位征象。②或者外伤性脑内血肿容量＞$50cm^3$。③或者GCS＝6～8分，额或颞叶外伤性脑内血肿容量＞$20cm^3$，有中线移位（MLS）≥5mm和（或）CT上基底池受压。

（2）手术方式：①立体定向血肿穿刺术。适用于单纯性外伤脑内血肿、有明显颅内压增高症状、意识清楚、无早期脑疝表现者。该法创伤小、术后反应轻、恢复较快、治愈率较高。②开颅脑内血肿清除去骨瓣减压术。适用于血肿体积巨大、占位效应明显、合并有脑挫裂伤的复合型血肿者。手术方法多采用骨窗或大骨瓣开颅术，清除硬脑膜下血肿及挫伤破碎脑组织后，应随即探查额、颞叶脑内血肿，予以清除，缝合硬脑膜、去除骨瓣、缝合头皮。

（周　岩　王宇博）

第四节　颜面部挫伤

一、基础知识

（一）颜面部的解剖概要

颜面部是头部的前部，包括面部骨骼、软组织、神经、血管以及与嘴、鼻、眼睛等感觉器官相关的结构。

1. 面部骨骼　额骨、颧骨、上颌骨、下颌骨、眶骨等。这些骨头构成了面部的轮廓和结构，保护面部内部的重要器官。

2. 软组织　面部的皮肤、肌肉、脂肪组织和黏膜覆盖了面部骨骼。这些软组织赋予面部外观，维护嘴巴、鼻子和眼睛等器官的功能。

3. 眼睛和眼眶　面部包括眼睛、眼眶、睫毛、眼球、结膜等组成。

4. 鼻子和鼻腔　鼻子是呼吸和嗅觉的关键部位，它由鼻骨和软骨支撑。鼻腔与喉咙相连，形成呼吸通道。

5. 嘴巴和口腔　嘴巴包括唇、舌头、硬腭、软腭、牙齿和舌根等组成。

6. 颈部连接　颜面部与颈部相连，其中包括颈部的肌肉、血管和气管。

（二）颜面部挫伤的相关结构

颜面部挫伤可能会涉及上文提到的任何结构，尤其是皮肤、软组织和面部骨骼。这些挫伤可能会导致以下症状和问题：皮肤挫伤或擦伤、淤血和瘀伤、软组织肿胀、面部畸形或肿胀、面部疼痛和不适、可能的骨折。

处理颜面部挫伤需要综合考虑伤情的严重程度，可能需要止血、清洁、包扎、疼痛管理和外科修复等不同的治疗措施。

二、病因

弹片伤、爆炸冲击波、冲撞和摔倒、爆炸物品爆炸、冲击和爆震波、飞溅的液体或化学品、战斗中的机械伤害。

三、临床表现和诊断

（一）临床表现

1．疼痛 颜面部挫伤常伴随剧烈疼痛，疼痛的强度取决于伤害的程度。

2．肿胀和淤血 受伤的面部区域通常会出现肿胀和淤血。肿胀是由于受伤部位的血管受损，血液渗出到周围组织所致。

3．皮肤擦伤和擦破 挫伤可能导致面部皮肤的擦伤、擦破或撕裂。这些损伤可能伴有出血和溃疡。

4．瘀伤和瘀斑 颜面部挫伤会导致皮下出血，形成瘀伤和瘀斑。

5．肌肉疼痛和功能受损 如果挫伤涉及面部肌肉，可能会导致肌肉疼痛、肌肉无力或肌肉功能受损。

6．感觉异常 面部挫伤可能会影响到面部感觉，包括疼痛、麻木、刺痛或刺激感。

7．骨折 严重的面部挫伤可能伴随颅骨或颜面骨折。这些骨折可能导致畸形、疼痛和功能受损。

8．眼部受伤 如果面部挫伤涉及眼部区域，可能会导致眼部损伤，包括眼结膜出血、角膜刮伤或眼睑挫伤。

9．呼吸受限 如果颜面部挫伤伴随气道受阻或颈部损伤，可能导致呼吸受限，需要紧急处理。

10．伤口或溃疡 挫伤可能导致皮肤表面的伤口或溃疡。

11．功能障碍 严重的挫伤可能会影响到面部的功能，如张嘴、咀嚼、表情和说话等。

（二）诊断

颜面部挫伤通常是通过临床检查和病史询问来完成的。

1．病史询问 包括受伤时的环境、机制、是否有其他相关症状。

2．体格检查 仔细检查受伤的面部区域，包括皮肤、软组织、眼睛、鼻子、嘴巴和耳朵等部位。观察是否有肿胀、瘀伤、溃疡、血肿、皮肤擦伤、骨折或其他异常。

3．眼部检查 如果挫伤涉及眼部区域，应检查角膜、巩膜、虹膜和眼底等部位，以排除眼部损伤。

4．X线或CT扫描 如果存在骨折的嫌疑，进行X线或CT扫描，以明确骨骼损伤的程度和位置。

以下情况，考虑进行X线或CT扫描等影像学检查来评估伤害的程度和可能的骨折：

1）颅面部骨折的疑虑：有颅面部骨折的症状或体征，如局部肿胀、畸形、疼痛。

2）眼部损伤：如果挫伤涉及眼部区域，特别是如果有眼球或眶内结构的损伤疑虑，进行眼部CT扫描或眼底检查。

3）颅底骨折：颜面部挫伤可能伴随颅底骨折的疑虑，需要进行头部CT扫描来评估颅底骨折的情况。

4）复杂的伤情：颜面部挫伤伴随其他复杂的伤情，如神经损伤或血管损伤。

5. 神经功能检查　如果颜面部挫伤涉及神经区域，进行神经功能检查，以评估感觉和运动功能是否受损。

6. 其他特殊检查　眼科检查、内镜检查或MRI等。

需要强调的是，对于大多数轻度至中度的颜面部挫伤，临床检查通常足以作出诊断和治疗决策。应根据患者的病史、症状和体征决定是否需要影像学检查。影像学检查主要用于明确伤害的性质、程度和可能的并发症，以便制订适当的治疗方案。

四、治疗

颜面部挫伤的治疗取决于伤情的严重程度和具体的受伤部位。以下是一些常见的治疗措施和注意事项。

（一）止血

如果伤口出血，首要任务是止血。轻度出血可以通过用纱布或干净的绷带轻轻压迫伤口来止血。

面动脉是颜面部的主要供血动脉之一。

如果伤口位于面动脉附近并导致出血，请寻找面动脉的脉搏点，并在其上轻轻施加压力。通常，面动脉的脉搏点位于下颌骨下缘，可以通过在该区域施加轻压来控制出血。

压迫面动脉可迅速减轻出血。

（二）伤口清洁

在处理伤口之前，要先清洁受伤部位，以避免感染。避免使用乙醇或碘酒等刺激性物质。

（三）冰敷

冰敷可以减轻肿胀和疼痛。每次不要超过15min，以避免冻伤。

（四）止痛药

根据疼痛程度，可以使用非处方止痛药，如布洛芬或对乙酰氨基酚，必要时应用阿片类镇痛药。

（五）伤口包扎

轻度挫伤可能只需要简单的敷料，以保护伤口。如果有深度或复杂性伤口，可能需要进行缝合将伤口闭合。

（六）头部CT扫描

头部CT扫描以排除颅内损伤，尤其是在伴随头部外伤或症状不明显的情况下。

（七）专业医疗评估

对于严重的颜面部挫伤，特别是伴随颅面部骨折、眼部损伤、神经损伤或内部出血的情况，应立即进行专业医疗评估和治疗。

（八）眼部保护

如果眼部受伤，要特别小心保护眼睛，避免进一步的伤害。

（九）感染预防

保持伤口清洁和干燥，以降低感染的风险。如有必要，应用抗生素药物。

请注意，颜面部挫伤的治疗应根据个体情况而定，以确保得到正确的治疗和护理。如果伤情严重，应紧急医疗救治。

（周　岩　王宇博）

第五节　眼部机械性损伤及化学损伤

一、眼部机械性损伤

（一）定义及分类

由于不同原因及外力因素导致的眼部机械性损伤。通常包括挫伤、眼球穿通伤、眼内异物。

（二）临床表现

1. 挫伤　最为常见，通常为以下三种情况：组织损伤引起的生理障碍；血管反应引起的组织变化；机械性组织撕裂或断裂。

损伤部位不同其临床表现各有不同：眼睑皮肤损伤；泪小管断裂、泪器损伤；结膜及角膜擦伤、非穿通性角膜损伤、巩膜破裂；虹膜睫状体损伤；晶体损伤；玻璃体、脉络膜、视网膜损伤；视神经损伤；眼外肌、眶骨损伤；外伤性屈光不正、外伤性眼压异常等。上述损伤均可引起眼部疼痛、肿胀、视力下降，需根据伤情评估视功能损害程度。

2. 眼球穿通伤　主要由于锐器或细小金属、矿石碎片飞起击伤眼球所致。按伤口情况分为单纯性和并发性两类。前者愈合快，后者常有眼内组织嵌顿于伤道内或眼外上皮细胞沿伤口向内生长导致伤口愈合不良，且后者极易发生眼内感染。穿通伤还常合并有眼内异物，以及后期出现交感性眼炎的可能。

3. 眼内异物　按照异物的性质分为无机物质和有机物质。无机物质主要包括金、银、砂、玻璃、石英、瓷器和煤炭等，此类物质除导致机械性损伤外，通常无特殊组织反应。有机物质主要包括动、植物，此类物质易形成肉芽组织包裹异物，且易于感染。

（三）治疗

全身伤情重、危及生命者，应优先治疗全身伤。

生命体征平稳，合并有眼球伤者，优先处理眼球伤。

受伤环境无法准确判定眼部伤情时，应第一时间包扎伤眼，并立即后送。待后送至医疗机构后，方可用眼科专科设备探查伤情并进行冲洗、清创等后续诊疗。

对患者伤情应有详实的记录，并根据伤情进行详细检查。

眼球穿通伤，首先应用抗生素防止局部感染。伤口应在无菌环境下进行整复，伤口内异物应及时取出，伤道内嵌顿眼内组织者应根据情况切除或还纳，然后再行伤口缝合。

对于复杂眼外伤者，往往需根据伤情进行分次、多次手术治疗。

对患者应密切随访，如受伤眼功能破坏严重、无保留价值，为防止健眼发生交感性眼炎应将受伤眼摘除。

二、眼化学损伤

（一）化学物中毒性眼损害

1. 定义　有毒化学物质进入人体后损害视器官，造成急性或慢性中毒性眼病，或作用于大脑视中枢、眼球运动中枢以及眼和附属器官的各种组织，造成视功能损害。

2. 临床表现　不同的化学物质中毒眼部症状不尽相同。主要表现为视力下降、视野缩窄等视功能损害。铅中毒可至视乳头水肿、视网膜动脉痉挛；汞中毒可至视力下降、视野缩小，晶体前囊下可见灰色或深红色反光；锰中毒可至眼肌运动障碍、瞬目减少、角膜知觉减退；砷中毒可见球结膜棕色色素沉着；三硝基甲苯（TNT）中毒可致视野缩窄、晶体混浊；有机磷中毒可见瞳孔缩小的典型表现；氢氰酸和氰化物中毒可见瞳孔缩小、视盘及视网膜水肿，黄斑中心凹呈樱桃红色。

3. 诊断　不同的化学物质中毒虽有其特征性的临床表现，但仍需与其他眼部疾病相鉴别，追问患者是否存在化学物接触病史尤为重要。详细采集病史，记录化学物接触的时间、时长、种类等相关信息，有助于明确诊断及拟定治疗方案。

4. 治疗　明确化学物中毒所致眼损害后，应脱离化学物接触，以全身治疗、排毒为主，眼部病变多采取对症治疗。

（二）化学性眼烧伤

1. 定义 化学物质接触眼部导致的眼部烧伤。接触方式可为气体暴露、液体溅入或粉尘沾染。

2. 临床表现 常见的眼部化学烧伤物质包括：碱（如碱性液体、水泥、石膏、气囊内粉末、漂白剂和氨水），酸（如蓄电池用酸、水池清洁剂和醋），有机溶剂，清洁剂和其他刺激性物质（如肉豆蔻）。

化学物质接触眼部后立即引起剧烈的刺激症状，如畏光、流泪、疼痛、烧灼感、异物感、眼睑痉挛、视力减退等。一般酸性物质较碱性物质损害轻。前者导致的眼部组织蛋白质凝固一般不再向深部扩展，较易修复；后者往往使组织软化、蛋白质溶解，致使碱性物质继续向深部扩展，导致角膜穿通、虹膜萎缩、继发青光眼、白内障等严重危害。

轻中度烧伤主要表现为角膜上皮不同程度缺损，角膜缘无明显缺血，即结膜血管或表层巩膜血管无变白现象。结膜局灶性缺损、水肿、充血、出血，可单独或联合出现；眼睑轻度水肿，轻度前房反应；眼周围皮肤Ⅰ度、Ⅱ度烧伤，伴或不伴睫毛缺失。

重度化学烧伤除包含轻中度烧伤体征外，主要表现为球结膜高度水肿、苍白，角膜混浊水肿，前房反应中至重度（角膜混浊可致前房窥不清），同时可伴有眼压升高，眼周皮肤Ⅱ度、Ⅲ度烧伤。碱烧伤时，碱性物质可直接透过巩膜造成局部视网膜坏死。

3. 诊断

1）详细采集病史：化学烧伤的时间，化学物质种类，烧伤到治疗开始之间的时间，冲洗持续时间，所用冲洗液种类及用量，对眼睛采取过何种保护措施，致伤物质的样品、包装/标签或致伤物质的安全资料数据等，均有助于确诊和治疗。

2）详细查体：可于结膜囊内滴2%荧光素钠溶液染色，再用生理盐水冲洗，绿色着色区即烧伤范围。评估结膜、角膜溃疡或缺损程度，测量眼压，明确结膜囊内是否有异物，是否存在眼球破裂伤。检查时动作要轻柔。

4. 治疗

1）应用大量冲洗液（生理盐水或林格乳酸盐溶液）冲洗受伤部位，越快、越彻底越好，冲洗后方可移送医院眼科做进一步检查和治疗。当没有上述溶液时可使用自来水冲洗。对于碱烧伤患者，自来水比生理盐水能够更有效地抑制前房pH的升高。由于酸碱反应本身能够产生有害物质并导致继发性热损伤，因此在冲洗时禁止使用酸性溶液中和碱性溶液，或使用碱性溶液中和酸性溶液。

2）为了解烧伤性质，可用试纸测定结膜囊内液体，以确定其酸碱性。

3）冲洗时可使用开睑器充分暴露眼表，并局部滴用表面麻醉剂（如丁卡因、奥布卡因等），同时应当排除眼球破裂伤。

4）冲洗时不可忽略结膜囊穹窿部，同时详细检查结膜囊内有无残留的化学物质，有则擦去或剔出。再用蒸馏水、生理盐水或中和液冲洗。可使用静脉输液器连接冲洗液进行冲洗。冲洗应持续至出现中性pH值（即pH＝7.0～7.4）时方可停止。

5）为预防感染和睑球粘连，应清除已坏死的组织，并给予抗感染滴眼液及眼膏。

6）如果出现明显的畏光、疼痛及前房炎症，可使用睫状肌麻痹剂（如阿托品）等缓解症状，角膜缘缺血者，禁用血管收缩剂（如去甲肾上腺素）。

7）滴用不含防腐剂的人工泪液（如玻璃酸钠）修复角膜上皮损伤，在碱烧伤及炎症反应较重的病例中，即使出现角膜上皮缺损，除使用抗生素滴眼液外，也应考虑联合局部滴用类固醇滴眼液（如1%醋酸泼尼松龙）。

8）必要时口服镇痛药物（如布洛芬）止痛；若眼压升高，首选口服降眼压药物（如乙酰唑胺、醋甲唑胺）控制眼压，若眼压控制不理想，再加用局部降眼压药物点眼（如盐酸卡替洛尔、酒石酸溴莫尼定）。

9）若2周后角膜损伤仍未痊愈，可佩戴治疗性软性角膜接触镜；若烧伤面积较大，应行结膜或黏膜移植术，亦可行角膜板层移植术，必要时行睑裂缝合。后期根据损伤情况，可进一步行眼睑、结膜囊成形术、角膜移植术等。

10）眼化学烧伤者应严密随访，最初应每日复诊，监测有无角膜上皮溶解、基质层变薄和感染加重的表现，随病情稳定复诊时间可调整为3～5d一次，直到角膜上皮缺损痊愈。

（孙　威　王　华）

第六节　气管异物梗阻

一、定义

气管异物梗阻是指异物阻塞气管或支气管，导致空气无法进入肺部，从而引起呼吸困难、窒息等症状的一种紧急情况。这种情况可发生在任何年龄段，但在儿童中较为常见。

二、病因

气管异物梗阻可能由多种原因引起。以下是一些常见的原因：

（1）吞咽异物：儿童因为年龄较小，常常会将小玩具、硬币、食物等误吞咽，导致异物卡在气管内。

（2）呕吐误吸：全麻或昏迷患者吞咽功能不全，因为呕吐或反流，可能会将食物或胃内容物吐出，误吸入气管引起梗阻。

（3）外伤：头颈部外伤可能会导致气管损伤，进而引起气管异物梗阻。

（4）气管狭窄：气管狭窄可能是由于先天性异常、炎症、肿瘤等因素引起，这些狭窄部位容易发生气管异物梗阻。

（5）药物或麻醉剂：某些药物或麻醉剂可能会导致喉部肌肉松弛，使异物易于进入气管。

(6) 医源性因素：如气管、支气管手术中，器械装置断裂或脱落进入气管，或切除的组织突然滑落入气管内，或部分口咽异物及鼻腔异物，在诊治过程中可发生异物位置的突然变动，而误吸入下呼吸道。

三、临床表现

气管异物梗阻的临床表现存在多样性，相当一部分异物吸入后临床表现不典型，根据不同的异物性质、嵌顿部位、滞留时间不同而迥异，其典型临床表现如下。

(一) 异物进入期

异物经过声门进入气管、支气管时立即引起剧烈咳嗽及憋气，甚至窒息，随异物深入，症状可缓解。如果异物在气管、支气管内不停地上下左右活动，咳嗽、气喘可呈反复性。声门下区异物还可伴声音嘶哑及喉鸣。

(二) 安静期

异物停留在气管或支气管内一段时间可无症状或仅有轻微咳嗽及喘鸣，特别是异物较小且停留在小支气管内时，可无任何症状。

(三) 刺激与炎症期

异物刺激局部黏膜产生炎性反应，可合并细菌等病原体感染引起反复发热、咳喘、痰多等症状。

(四) 并发症期

可合并支气管炎、肺炎、肺不张、气胸、纵隔或皮下气肿、肺脓肿、咯血、呼吸衰竭、心力衰竭等。

四、并发症

气管异物梗阻可能引起以下常见并发症：

(1) 气胸、纵隔气肿及皮下气肿：一方面由尖锐异物刺破气管壁所致，另一方面由于异物阻塞后气管内压力变化所致。

(2) 气管内出血：气管异物刺激黏膜致炎症肿胀、充血，易出血，病程越长，此类情况越多。

(3) 急性呼吸衰竭：取异物过程中可能会出现呼吸、心跳停止，多为异物变位造成双侧支气管堵塞而不能进行有效气体交换，出现呼吸衰竭。

（4）肺炎、肺不张：异物阻塞气管后通气血流发生变化并继发感染，导致肺炎和肺不张。

（5）严重的全身并发症：广泛皮下气肿、气胸、脓气胸、纵隔感染、败血症等。

（6）窒息或心脏骤停：窒息、心脏骤停是最危险的并发症，是造成死亡的主要原因，需争分夺秒立即抢救，维持气道畅通，进行心肺复苏。

五、诊断标准

气管异物梗阻的诊断标准包括以下几个方面：

（1）病史：询问患者是否有异物吸入史，以及出现的症状和持续时间。

（2）临床表现：观察患者的症状，如呼吸困难、咳嗽、咳出异物等。

（3）体格检查：全身检查应注意有无呼吸困难及心力衰竭等危及生命的情况。异物梗阻于气管时，肺部听诊双侧呼吸音粗而对称，可闻及喘鸣音；气管内异物活动时，颈部触诊有拍击感；气管前听诊可闻及拍击音。异物梗阻于单侧支气管时，肺部听诊常有一侧呼吸音减弱，或可闻及单侧哮鸣音。异物梗阻于双侧支气管时，常有双侧呼吸音降低，阻塞程度不一致时，呼吸音也可不对称。

（4）影像学检查：X线、CT扫描等影像学检查可以帮助确定气管梗阻是否存在和所在位置。

（5）支气管镜检查：支气管镜检查是诊断气管异物梗阻的金标准，可以直接观察气管内部情况，并将异物取出。

六、治疗

气管异物梗阻的治疗方法包括以下几个方面：

（1）急救措施：在确认气管异物梗阻的情况下，首先要立即采取急救措施，争分夺秒地解除气道异物。通过迫使气管内压力骤然升高的方法，产生人为咳嗽，把异物从气管内排出。具体方法包括：背部拍击法、腹部冲击法（Heimlich法，即“海姆立克”法）、自行腹部冲击法、胸部冲击法等。其中“海姆立克”法应用广泛，基本步骤为：救助者站在患者身后，双臂环抱患者腰部，一只手握拳，握拳手拇指侧紧顶住患者腹部，位于剑突与脐间的腹中线部位，另一只手握紧拳头，快速向内、向上使拳头冲击腹部，反复冲击直到把异物排出。如患者意识丧失，即开始心肺复苏（CPR）。“海姆立克”法可用于有意识的站立或坐位患者，是院前紧急情况下常用的抢救方法，对提高抢救成功率至关重要。在重复施压过程中，需谨慎用力，避免对患者造成伤害。

（2）支气管镜检查和取出异物：支气管镜检查在局部麻醉或全身麻醉下进行，是诊断和治疗气管异物梗阻的关键程序。医师通过支气管镜直视气管内部，使用专门的器械取出异物，从而迅速解除气道梗阻。支气管镜既能准确诊断，也是取出异物的首选治疗方法。

（3）外科手术：在支气管镜无法取出大型异物或面对复杂气道梗阻情况时，外科手术成为必要的选择。此类手术通常在全身麻醉下进行，包括气管切开术、气管成形术和开胸取异物术等，目的是安全地移除异物，恢复气道通畅。

（4）气管插管和人工通气：在严重的气道梗阻情况下，可能需要进行气管插管或创口切开，以确保气道通畅，并进行人工通气。

（5）后续治疗和康复：治疗后，患者可能需要住院观察和抗生素治疗，以预防感染。此外，对于气管梗阻引起的并发症，如气管狭窄等，可能需要进一步的治疗和康复。

（朱飞云　王　东）

第二章 胸部战创伤救治及进展

第一节 胸壁软组织创伤

一、基础知识

胸壁的主要架构是骨骼。胸壁软组织包括各种肌肉、脂肪以及皮下组织，起填充、联络、美观、缓冲、保护、供血、营养功能。

二、病因

胸壁软组织损伤是由于外力撞击挤压、钝器锐器打击、火器震爆等机械性损伤因素造成的胸部皮肤、皮下组织、肌肉、韧带、骨膜、血管、神经等软组织的损伤。根据伤口表现可分为：闭合性胸壁软组织损伤指胸壁表面没有明显伤口，可见局部皮肤肿胀、淤血、瘀斑。开放性软组织损伤指胸壁表面皮肤有明显伤口，伤口性状因损伤机制不同而有差异。钝性损伤多由减速性、挤压性、撞击性或冲击性暴力导致的胸壁损伤，可导致脏器损伤，破坏骨性胸廓的完整性。穿透性损伤多由火器或锐器暴力致伤，造成胸腔内部与外界互通。

三、临床表现

典型临床表现为局限性疼痛，深呼吸、咳嗽时加剧。

闭合性损伤：表面未见伤口创面，胸壁软组织已受损，常表现为胸壁疼痛、局部皮肤肿胀、瘀斑，深呼吸时胸痛，胸廓活动受限，轻度挫伤可见皮肤擦痕、点状出血，早期表现隐匿，且可伴有骨折、隐匿的肌肉、脏器等闭合性损伤。

开放性损伤：可见皮肤破损，伤口创面出血、肿胀，具体伤口形状因受力性质与范围不同而表现各异，如刺伤可见点状出血伤口，切伤的伤口呈线状且创面整齐，而火器伤和爆裂伤则范围大，创面不规则，伤口内可见污染物残留，需根据受伤性质对症治疗。

四、并发症

并发症包括：①出血。胸壁软组织受损后，受损部位的血管破裂出血，伤及较大血管可出现持续出血。②伤口感染。污染较重或伴有严重的软组织损伤者，若清创不彻底，坏死组织残留或软组织覆盖不佳，可能发生感染。③肋骨骨折。当胸壁受较大的暴力或者钝性物体撞击后，除了引起软组织受损外，还极易导致肋骨骨折。④气胸。当胸壁软组织受损，伤及壁层胸膜可引起气胸。

五、诊断标准

患者有胸部外伤史，胸壁局部疼痛、咳嗽、呼吸困难。查体见受伤局部肿胀及瘀斑，压痛明显。胸片或胸部CT可判断患者有无肋骨受损，有无气胸或者血胸。

六、治疗

治疗分为药物治疗及手术治疗。

药物治疗：包括止痛药物，常用非甾体抗炎药，如布洛芬胶囊、吲哚美辛等。抗生素药物：经手术治疗者需使用抗生素，术后首选第三代头孢类药物，如头孢哌酮、头孢克肟等。

手术治疗：根据病情选择手术治疗，皮肤破损者应彻底清除伤口内异物及坏死组织，充分止血。如创面严重的开放性损伤和穿透性损伤以及脏器损伤等，应在局麻或者全麻下行清创术，使用手术器械将污染物及受损坏死部位清除后消毒包扎，术后需定期换药，注意无菌操作，等待创面恢复。如胸壁伤口大，应在全麻下行胸壁缺损修补术，术后需积极维持生命体征，定期换药，对症治疗。

（韩　勇　王怀宇　郭宇杰）

第二节　肋骨骨折

一、基础知识

肋骨共12对，平分在胸部两侧，前与胸骨、后与胸椎相连，构成一个完整的胸廓。其中，第1～3肋骨粗短，且有锁骨、肩胛骨保护，一般不发生骨折；第4～7肋骨较长而纤薄，易发生骨折；第8～10肋前段肋软骨形成肋弓与胸骨相连；第11～12肋前端游离，弹性都较大，不易骨折。

二、病因

肋骨骨折一般由外来暴力所致，直接暴力作用于胸部时，肋骨骨折常发生于受打击部位，骨折端向内折断，同时胸内脏器造成损伤。间接暴力作用于胸部时，如胸部受挤压的暴力，肋骨骨折发生于暴力作用点以外的部位，骨折端向外，容易损伤胸壁软组织，产生胸部血肿。

开放性骨折多见于火器或锐器直接损伤。当肋骨有病理性改变如骨质疏松、骨质软化，或在原发性和转移性肋骨肿瘤的基础上，也容易发生病理性肋骨骨折。

三、临床表现

（一）局部疼痛

肋骨骨折断端可刺激肋间神经产生局部疼痛，在深呼吸、咳嗽或转动体位时加剧。胸痛使呼吸变浅、咳嗽无力，呼吸道分泌物增多、潴留，易致肺不张和肺部感染。

（二）局部肿胀畸形

胸壁可见畸形，局部明显压痛；间接挤压骨折处疼痛加重，甚至产生骨摩擦音或骨擦感，即可与软组织挫伤鉴别。胸廓挤压试验阳性。

（三）反常呼吸

连枷胸的反常呼吸运动可使伤侧肺受到塌陷胸壁的压迫，呼吸时两侧胸腔压力的不均衡造成纵隔扑动，影响肺通气，导致缺氧和二氧化碳滞留，严重时可发生呼吸和循环衰竭。

四、诊断

肋骨骨折的诊断方式包括胸部X线片、超声检查、胸部CT扫描等。

（一）胸部X线片

作为急诊筛查胸部创伤的重要方法之一，胸部X线片有便捷、辐射少等特点，可极大提高伤后复查效率，方便创伤前后病情变化比较。但X线片也有本身的缺点，例如对肺撕裂、肺挫伤的判断难以察觉，往往要延后4～6h才能发现明显迹象，可能延误患者治疗。在肋骨、胸骨骨折方面的评估，X线片同样存在不足：高达50%的肋骨骨折被忽视。

（二）胸部CT

目前CT成为评估胸部创伤更有效的影像手段。全肋骨CT重建作为怀疑存在肋骨、胸骨骨折的胸部外伤患者常规检查手段。全肋骨CT重建也作为行肋骨骨折手术固定的患者术前推荐常规检查手段。

（三）胸部磁共振

由于磁共振自身影像学特点，胸部磁共振在胸部创伤使用较少，但有研究表明针对隐匿性肋骨骨折，多层螺旋CT后重建技术联合高场磁共振对胸部隐匿性肋骨骨折诊断具有较好的互补性。

（四）超声检查

超声检查可针对肋骨骨折进行术前定位，相比于X线片，超声在鉴别血胸、气胸、骨折等方面优势明显，如便携、无辐射，对肺挫伤的诊断特异性和敏感性更高，但对操作者的要求较高；对于肋骨骨折而言，超声能够更精准地发现细微骨折处，如肋软骨骨折，方便术前定位，但也存在局限性，对肩胛骨深处的骨折无法探查；超声下肋骨皮质和胸膜性质近似，可能导致过度诊断。

五、治疗

（一）保守治疗

1. 疼痛控制 早期充分的疼痛控制尤其重要，应根据疼痛评估结果进行个体化镇痛，推荐采用多模式镇痛方案。一般先口服药物镇痛，如非甾体止痛药物，口服药物不能控制，则静脉注射吗啡、使用患者自控镇痛（PCA）泵；最后是区域神经阻滞如肋间神经阻滞、硬膜外镇痛、椎旁阻滞、锯肌平面阻滞等。中重度疼痛可考虑使用芬太尼透皮贴剂。

2. 肺部物理治疗 气道管理是胸部创伤治疗的重要组成部分，推荐早期进行积极的气道管理。鼓励患者咳嗽咳痰、气道吸痰、使用呼吸功能锻炼器、吸氧有助于清除气道分泌物、保持良好的肺部卫生、降低肺部感染发生率，同时可以促进肺锻炼和扩张，降低肺不张、呼吸衰竭的风险，改善肺功能，促进早日康复。

对于气管支气管损伤者，若存在气道水肿、气道压迫、呼吸困难、休克等情况，应早期行气管插管。插管有助于支撑已塌陷的气管，暂时将裂口封堵。对于气管插管失败或合并广泛颌面部损伤无法进行气管插管者，应立刻行气管切开术。

尽量避免使用呼吸机辅助机械通气进行治疗，仅推荐对存在气体交换异常，表现出一定程度的肺功能障碍如低氧血症、肺内分流率增高或ARDS的伤者应用，一旦使用，也应考虑尽早脱机。

3. 液体复苏 胸部创伤患者应积极进行液体复苏，确保足够的血容量，避免休克。

（二）外固定治疗

外固定治疗适用于肋骨骨折根数较少、胸壁软化范围小而反常呼吸运动不严重的患者。无创外固定包括：多头胸带或弹性胸带、金属胸部护板等。

胸带具有一定减轻疼痛的效果，但不能有效防止胸壁内陷和骨折断端移位，而且由于其不透气，可引起皮肤过敏，出现张力性水疱，因此治疗效果有限，一般适用于闭合性单根肋骨骨折、胸壁软化范围小而反常呼吸运动不严重的患者。金属胸部护板固定操作简单、固定稳定、使用轻便，可明显降低疼痛强度，有效地减少肺部并发症，而且有一定的恢复胸廓完整性和伤处保护作用。

（三）手术治疗

1. 手术指征 对于连枷胸患者推荐进行手术内固定治疗。对于骨折断端严重移位（超过肋骨的双皮质宽度）者或移位造成血管、神经和胸腹内器官损伤者应尽快进行手术内固定。

对于非连枷胸肋骨骨折，有以下情形者可考虑内固定术治疗：

1）非连枷胸肋骨骨折＞3根，断端移位。

2）合并其他需要剖胸探查手术者。

3）伴重度疼痛且早期非手术治疗无效者。

最新的EAST实践指南也推荐在连枷胸患者中使用肋骨固定术。肋骨骨折的数量和患者的年龄是肋骨骨折发病率和死亡率的重要决定因素。单纯的肋骨骨折很少会产生严重的影响，但由于其广泛的毗邻关系，锋利的骨折断端可移位，造成严重的疼痛，并且可对所有胸腹部结构造成不同程度的损伤。2013年，美国创伤外科学会和美国外科医师学会推荐对骨折移位程度大于1根肋骨皮质直径者，考虑进行手术干预。2017年，美国肋骨骨折手术固定临床实践指南将严重移位的骨折定义为超过肋骨的双皮质宽度。

2. 手术时机 肋骨骨折只要具备手术适应证，排除手术禁忌证后应尽早手术，最好在受伤后72h内完成。对骨折2周以上的伤者应进行胸廓畸形严重程度、呼吸功能影响等方面评估后，考虑手术治疗。

3. 手术技术应用 胸腔镜可通过1个小切口对胸壁内侧进行全面探查，准确定位所有的骨折部位（特别是在后部和肩胛下），并在直视下进行固定复位，术野广阔清晰，肌肉、神经损伤小；同时可识别和修复相关的胸内损伤，排出残留的血胸，引导区域镇痛和放置胸管等。

（韩　勇　王怀宇　郭宇杰）

第三节　气胸/血胸

一、基础知识

胸膜腔，是胸膜的脏壁两层在肺根处相互转折移行所形成的一个密闭的潜在的腔隙，由紧贴于肺表面的胸膜脏层和紧贴于胸廓内壁的胸膜壁层所构成，左右各一，互不相通，腔内没有气体，仅有少量浆液，可减少呼吸时的摩擦，腔内为负压，有利于肺的扩张，有利于静脉血与淋巴液回流。

二、气胸

气体进入胸膜腔，造成积气状态，称为气胸。多因肺部疾病或外力影响使肺组织和脏层胸膜破裂，或靠近肺表面的细微气肿泡破裂，肺和支气管内空气逸入胸膜腔。气胸又可分为闭合性气胸、开放性气胸及张力性气胸。

（一）闭合性气胸

根据胸膜腔内积气的量与速度，轻者可无症状，重者有明显呼吸困难。体检可能发现伤侧胸廓饱满，呼吸活动度降低，气管向健侧移位，伤侧胸部叩诊呈鼓音，呼吸音降低。胸部X线检查可显示不同程度的肺萎陷和胸膜腔积气，有时可伴有少量胸腔积液。

处理措施：少量闭合性气胸可自行吸收，不需特别处理。大量气胸或者复发性气胸需做胸腔穿刺抽气，气胸可先行胸腔穿刺，合并血胸均应放置胸腔闭式引流并使用抗生素预防感染。

（二）张力性气胸

呼吸严重或极度困难、进行性加重、烦躁不安、意识障碍、大汗淋漓、昏迷、发绀甚至休克。体征：颈静脉怒张，气管明显向健侧移位、伤侧胸部饱满，肋间增宽，呼吸运动减弱，可有皮下气肿。气管、心浊音界向健侧明显移位。伤侧胸部叩诊高度鼓音，呼吸音消失。X线检查：胸腔严重积气、肺部完全萎陷、纵隔移位、有纵隔和皮下气肿。

处理措施：张力性气胸是可以迅速致死的急危重症。应紧急处理，立即减压，在伤侧锁骨中线第2肋间引流。在院前急救中可以选用较大针头穿刺胸膜腔进行减压，并外接单向活瓣装置。如果特殊情况可以选用乳胶手套（气球、塑料袋、安全套等）连接在针柄部位，剪一个小口，使胸腔内高压气体排出，而外界空气不能进入胸腔内，院内可以尽快使用胸腔闭式引流，引流位置为伤侧锁骨中线第2肋间。进一步处理应安置闭式胸腔引流，使用抗生素预防感染。漏气停止24h后，X线检查证实肺已膨胀，方可拔除插管。持续漏气而肺难以膨胀时需考虑开胸探查手术。

（三）开放性气胸

通常有胸部外伤史，常见于开放性伤口，随呼吸气体由伤口溢出。症状：显著的呼吸困难、发绀、部分血压降低。体征：检查除有气胸体征外，气管、纵隔常向健侧移位。特征性的体征是胸壁上有开放性创口，呼吸时空气经创口进出胸膜腔，发出特殊的吸吮样响声。X线检查：除气胸征象外，常见胸腔积血的液平面和气管、纵隔、心影的明显移位。

处理措施：急救处理，将开放性气胸立即变为闭合性气胸，并迅速转送。使用无菌敷料或清洁器材制作不透气敷料和压迫物，在伤员用力呼气末封盖伤口，并加压包扎。转运途中如伤员呼吸困难加重，应在呼气时开放密闭敷料，排出高压气体后再封闭伤口。急诊处理：给氧，补充血容量，纠正休克；清创、缝合胸壁伤口，并做闭式胸腔引流；给予抗生素，预防感染。

三、血胸

血胸是指胸膜腔内出现积血。出血可来自肋间血管、胸廓内血管、肺裂伤或心脏和胸内大血管创伤。肺组织出血大多数由于肋骨骨折断端刺破胸膜和肺所引致，由于破裂的血管小，肺循环血压低，出血处常能被血块所封闭而自行停止，一般出血量不多。肋间动脉或胸廓内动脉破裂，由于体循环动脉血压高，出血不易自行停止，出血量较多。心脏或胸内大血管如主动脉及其分支，上、下腔静脉和肺动静脉破裂，出血量大，伤情重，患者常在短时间内因大量失血死于休克。

（一）临床表现和诊断

胸部疼痛和呼吸急促是大量血胸两个突出的症状，部分伤员可伴有休克症状。受伤一侧的呼吸音减弱或者消失，叩诊可听到浊音。B超可协助诊断血胸。对于有胸部外伤史伴呼吸急促等症状时，紧急穿刺减压后症状没有缓解时应怀疑有大量血胸的可能。对此类伤员应行胸腔闭式引流，一般推荐在伤侧腋中线第4肋与第5肋间置管。

（二）血胸类型

凝固性血胸，当胸腔内迅速积聚大量血液，超过肺、心包和膈肌运动所起到的去纤维作用时，胸腔内迅速积聚大量的血液并凝固，就形成了凝固性血胸。

感染性血胸，血液是良好的培养基，经伤口或肺破裂口侵入的细菌，会在积血中迅速滋生繁殖，引起感染性血胸，最终导致脓血胸。表现为：畏寒、高热等感染的全身表现；抽出胸腔积血，可出现混浊或絮状物；胸腔积血感染时白细胞计数明显增加；积血涂片和细菌培养可发现致病菌，可据此选择有效的抗生素。

进行性血胸，短时间内无法停止的持续性大量出血所致的胸腔积血称为进行性血胸。表现为：持续脉搏加快、血压降低，或虽经补充血容量血压仍不稳定；胸腔闭式引流量每小时超过200mL，持续3h；血红蛋白量、红细胞计数和血细胞比容进行性降低，引流液的血红蛋白量和红细胞计数与周围血相接近，且迅速凝固。

迟发性血胸，少数伤员肋骨断端活动刺破肋间血管，骨折损伤血管或血管破裂处的血凝块脱落，在受伤后一段时间才出现胸腔内积血，称为迟发性血胸。根据胸腔积血的体积分类，少量血胸：胸腔积血的体积不超过500mL。中量血胸：胸腔积血的体积为500～1000mL。大量血胸：胸腔积血的体积超过1000mL。

（三）诊断

一般来说，少量血胸常无异常体征。大量血胸则可呈现气管、心脏向健侧移位，伤侧肋间隙饱满，叩诊呈实音。呼吸音减弱或消失。实验室检查血常规，大出血患者的外周血红细胞明显下降，血红蛋白也明显下降。有助于判断患者是否存在持续的出血，并决定是否进行输血治疗。

影像学检查，胸部X线可以明确胸腔积血的体积，估计出血量。积血量小于200mL时，X线也难作出诊断。积血量大于500mL时，肋膈角变钝，合并气胸时可见肋膈角区有液平面。积血量在1000mL左右时，积液阴影达到肩胛下角平面。积血量超过1500mL时，积液阴影超过肺门水平，甚至显示为全胸大片致密阴影和纵隔移位。胸部CT其精确度高于X线，可以分辨出较小体积的积血。

（四）治疗

血胸是一种临床急症，一经确诊要及时治疗。主要的治疗措施包括胸腔穿刺、胸腔闭式引流、手术等。

非进行性血胸，胸腔积血量少的患者，可根据积血量的多少，采用胸腔穿刺或闭式胸腔引流术治疗，及时排出积血，促使肺膨胀，改善呼吸功能，并使用抗生素预防感染。中等量以上的凝固性血胸或感染性血胸，可采取闭式胸腔引流和抗感染治疗，同时根据情况决定是否手术。进行性血胸的患者及时进行胸腔镜手术或开胸手术，以尽快止血。如果患者因大量血液在胸腔内堆积导致严重呼吸困难甚至窒息，可通过气管插管支持患者的呼吸，或者直接在颈部将气管切开进行机械通气辅助患者的呼吸，从而解除窒息状态。同时积极进行抗休克、止血和抗感染治疗，并行急诊手术处理胸腔内的积血。

血胸手术适应证：持续脉搏加快、血压下降，经保守治疗无效。血红蛋白、红细胞数量持续降低。凝固性血胸。感染性血胸经保守治疗无效。血胸合并胸壁有较大破口或胸腔内器官破裂。

开胸手术，血胸已在胸膜腔内凝成血块不能抽除，胸壁开放性损伤或胸内器官破裂等情况，则应在输血补液等抗休克治疗开始后，施行剖胸探查术，清除血块和积血，寻找出血来源。肋间血管或胸廓内血管出血者，分别在血管破口的近远端缝扎止血。肺裂伤出血绝大多数可缝合止血。胸腔镜手术属于微创手术，与开胸手术相比具有创伤小、疗效好、住院时间短和费用低等优点，在临床上被广泛使用。

四、胸腔闭式引流

胸腔引流系统是心胸外科最常用的装置之一，其原理是在患者胸腔内插入引流管，另一端接闭式引流装置（水封或干封），利用水的作用力或通过单向阀的引导，维持引流单一方向，避免逆流，以排出气体或液体，重建胸膜腔负压，使肺复张。胸外科手术后，为恢复胸膜腔内的负压状态，以及引流气体或液体的目的，需常规放置胸腔闭式引流管。胸腔引流管放置的适应证包括气胸、血胸、胸腔积液、脓胸和胸部手术。

（一）步骤

1. 术前准备

1）了解病史，根据X线、胸片、胸部CT及超声检查协助定位。

2）准备好引流管及水封瓶。

3）张力性气胸应先穿刺抽气减压。

2. 体位　取半卧位或平卧位。

3. 切口部位　引流气体选择锁骨中线第2肋间；引流液体选择腋中线与腋后线之间第6～8肋间。

4. 消毒、麻醉　切口部位周围15cm范围常规清毒，铺无菌巾。1%利多卡因局部浸润麻醉，并将针尖刺入胸腔试抽，以确定有无积液、积气。

5. 肋间切开插管法　沿肋间或皮纹方向切开皮肤2～3cm，在肋骨上缘处用中弯血管钳钝性分离肋间组织，用钳尖刺入胸膜腔内，撑开血管钳，扩大创口。用血管钳夹住引流管末端，再用另一血管钳纵行夹持引流管前端，经切口插入胸腔内，引流管进入胸膜腔长度以侧孔进入胸膜腔1cm为宜。将引流管末端与准备好的水封瓶相连，松开末端血管钳，嘱患者做咳嗽或深呼吸运动，可见气体或液体引流出，玻璃管内水柱随呼吸运动。如上述现象不出现，应重新调整胸膜腔内引流管位置。切口缝合1～2针，用引流管旁缝合皮肤的两根缝线将引流管固定在胸壁上。

6. 肋间穿刺套管针穿刺插管法　局部麻醉处切开皮肤2cm，紧贴肋骨上缘处，用持续的力量转动套管针、使之逐渐刺入胸腔，进胸膜腔时有突破感。固定内芯，将套管沿内芯插入胸腔，引流管进入胸膜腔长度以侧孔进入胸膜腔1cm为宜。退出内芯，迅速将引流管末端与准备好的水封瓶相连，嘱患者做咳嗽或深呼吸运动，可见气体或液体引流出，玻璃管内水柱随呼吸运动。如上述现象不出现，应重新调整胸膜腔内引流管位置。切口缝合1～2针，用引流管旁缝合皮肤的两根缝线将引流管固定在胸壁上。

（韩　勇　王怀宇　郭宇杰）

第四节　心包损伤

一、基础知识

心包是包裹在心脏外面的一层薄膜，心包和心脏壁的中间有浆液，能润滑心肌，使心脏活动时不跟胸腔摩擦而受伤。心包可分为浆膜心包和纤维心包。浆膜心包，可分为脏层和壁层。脏层覆于心肌的外面，又称为心外膜，壁层在脏层的外围。脏层与壁层在出入心的大血管根部相移行，两层之间的腔隙称为心包腔，内含有少量浆液，起润滑作用，可减少心在搏动时的摩擦。纤维心包又称心包纤维层，是一纤维结缔组织囊，贴于浆膜心包壁层的外心包面，向上与出入心的大血管外膜相移行，向下与隔的中心腱紧密相连。纤维心包伸缩性小，较坚韧。

心包前壁隔胸膜和肺与胸骨及第2～6肋软骨相对，在胸膜围成的心包区直接与胸骨体下半部和左侧第4～6肋软骨相邻。心包后方有主支气管、食管、胸主动脉、奇静脉和半奇静脉等；两侧为纵隔胸膜，膈神经和心包膈血管下行于心包与纵隔胸膜之间。上方有上腔静脉主动脉弓和肺动脉。心包下壁与膈中心腱愈着。

二、病因

心包破损伤多见于穿透性心脏外伤，穿透性心脏外伤是由一类强力、高速、锐利的异物穿透胸壁或它处进入心脏所致，少数因胸骨或肋骨骨折断端猛烈移位穿刺心脏引起。

三、临床表现与诊断

心脏穿透性损伤的部位以右心室最常见（约47%），其次为左心室（34%）、右心房（14%）和左心房（10%）。

急性心包内出血100～200mL即可使心包腔内压力急剧上升，从而影响心脏的正常舒张，产生急性心包压塞征。急性心包压塞一方面使搏出量减少，影响冠状动脉的血液供应，导致心肌缺氧，心脏功能突然失代偿，发生衰竭；另一方面，心包压塞在早期能延迟致死性大出血，或使心肌裂口出血暂停，为抢救患者生命提供宝贵的时间。急性心包压塞症状有周身冷汗、面唇发绀、呼吸急促、颈部浅静脉怒张、血压下降、脉搏细速及奇脉等。典型的Beck三联征：心音遥远，收缩压下降和静脉压升高存在时，对急性心包压塞的诊断很有帮助。但一般仅35%～40%的患者具有全部典型症状。实际上，静脉压升高最早出现，动脉压降低出现于晚期。因为心脏穿透性损伤所致的心包压塞时心包内血液量少，仰卧位时血液聚集于心脏后部心包腔内，所以心音遥远较少见，但奇脉较常见。

心包和心脏伤口均保持开放，心脏出血可畅通地外溢，从胸壁伤口流出或流入胸腔、纵隔或腹腔，而心包内无大量血液聚集，临床上出血性休克为主要表现。表现为全身冷汗、口渴、脉搏细速、呼吸浅弱、血压下降、烦躁不安等休克症状。大出血通常导致伤员迅速死亡。

心脏伤口小，尤其是心肌的斜行刺伤，可自行闭合，出血停止，病情趋于稳定；但亦可在数天或数星期后，因血块溶解或脱落而再度出血，引起延迟性心包压塞征。伤后数天或数周突然出现心包压塞征，若心包穿刺抽出不凝血液，应疑为本病。使用便携性B超可有效地提高心包压塞的诊断成功率。

四、治疗

心脏创伤应以手术治疗为主。清除心包腔内血块和积血，修补缝合心脏裂口，才能及早解除心包压塞征，控制出血，以及预防并发心包炎。治疗原则：凡有血流动力学意义的穿透性心脏损伤均应尽快手术治疗。及早解除心包压塞，控制出血，预防并发症。

（一）紧急治疗

1. 抗休克治疗　尽快放置中心静脉测压管，快速静脉输血和补液，补充血容量，维持血液循环，这是抢救成功的至关重要的步骤。同时可适当予以升压药物治疗。保持呼吸道通畅，支持呼吸功能，若呼吸道欠通畅或意识昏迷，应迅速气管插管人工呼吸。伴有大量血胸或气胸者，应行胸腔闭式引流，促使肺膨胀改善呼吸。

2. 心包穿刺　对确诊心包压塞者，应紧急行心包穿刺术。

1）心包穿刺时患者一般取坐位或半卧位，暴露前胸、上腹部。仔细叩出心浊音界，选好穿刺点。选择积液量多的位置，但应尽可能地使穿刺部位离心包最近，同时尽量远离、避免损伤周围脏器。必要时可由超声心动图来确定穿刺方向。常用的部位有胸骨左缘、胸骨右缘、心尖部及剑突下。以剑突下和心尖部最常用。

2）消毒局部皮肤，覆盖消毒洞巾，在穿刺点自皮肤至心包壁层做局部麻醉。

3）将连于穿刺针的橡胶皮管夹闭，穿刺针在选定且局麻后的部位进针，具体方法为：①剑突下穿刺。在剑突与左肋弓夹角处进针，穿刺针与腹壁成30°～45°角，向上、向后并稍向左侧进入心包腔后下部。②心尖部穿刺。在左侧第5肋间或第6肋间浊音界内2cm左右的部位进针，沿肋骨上缘向背部并稍向正中线进入心包腔。③超声定位穿刺。沿超声确定的部位、方向及深度进针。

4）缓慢进针，待针锋抵抗感突然消失时，提示穿刺针已进入心包腔，感到心脏搏动撞击针尖时，应稍退针少许，以免划伤心脏，同时固定针体；若达到测量的深度，仍无液体流出可退针至皮下，略改变穿刺方向后再试。

5）进入心包腔后，助手将注射器接于橡皮管上，放开钳夹处，缓慢抽液，当针管吸满后，取下针管前，应先用止血钳夹闭橡皮管，以防空气进入。记录抽液量，留标本送检。如果使用的是套管针，在确认有心包积液流出后，一边退出针芯，一边送进套管。固定套管，接注射器，缓慢抽取积液。记录抽液量，留标本送检。

6）抽液完毕，拔出针头或套管，覆盖消毒纱布，压迫数分钟，并以胶布固定。

（二）手术治疗

1. 手术适应证　心肌穿透伤，伴心包压塞或进行性出血性休克者，或心包穿刺减压后又迅速出现心包压塞征者，都应立即手术治疗。如循环已停止或一般状况太差，应立即在急诊室内开胸手术。

2．心脏修补术 在心包压塞时，心包张力极高，一旦切开减压，血液涌出，患者即可有血流动力学上的改善，应迅速补充血容量。扩大心包切口，清除血块。显露心脏伤口，用手指按压暂止血，然后即可进行修补缝合。心房伤口多数可用无创钳钳夹止血。大的心脏裂口，在缝合时可能再次引起失血，应迅速补充血容量。稳定循环，以便有充裕的时间进行伤口修补。修补伤口时，应仔细检查有无遗漏伤口，探查有无房间隔损伤。彻底清洗心包腔，心包疏松缝合，开窗引流，以防再次心包压塞。术后常规给予破伤风、抗生素以防感染，严密监测血压、心率与中心静脉压，补血补液扩充容量。术后还应随诊。以防出现损伤并发症，如创伤室壁瘤，冠状动脉瘘或冠状动脉瘤，以及缩窄性心包炎等。

（韩 勇 王怀宇 郭宇杰）

第五节 神经封闭止痛

一、基础知识

胸椎棘突是胸椎旁神经阻滞的重要标志。胸椎的棘突伸向下方，呈叠瓦状排列，上位椎体的棘突大约对应下位锥体的横突或椎间隙。胸部脊神经共有12对，经椎间孔穿出，分为前支/腹侧支、后支/背侧支，走行在椎旁间隙内。肋间神经是12对胸脊神经的腹侧支，胸神经的腹侧支与背侧支分离后，走行在相应的肋沟内，沿肋间由后向前外侧，继而又转向前内侧走行，与肋间血管相伴行，位于肋间内肌和肋间最内肌之间。肋间神经在邻近肋角之前发出一条外侧皮支，末梢穿出至皮下称为前皮支，分布呈节段性。上11对胸神经前支循肋间隙走行，称肋间神经，第12对走行于第12肋下方，称肋下神经。

二、病因

现代战争中，对于战创伤疼痛，建议采用口服止痛药物对症治疗，国外军队已将吗啡类止痛药作为战创伤必备药品，用于战术环境止痛。训练伤所致的外周神经疼痛也可采用口服非甾体类止痛药物控制疼痛。然而，对于伴有剧烈疼痛的严重创伤，如骨折、脏器破裂等，传统的口服止痛药物难以达到良好的镇痛效果。加之急性创伤时，伤员多处于应激状态，焦虑、恐惧等因素常使一些口服镇痛药物效果不佳。而超声引导的外周神经阻滞可有效缓解疼痛，其操作简单、定位准确、药物用量少，不仅可用于创伤后止痛，还可用于损伤控制手术，如肢体骨折的现场固定、创伤现场的异物取出等。

三、操作过程

1. 选择阻滞部位　根据疼痛部位选择相应需要阻滞的肋间神经。

2. 超声引导下阻滞　选择合适的超声探头及最佳的超声成像模式，清晰显示需要阻滞的外周神经，确定合适的穿刺点及穿刺路径。局部皮肤常规消毒，无菌探头贴或无菌手套包裹超声探头，在超声引导下使穿刺针尖到达外周神经外膜处，注入适量局麻药物（利多卡因或罗哌卡因），尽量使局麻药物包绕神经，拔出穿刺针即完成操作。神经阻滞操作时需注意针尖的位置，不要将药物注射至神经束内，避免二次神经损伤。

3. 超声引导肋间神经阻滞（intercostal nerve block，ICNB）　肋间神经源于胸段脊神经的腹侧支，有若干分支，不同阻滞部位镇痛范围不同，最常阻滞的部位是肋角附近（此处肋间神经尚未向外分支），产生带状感觉阻断。临床上多选择手术切口上下各两个肋间及胸腔引流管所放置的肋间为阻滞部位。

1）体位：患者平卧位或侧卧位（患侧在上）。

2）超声定位：可以根据体表标志定位，也可以直接根据手术切口和胸腔引流管位置定位。以肋角附近肋间神经阻滞举例，探头放置于需要阻滞的肋骨上，探头长轴与肋骨垂直，距离后正中线4～6cm，肋椎关节外侧约2cm，超声下由浅到深可见皮下组织、背阔肌、肋间肌、肋骨和肋骨间高回声的胸膜，肋间神经和血管走行在目标肋骨下缘，在肋间内肌和肋间最内肌之间；目标肋骨的下缘和胸膜之间的夹角即为目标注射部位。多采用平面内进针技术，穿刺针从尾端进针，穿过背阔肌和肋间肌到达目标肋骨下缘，回抽无血无气可注射局部麻醉药，超声下见局部麻醉药在肋骨下缘扩散，胸膜部分受压下陷。

3）药品使用：布比卡因、利多卡因、罗哌卡因、左旋布比卡因均可用于肋间神经阻滞。单点肋间神经阻滞所需的局部麻醉药容量为3～5mL。

4）并发症：肋间神经阻滞的目标穿刺部位距离血管、神经和胸膜都较近，穿刺时应注意避免邻近组织的损伤。

5）注意事项：穿刺前明确骨性标志，禁忌盲目进针。操作时应严格掌握进针深度，避免刺破胸膜发生气胸。局麻药不应超过规定剂量。注药前应反复回吸，避免发生局麻药中毒反应。

四、最新进展

胸外科手术后常伴有中到重度急性疼痛，严重影响术后呼吸功能锻炼，引发肺不张、肺部感染等并发症，并可能迁延为慢性疼痛，影响患者远期生活质量。近年来各类外周神经阻滞镇痛技术在胸外科手术中得以开展运用，并已取得良好的临床疗效。在此将对临床上用于胸外科手术镇痛的常见超声引导下外周神经阻滞技术进展进行简要综述。

超声引导下局部阻滞定位可以减少穿刺次数、降低周围组织、脏器及血管损伤风险，尤其对存有解剖变异的患者，更可明显提高成功率，降低反复穿刺带来的风险，减少穿刺相关出血和血肿的发生。

（一）超声引导区域阻滞的优势

1. 提高成功率

1）精确定位：超声引导可清晰识别神经及其周围血管、肌肉、骨骼及内脏结构；穿刺前预扫描可识别神经、血管及周围组织可能存在的解剖变异，有助于设计个体化进针路径；进针过程中可提供穿刺针行进的实时影像，以便在进针同时随时调整进针方向和进针深度，以更好地接近目标结构，减少穿刺次数。此外，使用超声引导还可以明显降低肥胖患者、老人、儿童及临产孕妇椎管内穿刺的难度。

2）缩短起效时间，提高阻滞成功率：使用超声引导行神经阻滞，有利于及时调整针尖位置，使药液更好地沿神经扩散，可明显缩短药物起效时间，提高阻滞成功率。

2. 减少并发症

1）穿刺相关并发症：与解剖定位及神经刺激器定位相比，超声定位可以减少穿刺次数、降低周围组织、脏器及血管损伤风险，尤其对存有解剖变异的患者，更可明显提高成功率，降低反复穿刺带来的风险，减少穿刺相关出血和血肿的发生。

2）降低药量，减少不必要的阻断：超声定位可将局麻药液精准注射到目标结构周围，在获得良好阻滞效果的同时，可明显降低局麻药的临床用量。

3）减少局麻药全身毒性反应：与其他定位方法相比，选择超声技术除降低局麻药用量外，更可通过观察药物扩散而减少意外的血管内注射，使局麻药中毒的风险降低65%，提高了区域阻滞的安全性。

4）减少神经损伤：与传统方法相比，使用神经刺激器定位或超声定位均可降低神经损伤的发生，已有大量证据表明，使用超声可以明显减少无意识的神经内注射的发生。

（二）其他超声引导区域阻滞

1. 超声引导下胸椎旁阻滞 胸椎旁阻滞是指将局部麻醉药注射到胸椎旁间隙中，阻滞脊神经腹侧支、背侧支和交感神经，同时产生躯体和内脏镇痛效果的区域阻滞方法。胸椎旁阻滞可以产生注射部位同侧邻近1～3个节段的躯体和交感神经的阻滞，类似于单侧硬膜外镇痛，其麻醉镇痛效果取决于阻滞所处的脊柱节段水平和局部麻醉药的类型和容量。胸椎旁阻滞被认为是最接近胸段硬膜外镇痛的一种方法，相比硬膜外镇痛，胸椎旁阻滞对血流动力学影响较小。

2. 超声引导竖脊肌平面阻滞 竖脊肌平面阻滞是指注射局部麻醉药至竖脊肌的深部或浅部，通过阻断脊神经背侧支，同时向头端尾端纵向扩散，并可能向前方扩散阻断脊神经腹侧支，产生多个皮区躯体感觉阻断的区域阻滞方法，它可以有效减轻肋骨骨折引起的慢性疼痛和胸外科术后切口急性疼痛。

3. 超声引导椎板阻滞 椎板阻滞是指将局部麻醉药注射到椎板表面的区域阻滞方法。

局部麻醉药可穿透肋横突韧带或从脊椎小关节突前方的疏松组织渗透入椎旁间隙，从而阻滞相邻若干节段脊神经的腹侧支、背侧支和交感神经。椎板阻滞的目标注射部位为骨性结构，针尖距离胸膜和血管较远，操作安全性高、并发症少。

4. 超声引导胸肌阻滞 胸肌阻滞根据穿刺平面不同又分为胸肌Ⅰ型阻滞和胸肌Ⅱ型阻滞。胸肌Ⅰ型阻滞是将局部麻醉药注射在胸大肌和胸小肌之间的筋膜平面内，可阻滞胸内侧神经、胸外侧神经，为前上侧胸壁提供镇痛；胸肌Ⅱ型阻滞是在胸小肌和前锯肌之间注射局部麻醉药，可阻滞胸长神经、肋间臂神经以及第3～6肋间神经外侧皮支，为腋窝区域提供镇痛。

5. 超声引导胸横肌平面阻滞 胸横肌平面阻滞用于前正中线切口、劈胸骨手术的切口镇痛。将局麻药注入胸大肌和肋间内肌之间、或肋间内肌和胸横肌之间，阻滞T2～T6肋间神经前支的区域阻滞方法，它可以为乳腺前内侧、前胸正中区域肋间神经前皮支支配范围提供良好的镇痛。

结合各类阻滞的特点取长补短，对于不同胸外科手术的切口分布和内脏阻滞损伤情况个体化设计区域阻滞方案，是胸外科围术期镇痛的新思路。对于切口疼痛，可以根据切口的部位进行有针对性地阻滞，如前正中切口使用胸横肌平面阻滞，侧胸切口可使用椎板阻滞。根据围手术期镇痛多模式、个体化的原则，可以综合区域阻滞、阿片类药物和术后静脉镇痛药物各方面的优势，为每一位患者量身定做镇痛方案，力求减少围术期疼痛、促进患者快速康复。

（韩 勇 王怀宇 郭宇杰）

第六节 心 肺 复 苏

一、基础知识

心肺复苏的原理是人工按压代替心脏射血、人工呼吸代替自主呼吸。人工按压代替心脏射血：患者心搏骤停时心脏射血停止，采取人工按压心前区的方式来使得胸内压增高，将心室内的血液挤到外周血管，人工维持心脏的搏动，维持血液循环，保证重要脏器心脏、大脑的血液供应，减少复苏后脑组织损伤的概率，并促进患者自主循环的恢复。人工呼吸代替自主呼吸：患者自主呼吸停止的情况下，人体会缺氧，用人工呼吸送气代替患者的自主呼吸可以增加血液内的氧饱和度。

二、临床表现

绝大多数患者无先兆症状，常突然发病。少数患者在发病前数分钟至数十分钟有头晕、乏力、心悸、胸闷等非特异性症状。心搏骤停的主要临床表现为意识突然丧失，心音及大动脉搏动消失。一般心脏停搏3～5s，患者有头晕和黑蒙；停搏5～10s由于脑部缺氧而引起晕厥，即意识丧失；停搏10～15s可发生阿-斯综合征，伴有全身性抽搐及大小便失禁等；停搏20～30s呼吸断续或停止，同时伴有面色苍白或发绀；停搏60s出现瞳孔散大；如停搏超过5min，往往因中枢神经系统缺氧过久而造成严重的不可逆损害。

三、诊断

辅助检查以心电图最为重要，心搏骤停4min内部分患者可表现为心室颤动，4min后则多为心室静止。心搏骤停的识别，最可靠且出现较早的临床征象是意识突然丧失和大动脉搏动消失，且伴有濒死喘息或完全呼吸停止，一般轻拍患者肩膀并大声呼喊以判断意识是否存在，以示指和中指触摸颈动脉以感觉有无搏动，如果两者均不存在，且呼吸异常就可做出心搏骤停的诊断，并应该立即实施初步急救和复苏。

如在心搏骤停5min或更短时间内争分夺秒给予有效的心肺复苏，患者有可能获得复苏成功且不留下脑和其他重要器官组织损害的后遗症；但若延迟至5min以上，则复苏成功率极低，即使心肺复苏成功，亦难免造成患者中枢神经系统不可逆性的损害。

四、治疗

（一）基础生命支持

初步急救或现场急救，目的是在心脏骤停后，立即以徒手方法争分夺秒地进行复苏抢救，以使心搏骤停患者心、脑及全身重要器官获得最低限度的紧急供氧。基础生命支持包括突发心脏骤停的识别、紧急反应系统的启动、早期心肺复苏、迅速使用自动体外除颤仪除颤。

（二）评估现场

评估环境安全及患者的意识、呼吸、脉搏等，急救者在确认现场安全的情况下轻拍患者的双侧肩膀，并大声呼喊“你还好吗？”，检查患者是否有呼吸。如果没有呼吸或者没有正常呼吸（即只有喘息），立刻启动应急反应系统。《2020年AHA心肺复苏指南》强调对无反应且无呼吸或无正常呼吸的成人，立即启动急救反应系统并开始胸外心脏按压。

1. 脉搏检查 一般以一手示指和中指触摸患者颈动脉以感觉有无搏动（搏动触点在甲状软骨旁胸锁乳突肌沟内）。检查脉搏的时间一般不能超过10s，如10s内仍不能确定有无脉搏，应立即实施胸外按压。

2. 启动紧急医疗服务并获取AED

1）如发现患者无反应无呼吸，急救者应拨打“120”，取来AED（如果有条件），对患者实施CPR，如需要时立即进行除颤。

2）如有多名急救者在现场，其中一名急救者按步骤进行CPR，另一名拨打“120”，取来AED（如果有条件）。

3）在救助淹溺或窒息性心脏骤停患者时，急救者应先进行5个周期（2min）的CPR，然后拨打“120”。

3. 胸外按压　确保患者仰卧于平地上或用胸外按压板垫于其肩背下，急救者可采用跪式或踏脚凳等不同体位，将一只手的掌根放在患者胸骨中下1/3交界处，将另一只手的掌根置于第一只手上。手指不接触胸壁。按压时双肘须伸直，垂直向下用力按压，成人按压频率为100～120次/分钟，下压深度5～6cm，每次按压之后应让胸廓完全回复。按压时间与放松时间各占50%左右，放松时掌根部不能离开胸壁，以免按压点移位。

对于儿童患者，用单手或双手于乳头连线水平按压胸骨，对于婴儿，用两手指于紧贴乳头连线下放水平按压胸骨。为了尽量减少因通气而中断胸外按压，对于未建立人工气道的成人，2010年国际心肺复苏指南推荐的按压-通气比率为30：2。对于婴儿和儿童，双人CPR时可采用15：2的比率。如双人或多人施救，应每2min或5个周期CPR（每个周期包括30次按压和2次人工呼吸）更换按压者，并在5s内完成转换。

4. 开放气道　有两种方法可以开放气道提供人工呼吸：仰头抬颏法和推举下颌法。后者仅在怀疑头部或颈部损伤时使用，因为此法可以减少颈部和脊椎的移动。遵循以下步骤实施仰头抬颏：将一只手置于患者的前额，然后用手掌推动，使其头部后仰；将另一只手的手指置于颏骨附近的下颌下方；提起下颌，使颏骨上抬。注意在开放气道同时应该用手指挖出患者口中异物或呕吐物，有义齿者应取出义齿。

5. 人工呼吸　给予人工呼吸前，正常吸气即可，无需深吸气；所有人工呼吸（无论是口对口、口对面罩、球囊-面罩或球囊对高级气道）均应该持续吹气1s以上，保证有足够量的气体进入并使胸廓起伏；如第一次人工呼吸未能使胸廓起伏，可再次用仰头抬颏法开放气道，给予第二次通气；过度通气（多次吹气或吹入气量过大）可能有害，应避免。

实施口对口人工呼吸是借助急救者吹气的力量，使气体被动吹入肺泡，通过肺的间歇性膨胀，以达到维持肺泡通气和氧合作用，从而减轻组织缺氧和二氧化碳潴留。方法为：将受害者仰卧置于稳定的硬板上，托住颈部并使头后仰，用手指清洁其口腔，以解除气道异物，急救者以右手拇指和示指捏紧患者的鼻孔，用自己的双唇把患者的口完全包绕，然后吹气1s以上，使胸廓扩张；吹气毕，施救者松开捏鼻孔的手，让患者的胸廓及肺依靠其弹性自主回缩呼气，同时均匀吸气，以上步骤再重复一次。

对婴儿及年幼儿童复苏，可将婴儿的头部稍后仰，把口唇封住患者的嘴和鼻子，轻微吹气入患者肺部。如患者面部受伤则可妨碍进行口对口人工呼吸，可进行口对鼻通气。深呼吸一次并将嘴封住患者的鼻子，抬高患者的下巴并封住口唇，对患者的鼻子深吹一口气，移开救护者的嘴并用手将受伤者的嘴敞开，这样气体可以出来。在建立了高级气道后，每6～8s进行一次通气，而不必在两次按压间才同步进行（即呼吸频率8～10次/分钟）。在通气时不需要停止胸外按压。

6. AED除颤 室颤是成人心脏骤停的最初发生的较为常见而且是较容易治疗的心律。对于心脏骤停患者，如果能在意识丧失的3min内立即实施CPR及除颤，存活率是最高的。

心脏电击除颤：电击除颤是终止心室颤动的最有效方法，应早期除颤。除颤波形包括单相波和双相波两类，不同的波形对能量的需求有所不同。成人发生室颤和无脉性室速，应给予单向波除颤器能量360J一次除颤，双向波除颤器120～200J。

电击除颤的操作步骤为：电极板涂以导电糊或垫上盐水纱布；接通电源，确定非同步相放电，室颤不需麻醉；选择能量水平及充电；按要求正确放置电极板，一块放在胸骨右缘第2～3肋间（心底部），另一块放在左腋前线第5～6肋间（心尖部）；经再次核对监测心律，明确所有人员均未接触患者（或病床）后，按压放电电钮；电击后即进行心电监测与记录。

7. 复苏成功有效指标

1）颈动脉搏动：按压有效时，每按压一次可触摸到颈动脉一次搏动，若中止按压搏动亦消失，则应继续进行胸外按压，如果停止按压后脉搏仍然存在，说明患者心搏已恢复。

2）面色（口唇）：复苏有效时，面色由发绀转为红润，若变为灰白，则说明复苏无效。

3）其他：复苏有效时，可出现自主呼吸，或瞳孔由大变小并有对光反射，甚至有眼球活动及四肢抽动。

8. 终止抢救的标准 现场CPR应坚持不间断地进行，不可轻易作出停止复苏的决定，如符合下列条件者，现场抢救人员方可考虑终止复苏：

1）患者呼吸和循环已有效恢复。

2）无心搏和自主呼吸，CPR在常温下持续30min以上，EMS人员到场确定患者已死亡。

3）有EMS人员接手承担复苏或其他人员接替抢救。

（韩 勇 王怀宇 郭宇杰）

第三章

腹部战创伤救治及进展

现代战争作战环境与模式特点，导致伤类伤情愈发复杂，大大增加了战伤救治的难度。一项对战场伤情数据的研究指出：87%的伤员死亡发生在送达专业医疗机构之前，其中24.3%的伤员死亡是可以通过早期干预延长其生存时间的；大多数可预防性伤员死亡的原因是大出血（90.9%），其中67.3%是躯干出血。及时、正确的医疗干预可以大大降低伤亡率和后续并发症。近年来，腹部创伤的救治取得了长足的进步。微创技术、精细化手术操作、及时的影像学评估、休克复苏等先进技术的引入，大大提高了伤员的生存率。同时，多学科合作也为复杂的腹部创伤提供了更为全面和有效的治疗策略。

此章旨在提供一份翔实的腹部战创伤的救治指导，涵盖从基础知识、疾病机制、到诊疗策略和最新进展。

第一节 腹壁损伤

腹壁损伤主要分为两种类型：闭合性损伤和开放性损伤。闭合性损伤是由于外部冲击或力量作用于腹部而不穿透皮肤，如跌倒或撞击所致。而开放性损伤通常涉及皮肤和腹壁组织的明显破损，常见于刀枪伤或其他锐器造成的穿透伤。

一、闭合性腹壁损伤

（一）基础知识

腹壁是一个复杂的多层结构，从外到内分为以下几层：①皮肤，是腹壁的最外层，起到保护和感觉的作用。②皮下脂肪层，含有大量的脂肪组织，为腹壁提供缓冲和保温。③筋膜，这是一层坚韧的结缔组织，为腹部提供了支撑和保护。④肌肉，腹壁有多层肌肉，包括腹直肌、腹外斜肌、腹内斜肌和腹横肌。这些肌肉协同工作，维持腹部的稳定性，支撑脊柱，参与呼吸和维持体位。⑤腹膜，位于腹壁的最内层，是一层薄的滑膜，分为壁层腹膜和脏层腹膜。

腹壁结构确保了对内部脏器的保护，并支持身体的核心功能，如呼吸、咳嗽和排泄等。同时，由于其多层次的结构，腹壁具有一定的伸缩性和弹性，可以适应身体的各种活动和姿势变化。在受到伤害时，这些结构可能受到不同程度的损伤，从简单的肌肉挫伤到严重的腹膜撕裂，需要根据解剖结构和损伤原因进行诊断和治疗。

（二）病因

在战场环境中，闭合性腹壁损伤主要由高能量的外部冲击引起，而皮肤并未发生穿透性损伤。这些冲击通常源自爆炸的冲击波、飞行的碎片、车辆撞击或士兵在地面上的坠落。当冲击波从爆炸中传播时，它会产生快速的压力变化，直接作用于士兵的身体，尤其是腹部区域。尽管士兵可能穿着防弹背心或其他防护装备，这些装备可能有效地减少穿透性伤害，但仍然可能无法完全消除冲击波对内部器官和腹壁的影响。

（三）临床表现和诊断

1. 临床表现

1）疼痛：伤员常常首先报告疼痛，特别是在受伤区域。触及受伤部位时，伤员可能表现出明显的疼痛反应。

2）腹壁肿胀和紧张：由于深层组织损伤和可能的内部出血，伤员的腹部可能出现局部肿胀或全腹肿胀，常伴有局部紧张。

3）腹壁瘀斑：尽管皮肤是闭合的，但伤害的能量可能足以导致皮下血管破裂，形成皮下出血和瘀斑。

2. 诊断

1）详细的病史采集和体格检查：询问受伤的具体情况，方式、时间和伤害部位。仔细检查腹部，注意有无明显的肿胀、瘀斑和压痛。

2）辅助检查：进行超声检查来快速评估是否有腹腔内出血。对于怀疑有脏器损伤的伤员，应尽快进行CT扫描。

3）鉴别诊断：在战场上，闭合性腹壁损伤需要与其他情况相鉴别。①腹部穿透伤：虽然皮肤上可能没有明显的伤口，但某些高速碎片可能穿透皮肤，进入腹腔，但伤口迅速闭合；②骨折：尤其是骨盆骨折，可能伴随内脏损伤，其症状与闭合性腹壁损伤相似；③内脏器官损伤：如肝脏、脾脏或肾脏的挫伤或撕裂，可能是由相同的外部力量引起，需要与腹壁损伤区分开来。

（四）治疗

在战场环境中，闭合性腹壁损伤由于其隐蔽性和多样性，治疗方法必须迅速且准确，同时早期评估伤员病情，必要时及时后送。

1. 疼痛管理 尽快给予镇痛药，减轻伤员的疼痛和不适。

2. 局部处理 对于肿胀和瘀斑明显的区域，可以使用冷敷来减少肿胀并缓解疼痛。此外，要避免对受伤部位进行过多的操作和按压。

3. 手术 对于怀疑有严重的内脏损伤或大量腹腔出血的伤员，应立即进行手术探查。在战场环境中，主要目标是控制出血，修复明显的脏器损伤，并暂时关闭腹部以备后续的再次手术。

4. 伤员标记和记录 医务人员还应标记伤员并记录他们的伤情，以便后续的治疗和后送。这些记录应包括伤员的个人信息、伤情描述和疼痛评分。

5. 后送计划 在诊断和初步治疗之后，医务人员应立即制订后送计划。这包括确定伤员的后送目的地和方法。后送目的地应是设备齐全的医疗机构，以确保伤员获得进一步的评估和治疗。

二、开放性腹壁损伤

（一）基础知识

开放性腹壁损伤是指外部伤害破坏了腹壁组织完整性，进而有可能暴露腹腔内的器官。这类伤害往往是由锐器或穿透性伤害导致，如刀伤、枪伤或由爆炸产生的飞行碎片。与闭合性损伤相比，开放性损伤带来的风险更大，因为它可能引起严重的感染或其他并发症。

由于皮肤和腹壁的保护屏障被破坏，细菌可以直接进入腹腔或伤口，导致感染。这使得快速、准确的评估和处理变得尤为重要。必须仔细检查伤口，评估损伤的深度和范围，并确定是否有内脏器官受损。

（二）病因

在战场或冲突区域，开放性腹壁损伤的原因是多方面的，通常与高度的能量传递有关。①爆炸是主要的原因，当弹药、地雷或炸弹爆炸时，它们产生的冲击波和飞散的碎片可以导致穿透性伤害，这些高速移动的碎片如同子弹，能够轻易穿透人体，导致开放性腹壁损伤。②直接的枪弹伤也是常见原因。尽管现代军队装备了防弹背心和其他保护设备，但在某些情况下，这些设备可能无法提供足够的保护，尤其是在近距离遭受攻击时。③锐器如刀、贝叶或其他尖锐物体在近身战斗中也可能造成开放性损伤。不同于平时伤害，战创伤环境下的损伤往往更为复杂，因为伤害可能伴随多种因素，如爆炸后的碎片、热伤、化学伤等，这增加了诊断和治疗的复杂性。

（三）临床表现和诊断

1. 临床表现

1）伤口特点：战场上的开放性腹壁损伤往往与明显的伤口相伴，这些伤口可能是不规则的、撕裂的或穿刺的。根据造成伤害的物体，伤口的大小、形状和深度都可能有所不同。

2）内脏器官暴露：在严重的开放性损伤中，腹腔内的器官，如肠、胃或其他组织可能从伤口处突出或完全暴露。

3）疼痛和不适：伤员可能会报告剧烈的疼痛，尤其是在受伤部位。

4）出血：由于血管损伤，伤员可能会经历持续的、活跃的出血，这可能是外部可见的，也可能是腹腔内部的。

5）休克征象：当出现大量出血和组织损伤，伤员可能表现出休克的症状，如脉搏加快、血压下降、皮肤苍白和冷汗。

2. 诊断

1）详细的病史采集：首先要获取伤员的详细病史，了解伤害的情境，如是近距离的枪击、爆炸还是其他伤害方式。

2）体格检查：进行全面的身体检查，特别是腹部，寻找伤口、内脏器官的突出、血肿、瘀斑或其他损伤迹象。特别注意检查腹壁的紧张度、反跳痛或其他感染迹象。

3）影像学检查：在条件允许的情况下，超声检查是战场上快速评估伤员是否存在腹腔内出血或脏器损伤的有效手段。如果怀疑有更深层次的脏器或血管损伤，CT扫描或MRI可能更为合适，但这在前线环境中可能难以实现。

4）实验室检查：完整的血常规、凝血功能、血型和交叉配血都是在开放性腹壁损伤发生后的标准程序，以评估出血的严重程度和预测可能需要的血液制品。

5）伤口探查：在合适的条件下，可以在无菌环境中直接探查伤口，评估损伤的深度和范围，以及是否存在明显的脏器损伤。

（四）治疗

在战场环境中，开放性腹壁损伤对医疗团队提出了特殊的治疗挑战。治疗的关键是快速、准确地控制出血、防止感染，并进行适当的手术修复。仔细检查是否合并腹腔大血管及脏器损伤，必要时及时后送。

1. 初步处置 保持伤员的呼吸和循环稳定是首要任务。使用高流量吸氧、建立静脉通路以及适当地使用液体复苏和血液制品来维持循环。

2. 对于疼痛的管理 可以使用静脉镇痛药来帮助伤员缓解疼痛并降低焦虑。

3. 伤口清洗和消毒 对于开放性伤口，尽快进行大量冲洗，以清除伤口中的污染物和碎片。使用抗菌药物预防可能的细菌感染。

4. 手术探查 在手术室条件允许的情况下，应进行伤口探查，评估损伤的深度和范围。对于任何可疑的内部脏器损伤或大出血，应进行立即的手术干预。

5. 脏器修复和伤口缝合 内部脏器损伤，如肠、肝或脾的撕裂或穿透伤，需要细致的修复。对于不可修复的损伤，如严重的肾或脾损伤，可能需要切除。伤口的处理取决于其清洁程度和损伤的大小。通常情况下，可能选择初步的伤口清洁和缝合，留下一部分伤口以便于引流和后续的伤口护理。

6. 抗生素预防 由于开放性腹壁损伤的感染风险很高，应早期使用宽谱抗生素，并根据伤口的种类和深度调整。

7. 后送 医护人员在诊断和初步治疗之后，更加患者病情，应立即制订后送计划，这包括确定伤员的后送目的地和方法。后送目的地应是设备齐全的医疗机构，以确保伤员获得进一步的评估和治疗。

（李　浩　顾国利）

第二节　腹部脏器及血管损伤

由于爆炸、射击或锐器攻击，腹部脏器及血管损伤是战时环境下最常见的腹部损伤。这些损伤常常涉及肝脏、脾脏、胰腺、肠道以及主要血管如腹主动脉和下腔静脉。有时由于高能量的冲击，即使没有明显的穿透性伤口，内部器官仍可能遭受严重损伤。腹部脏器损伤的危险性在于其可能导致大出血、器官破裂或感染。另外，血管损伤可能迅速导致休克而威胁生命。早期诊断、准确评估和迅速治疗对于提高存活率至关重要。

（一）基础知识

腹部主要脏器包括肝脏、脾脏、胃、小肠、大肠、胰腺及肾脏。这些脏器受保护于腹壁和骨盆的结构之中，但在高能量冲击下仍然容易受伤。主要的腹部血管则包括腹主动脉和下腔静脉。

其中肝脏和脾脏由于其相对较大的体积和质地较为脆弱，而成为常见的受伤脏器。而肠道由于其位置和长度，常受到爆炸产生的冲击波或飞行碎片的伤害。胰腺和肾脏的位置较深，但在高能量伤害下，仍可能受损。当血管，特别是主要血管如腹主动脉或下腔静脉受到损伤时，可能迅速导致大量出血而威胁生命。

（二）病因

在战场上，腹部脏器及血管损伤的病因多种多样，高能量的物理外力是主要的致伤因子。爆炸产生的冲击波可以迅速传播，对腹部脏器及血管造成直接伤害，即使士兵穿戴了防弹或防护装备。飞行碎片、弹片和子弹的穿透伤，会导致开放性的腹部损伤，损伤的脏器与血管取决于其入侵路径和速度。高速移动的车辆、坠落或在地面上被压迫也可能导致闭合性腹部损伤。此外，地雷、陷阱或其他战争中使用的爆炸装置也常导致严重的腹部伤害。在战场条件下，化学、生物和放射性材料的使用也可能间接引起腹部损伤。医务人员在战场上需要对这些病因有充分的认识，以便迅速、准确地进行初步评估和处理。

（三）临床表现和诊断

1. 临床表现

1）疼痛：这是最常见的症状。伤员通常会在受伤部位感到剧烈的、持续的疼痛。

2）外部伤口：开放性伤害可能会导致明显的出血和伤口，但闭合性伤害通常不会。

3）腹胀与肌紧张：由于出血或气体积聚在腹腔内，可能会导致腹部显著膨胀。

4）休克：由于腹部大血管的损伤可能导致大量出血，休克的表现可能会迅速出现。

5）瘀斑或淤血：可能出现在伤口周围或整个腹部，特别是在闭合性损伤中。

2. 诊断

1）体格检查：应仔细检查腹部，寻找伤口、淤血、肿胀或其他异常。触诊可能会发现腹部有局部或广泛的触痛、硬结或反跳痛。

2）影像学检查：①超声检查。旨在评估腹腔内是否有液体（例如血液）。它可以迅速进行，而不需要移动伤员。②CT扫描。如果伤员的状况允许，CT扫描可以为医师提供详细的腹部结构图像，包括任何可能的脏器或血管损伤。

3）腹腔穿刺或灌洗：如果怀疑腹腔内有出血，并且影像学检查无法确诊，可以考虑这种方法。通过向腹腔内注入少量无菌生理盐水，然后吸出，来评估是否有血液或其他体液。

4）实验室检查：血常规、凝血功能、血型和交叉配血都是在这种情况下经常进行的检查，有助于评估伤害的严重程度和准备手术。

（四）治疗

在战场上，腹部脏器和血管的伤害需要迅速、准确的决策和治疗，以降低死亡率和减少长期并发症。然而，在采取治疗措施之前，必须优先考虑伤员的后送问题，特别是当情况需要在野战条件下进行手术时。

1. 伤员评估 在采取治疗措施之前，医务人员应进行伤员的全面评估，包括生命体征、伤情评估和外伤严重性的评估。伤员是否需要手术应在评估中确定。

2. 后送计划 根据伤员的伤情和稳定性，医务人员应制订后送计划。这包括确定伤员的后送目的地，例如距离最近的医疗设施或手术室。后送计划应考虑到交通、安全和敌人活动的情况。

3. 手术和治疗 对于急性腹腔内出血或明显的脏器损伤，必须尽快进行手术干预。初始目的是控制出血和污染。在野战条件下，可以采用“损伤控制外科”的策略，迅速进行必要的手术处理，然后将伤员后送到设备齐全的医疗机构进行进一步的治疗和手术。

4. 感染控制 开放性腹伤通常伴随着污染风险。医务人员应及时清洁和处理伤口、使用抗生素，并密切监测伤员的感染标志物。感染控制是防止并发症的关键。

5. 疼痛管理 疼痛管理对伤员的恢复非常重要。使用镇痛药，如非甾体抗炎药或更强效的药物，可以帮助伤员控制疼痛，提高舒适度。

在整个治疗和后送过程中，与其他医疗人员和救援队的协作至关重要。只有通过协同努力，才能确保伤员在受伤后尽快接受到适当的治疗，最大限度地提高其生存率和康复机会。

（五）救治进展

近年来，腹部战创伤救治领域取得了显著进展。新进展包括更新的战伤救治原则，强调超常加强、前伸配置、突出急救、加快后送，以及在战术环境下的自救互救和持续监护与治疗。此外，止血装备与技术得到改进，包括新型急救绷带和注射止血敷料的引入。止血药物研究取得进展，氨甲环酸等药物被推荐用于急救，以降低严重出血创伤患者的死亡风险。

在血液制品的使用方面，强调了及时输注血浆、血小板等血制品，尤其是对于有大出血风险的伤员，并调整血制品的比例以提高生存率。复苏性主动脉球囊阻断术（REBOA）作为一种微创介入手段，在控制腹部和盆部致命性出血方面发挥了关键作用，延长了急救时间窗，为伤员提供了更多机会接受确切性止血治疗。

损伤控制性手术的理念也受到重视，通过简化手术来控制出血和污染，然后延迟确切性手术，以等待伤员生理状况的恢复。这种方法有助于稳定伤员的生存时间，同时最小化伤情的进一步恶化。

这些新进展和趋势反映了腹部战创伤救治领域的不断演进，为提高战场上伤员的生存率和治疗效果提供了更多的选择和希望。

（李　浩　顾国利）

第三节　腹膜后脏器战创伤救治及进展

在战创伤中，腹膜后脏器（包括肾脏、输尿管、大血管和部分结肠）受伤的情况较少，但常常具有隐蔽性，给诊断和治疗带来了挑战。

近年来随着高分辨率CT和MRI技术的进展，我们能够迅速、准确地识别和评估腹膜后区域的损伤。此外，微创手术，如腹腔镜和经皮肾脏手术，已经在特定情况下成功应用于治疗这些损伤，这些都大大减少了伤员的康复时间和并发症。

一、肾挫伤

（一）基础知识

肾挫伤是战场伤害中相对常见的腹膜后脏器损伤类型。肾脏的解剖位置较深、受到脊椎和肋骨的一定保护，但在高能量的冲击如爆炸、高速碎片撞击或坠落时仍可能受损。肾脏由外至内分为三层：肾皮质、肾髓质和肾盂。肾皮质含有肾小球和肾小管，是尿液形成的主要部位；肾髓质包括肾锥体和肾乳头，负责原尿的浓缩；而肾盂则是尿液流入输尿管的地方。

肾挫伤的严重性可从轻微的皮质损伤到严重的肾盂撕裂。了解肾脏的基础解剖和功能有助于评估损伤的范围和后续治疗方案。在战场环境下，由于初期可能没有明显的外部伤口或症状，肾损伤的诊断可能会被延误。因此，医务人员应始终对腹部创伤保持高度警惕。

（二）病因

在战场上，肾挫伤的主要病因是由于身体受到高能量的冲击。这些冲击可以来源于以下几种情况：

1. 爆炸的冲击波 现代战争中，爆炸装置以地雷、手榴弹和炮弹常见。当爆炸发生时，其产生的冲击波可迅速传播，并对身体造成直接的伤害。尽管肾脏位于腹膜后较为深处，但冲击波的力量足以导致肾组织的损伤。

2. 高速碎片撞击 爆炸或枪击产生的碎片，如弹片或碎片，以高速运动，可对腹部造成穿透性或非穿透性伤害，从而导致肾脏损伤。

3. 坠落或撞击伤 在战争中，士兵可能会从高处坠落或被车辆、重物撞击，造成腹部受压，进而导致肾挫伤。

4. 挤压伤 在战场特定情境下，如建筑物坍塌、掩体崩溃等，可能导致身体受到挤压，肾脏因此受损。

在这些病因中，爆炸的冲击波和高速碎片撞击是最为常见且致命的。医务人员需要了解这些病因以准确评估和及时处理可能的肾脏损伤。

（三）临床表现和诊断

在战创伤的特殊环境中，肾挫伤是由于直接的冲击力或冲击波作用于腰部和腹部引起的。这种损伤可能起初并不明显，但随着时间的推移，其相关症状可能变得更加显著。

1. 临床表现

1）腰部和侧腹部疼痛：这是最常见的症状，伤员可能会主诉受伤侧的持续或阵发性疼痛。

2）血尿：从轻微的血尿到明显的鲜红色尿液，这是肾损伤的一个关键指标。

3）腹部肿胀和触痛：特别是在受伤的侧面，可能是由于出血或炎症造成的。

4）休克症状：由于肾脏损伤可能伴随大量出血，伤员可能会表现出低血压、心动过速和其他休克症状。

2. 诊断

1）体格检查：详细的体格检查可以发现肾损伤的直接体征，如肿胀、压痛或瘀斑。

2）影像学检查

（1）超声检查：这是一个快速、无创的筛查方法，可以用于怀疑有腹部损伤的伤员，以评估是否有游离腹水或明显的肾损伤。

（2）腹部CT扫描：这是确诊和评估肾损伤程度的首选方法。使用造影剂可以进一步揭示血管的损伤或血肿的存在。静脉肾盂造影：在特定情况下，如CT不可用或对肾血管损伤的怀疑，这种方法可以提供有关肾脏血供的详细信息。

3）实验室检查：尿常规检查可以快速确认血尿的存在。同时，血液检测，如血常规、肾功能等，可以提供肾损伤和可能的并发症的线索。

（四）治疗

肾挫伤是严重的腹部创伤之一，需要迅速而精确地处理，尤其在战场环境下。然而，在治疗肾挫伤的同时，必须考虑战创伤后送的方案，以便伤员得到进一步的治疗和监测。

1. 伤员评估 在采取治疗措施之前，必须对肾挫伤的伤员进行全面评估，包括生命体征、伤情评估和外伤严重性的评估。确保伤员的生命体征稳定，尤其是在观察到休克迹象时。

2. 后送计划 根据伤员的伤情和稳定性，医务人员应制订后送计划。这包括确定伤员的后送目的地，例如距离最近的医疗设施或手术室。后送计划应考虑到交通、安全和敌人活动的情况。

3. 手术和治疗 对于严重的肾挫伤伤员，可能需要立即进行手术。手术的目的是控制出血、修复受损的肾组织，以及预防并发症。采用损伤控制外科策略可能是必要的，以快速进行必要的手术处理，然后将伤员后送到设备齐全的医疗机构进行进一步的治疗。

4. 感染控制 伴随开放性肾挫伤，感染风险也增加。医务人员应及时清洁和处理伤口，使用抗生素，并密切监测伤员的感染标志物。感染控制对于防止并发症至关重要。

5. 疼痛管理和康复 在治疗过程中，有效的疼痛管理是重要的，可以促进伤员的恢复。同时，伤员的康复治疗也必不可少，以帮助他们尽快恢复到受伤前的活动水平。这可能包括物理治疗、疼痛管理以及其他症状的特定治疗。

二、输尿管及膀胱损伤

（一）基础知识

输尿管和膀胱是泌尿系统的重要组成部分，它们在维持体液平衡和排泄尿液中起到关键作用。在战创伤环境中，这些结构可能因各种原因而受损。

1. 解剖概要 输尿管是一对细长的、有韧性的管状结构，起始于肾盏，贯穿腹腔和盆腔，最终将尿液引入膀胱。它长25～30cm，并沿其路径有三个生理性狭窄部位，这些部位在受伤时特别容易受损。膀胱是一个中空的、能够扩展的器官，贮存尿液并在适当的时候通过尿道排出。膀胱位于盆腔底部，由平滑肌和黏膜组成。其上部与腹腔相连，下部紧邻前列腺（男性）或阴道和子宫（女性）。

2. 基础知识 在战场上，由于爆炸、高速碎片、枪伤或车辆事故等原因，输尿管和膀胱可能受到损伤。由于其位置较深，外伤常常伴随有周围组织或器官的损伤，特别是当受伤部位靠近盆腔或腹腔时，可能还伴随直肠、肠道或生殖器的损伤。输尿管损伤可能导致尿液渗漏进腹腔或盆腔，而膀胱损伤可能导致尿液渗漏进盆腔或形成盆腔血肿。

（二）病因

在战争或战场环境中，输尿管和膀胱损伤的病因多种多样，以下是主要的病因：

1. 爆炸伤害 爆炸的冲击波可对人体造成巨大的外部力，尤其当士兵接近爆炸源时。即使身体的外部没有明显的伤害，冲击波的能量仍可导致内部损伤，其中包括输尿管和膀胱。

2. 穿透性伤害 高速飞行的碎片、子弹或其他尖锐物体可能会穿透腹部，造成输尿管和膀胱的直接损伤。这种伤害常常伴随着其他内脏器官的损伤。

3. 机械挤压伤 战场上的车辆事故或建筑物坍塌可能导致盆腔被压迫或挤压，从而损伤其中的结构，包括输尿管和膀胱。

（三）临床表现和诊断

在战场上，与常规意外伤害相比，伤害的性质和力量往往更为强烈。尽管输尿管和膀胱在腹腔内部受到一定的保护，但在高冲击和高能量的外伤中仍然容易受到损伤。

1. 临床表现

1）血尿：此为最常见的临床症状。受伤后的初期反应可能是微量血尿，但随着时间的推移，如果损伤加重或出现并发症，血尿可能变得更为明显。

2）腹部或盆腔疼痛：伤害的直接结果通常是腹痛或盆腔疼痛，这种疼痛可能是持续的或仅在尿液储存和排放时出现。

3）尿潴留：膀胱损伤可能导致尿液无法正常流出，进而导致尿潴留。

4）外伤部位的肿胀和淤血：腹部外伤可能导致腹壁出现肿胀和淤血，这是由于血管破裂和血液渗出所致。

2. 诊断

1）病史采集和体格检查：医师会进行详细的病史询问和体格检查，了解受伤的具体情况，如受伤的方式、受伤的力量和伤害的部位。

2）影像学检查：超声检查是一种快速、无创的检查方法，可以立即对膀胱和输尿管的损伤情况进行初步评估，特别是在战场医疗站或前线医疗点。当怀疑膀胱可能出现撕裂或穿孔时，可以进行尿道造影来确认。这种方法可以显示出膀胱内壁的任何异常或损伤，帮助医师确定损伤的位置和程度。对于较为复杂或不明确的腹部损伤，CT扫描可以为医师提供关于受伤区域的详细信息。此外，CT扫描可以显示膀胱、输尿管及其周围结构的损伤情况，帮助医师制订进一步的治疗计划。

3. 鉴别诊断 在战场上，需要注意区分的其他腹部损伤包括腹腔内其他器官的挫伤、撕裂或穿孔，以及盆腔骨折。确切的诊断需要综合考虑病史、临床症状和辅助检查结果。

（四）治疗

输尿管和膀胱损伤的治疗在战场环境下需要迅速的决策和后送方案。

以下是一些关于输尿管及膀胱损伤治疗和战创伤后送的关键点：

1. 伤员评估和稳定 首要目标是确保伤员的生命安全，迅速评估生命体征并进行稳定。在伤员的初步处理中，必须迅速处理任何明显的出血或休克症状，包括输液和抗休克措施。

2. 尿液引流 为了降低膀胱内压力和进一步损伤的风险，需要进行尿液引流。这通常通过留置导尿管来实现。对于尿道损伤的伤员，需要特别小心，以避免进一步的损伤。在某些情况下，可能需要考虑经皮肾盂穿刺引流。

3. 药物治疗 给予抗生素以预防感染是必要的，尤其是当存在开放性损伤或尿液外漏时。止痛药物也是必需的，以缓解伤员的疼痛。

4. 手术治疗

1）输尿管损伤：具体的手术干预取决于伤口的位置和严重程度。伤口靠近肾脏的情况可能需要肾盂修复并重新植入伤口两端。较远的损伤可能需要输尿管切除与重新吻合，或者置入临时的内部或外部输尿管支架。

2）膀胱损伤：膀胱颈或三角区损伤需要开放性修复，以避免日后发生严重的并发症。对于膀胱体的损伤，经腹手术修复是首选。对于大面积的损伤，可能需要部分膀胱切除。所有开放性修复后，需要放置一段时间的导尿管以确保尿液排出并促进伤口愈合。

5. 术后管理与康复 术后需要密切监测伤员以及时发现和处理并发症，如感染、出血或瘘管。导尿管应保留足够长的时间，直到伤口完全愈合。此外，还需定期进行尿流动力学检查、超声和尿液分析。

6. 伤后并发症的防治 医务人员应警惕并积极防治感染、尿瘘、瘢痕形成等并发症。根据情况，可能需要后续的物理治疗、药物治疗或手术矫正。

在战场上，输尿管及膀胱损伤的救治需要高度专业化的医疗技能，同时也需要考虑到战场环境的特殊性。通过明确的后送计划和紧密的医疗团队合作，可以确保伤员在受伤后获得最佳的治疗和康复机会。

（李 浩 顾国利）

第四章
脊柱、四肢战创伤救治及进展

第一节　四肢骨、关节损伤

一、锁骨骨折

（一）基础知识

锁骨呈“～”形，横架于胸廓前上方，全长可在体表触及，内侧端为胸骨端，外侧端为肩峰端，是唯一直接与躯干相连的上肢骨，呈杠杆状支撑肩胛骨，使上肢远离胸壁，以保证上肢的灵活运动，锁骨位置表浅，易发生骨折。

（二）病因

锁骨骨折是最常见的骨折之一，占所有骨折的2.6%～12%，占肩关节损伤的44%。多由间接暴力引起，主要受伤机制是侧方摔倒，肩部着地，力传导至锁骨，少数可由直接暴力引起，好发于中段，常发于儿童及青少年，儿童多为青枝骨折，成人多为斜形骨折，一般发生开放性骨折概率较低。

（三）临床表现及诊断

1．患者常有肩背部外伤史。

2．锁骨位于皮下，位置表浅，一旦发生骨折，即出现局部肿胀、瘀斑，肩关节活动使疼痛加重；患者常用健手托住肘部、头斜向患侧，以减少移动牵拉，减轻疼痛。

3．可触及骨折端，有局限性压痛，有摩擦感。

4．锁骨区正位X线检查可明确诊断。应注意锁骨骨折合并臂丛神经、血管的损伤。

（四）治疗

1．三角巾悬吊　适用于儿童青枝骨折、成人的无移位骨折，仅用三角巾悬吊3～6周即可开始活动。

2．手法复位及“8”字绷带外固定　适用于80%～90%的锁骨中段骨折；有移位的锁骨中段骨折，手法复位满意，可行横形“8”字绷带固定6周。

3．手术治疗　下述情况应考虑手术治疗：

1）患者不能忍受“8”字绷带固定的痛苦。

2）复位后再移位，影响外观。

3）合并神经、血管损伤。

4）开放性骨折。

5）陈旧性骨折不愈合。

6）锁骨远端骨折，合并喙锁韧带撕裂。

7）漂浮肩，即锁骨骨折合并不稳定的肩胛骨骨折。

二、肩关节脱位

（一）基础知识

肩关节又称盂肱关节，由肱骨头、肩胛骨关节盂构成。肩关节脱位是指肩胛盂与肱骨头失去正常的解剖对合关系。肱骨头较大，关节盂浅而小，仅能容纳关节头的1/4～1/3，这种结构增加了运动的幅度，但也减少了关节的稳固，肩关节周围有韧带加强，但前侧关节囊最为薄弱，故肩关节脱位以前脱位最为常见，占所有肩关节脱位的95%以上。

（二）病因

肩关节脱位占全身关节脱位的40%以上，分为前脱位和后脱位，以前脱位最为常见，后脱位少见但容易漏诊。创伤多为主要原因，多为间接暴力所致，主要受伤机制为跌倒或者受到撞击时上肢处于外展外旋位，暴力经过肱骨传导至肩关节，使肱骨头突破关节囊而发生脱位。

（三）临床表现及诊断

1. 有上肢外展外旋或后伸着地受伤史。

2. 肩部疼痛、肿胀、肩关节活动障碍，多有健手托住病侧前臂、头向患侧倾斜等特殊姿势。

3. 方肩畸形，肩胛盂处有空虚感，上肢弹性固定，Dugas征阳性（患侧肘部紧贴胸壁时，手搭不到健侧肩部，或手掌搭在健侧肩部时，肘部无法贴近胸壁），后脱位时Dugas征常不典型。

4. 肩关节前后位、Y位及穿胸位X线检查可明确肩关节脱位的类型、移位方向以及有无撕脱骨折。

5. CT检查有助于明确脱位同时合并的肩胛骨及肱骨近端骨折，MRI检查可帮助评价软组织损伤，如肩袖损伤及盂唇撕裂等。

（四）治疗

1. 手法复位 肩关节前脱位首选手法复位加外固定。手法复位以Hippocrates法（足蹬法）最常用。复位时，患者仰卧，术者站在患侧床边，腋窝处垫棉垫，以同侧足跟置于患者腋下靠胸壁处，双手握住患肢于外展位作徒手牵引，以足跟顶住腋部作为反牵引力。持续牵引一段时间后，肩部肌肉逐渐松弛、此时内收、内旋上肢，肱骨头便会经前方关节囊的破口滑入肩胛盂内。

2. 切开复位 肩关节后脱位往往不能顺利手法复位，可行切开复位外加固定治疗。

3. 固定方法

1）单纯性肩关节脱位复位后可用三角巾悬吊上肢，肘关节屈曲90°，腋窝处垫棉垫固定4周。

2）合并大结节骨折者，应延长1～2周。

3）部分病例关节囊破损明显，或肩带肌肌力不足，术后摄片会有肩关节半脱位，宜采用搭肩位胸肱绷带固定，以纠正肩关节半脱位。

4）康复治疗：固定期间须活动腕部与手指，解除固定后，鼓励患者先行等长收缩练习，然后进行抗阻力练习，活动范围和力量恢复后才能进行较为剧烈的体育运动。

三、肱骨近端骨折

（一）基础知识

肱骨近端骨折包括肱骨头、大结节、小结节、肱骨解剖颈和外科颈骨折，是常见的创伤，占全身骨折的2%左右。最常见于老年骨质疏松患者，常由低能量损伤所致，发生于青壮年时，多为高能量损伤所致。并伴有明显的移位、粉碎骨块。

（二）病因

此类骨折多因间接暴力引起，由于暴力作用大小、方向、肢体的位置及患者的骨质量不同，可发生不同类型的骨折。（分类：Neer分型——根据肱骨四个解剖部位即肱骨头、大小结节以及肱骨干，相互之间的位移程度即以移位大于1cm或成角大于45°为标准，分四类。）

（三）临床表现与诊断

1. 有间接暴力外伤史；肩部着地或手撑地后，出现患侧肩关节疼痛、活动受限。

2. 肩部疼痛、肿胀、活动障碍、压痛、轴向叩击痛、上臂处可见瘀斑。

3. 影像学检查（X线、三维重建CT、MRI）可明确诊断。

4. 需拍摄肩关节3个平面的X线片，包括前后位、肩胛骨侧位以及腋位片，明确骨折块之间的关系。

（四）治疗

1. 无移位骨折外展架或外展包固定3～4周，X线复查有骨愈合迹象后，行肩部功能锻炼。

2．“1”方法同样适用于“二部分骨折”。

3．切开复位内固定：适用于大部分二部分以上骨折。

4．人工肱骨头置换术：适用于复杂的老年人四部分骨折。

四、肱骨干骨折

（一）基础知识

肱骨干位于肱骨外科颈下2cm与肱骨髁上2cm之间，约占所有骨折的3%，其下1/3段后外侧桡神经从桡神经沟走行，骨折时易发生神经损伤。

（二）病因

1．直接暴力　外伤打击肱骨干中段，致横形或粉碎性骨折。

2．间接暴力　手部或肘部着地、投掷运动或掰腕导致肱骨干中下1/3骨折。

（三）临床表现与诊断

1．上臂出现疼痛、肿胀、畸形、皮下瘀斑、反常活动和活动障碍。

2．查体可见患肢肿胀、压痛及轴向叩击痛，假关节活动、骨擦感、骨传导音减弱或消失；局部畸形。

3．合并桡神经损伤可出现垂腕、各手指掌指关节不能背伸、拇指不能伸、前臂旋后障碍，手背桡侧皮肤感觉减退或消失。

4．合并血管损伤少见。可能会造成肱动脉损伤，出现患肢循环障碍。

5．X线检查可确定骨折类型及移位方向，有助于制订术前计划。

6．CT和MRI检查可以进一步提供骨折的准确信息。

（四）治疗

1．非手术治疗　手法复位外固定。

1）麻醉：局部或臂丛麻醉。

2）体位：仰卧位。

3）复位：助手握住前臂，在屈肘90°位，沿肱骨干纵轴牵引，在同侧腋窝作反牵引，持续牵引，纠正畸形。

4）在充分牵引使肌肉放松后，术者用双手握住骨折端，按骨折移位相反方向纠正。

5）固定：石膏外固定或外展支具。

2．手术治疗　切开复位内固定；接骨板螺钉内固定；外固定架固定；髓内钉固定。

3．康复治疗　无论是保守或手术治疗，均应早期行康复治疗。伤后主动练习手指屈伸活动；2～3周后开始腕、肘关节主动屈伸活动和肩关节的外展内收活动，量不宜大；6～8周后加大运动量，并做肩关节旋转活动。

五、肱骨髁上骨折

（一）基础知识

髁上骨折位于肱骨干与肱骨髁的交界处，两者轴线有30°～50°的前倾角，易发生骨折。肱骨髁内、前方有肱动脉、正中神经以及桡神经通过；肱骨髁上骨折一般分为伸直型与屈曲型骨折。

（二）病因

1．伸直型肱骨髁上骨折　间接暴力引起，跌倒时，肘关节处于半屈曲或伸直位，手掌着地使暴力向上传递，造成近折端向前下移位，远折端向前上移位。

2．屈曲型肱骨髁上骨折　间接暴力引起，跌倒时，肘关节处于屈曲位，肘后方着地使暴力传递至肱骨下端，造成近折端向后下移位，远折端向前移位。

（三）临床表现与诊断

1．伸直型肱骨髁上骨折

1）有手着地受伤史。

2）肘部有疼痛、肿胀、瘀斑，向后突出处于半屈位。

3）压痛，骨擦音以及假关节活动。

4）肘前方可扪及骨折断端，肘后三角关系正常。

5）注意观察前臂肿胀程度，腕部有无桡动脉搏动，手的感觉及运动功能。

6）肘关节正侧位X线检查可帮助诊断。

7）CT检查可以提供更多的骨折细节，帮助判断骨折严重程度，MRI检查可帮助评估肘关节周围韧带损伤情况。

2．屈曲型肱骨髁上骨折

1）肘部有疼痛、肿胀、瘀斑。

2）肘后凸起向后突出处于半屈位。

3）压痛，骨擦音以及假关节活动。

4）肘后三角关系正常。

5）可形成开放性骨折，少有合并神经血管损伤。

6）肘关节正侧位X线检查可帮助诊断。

7）CT检查可以提供更多的骨折细节，帮助判断骨折严重程度，MRI检查可帮助评估肘关节周围韧带损伤情况。

（四）治疗

1. 伸直型肱骨髁上骨折

1）非手术治疗：手法复位外固定，适用于受伤时间短、局部肿胀轻、没有血液循环障碍。麻醉后仰卧，屈肘约50°位、前臂中立位，沿前臂侧轴牵引，同侧腋窝向上作反牵引。术者双手2～5指顶住骨折远近端，拇指在近折端用力推挤，同时缓慢使肘关节屈曲90°或100°即可复位。复位后用后侧石膏托屈肘位固定4～5周。

2）手术治疗：接骨板螺钉、外固定架固定。

3）康复治疗：无论手法复位外固定，还是切开复位内固定，术后应密切观察肢体血液循环及手的感觉、运动功能。抬高患肢，早期进行手指及腕关节屈曲活动，4～6周后可进行肘关节屈伸活动。手术治疗的患者，术后2周即可开始肘关节活动。

2. 屈曲型肱骨髁上骨折　基本原则与伸直型肱骨髁上骨折相同，但是复位方向相反。

六、肘关节脱位

（一）基础知识

肘关节由肱骨远端、尺骨鹰嘴、桡骨头以及关节囊、内外侧副韧带构成。发生脱位的概率位列各大关节中的排第二位。

（二）病因

1. 外伤。
2. 跌倒时肘关节处于半伸直位，手掌着地导致后脱位，最为常见。
3. 肘关节处于内翻或外翻时遭受暴力导致前脱位。

（三）临床表现与诊断

1. 外伤病史。
2. 肘部疼痛、肿胀、活动障碍。
3. 后突畸形。
4. 前臂处于半屈位，并有弹性固定。
5. 肘后出现空虚感，可摸到凹陷。
6. 肘后三角关系发生改变。
7. 肘关节正侧位可明确脱位情况及有无合并骨折。

（四）治疗

1. 手法复位　麻醉后提起患者患肢，环抱术者腰部，使肘关节置于半屈曲位，一手握住患者腕部，沿前臂纵轴持续牵引，另一拇指压住尺骨鹰嘴突，沿前臂纵轴方向持续推挤至复位，标志为：肘后三角关系正常，恢复正常活动。

2．固定 石膏或支具固定肘关节于屈曲90°位，胸前悬吊2～3周。

3．功能锻炼 固定期间开始肌肉锻炼；解除固定后尽早练习肘关节屈伸和前臂旋转活动。

七、桡骨头脱位

（一）基础知识

桡骨头呈椭圆形，近端为浅凹状关节面，与肱骨小头凸面形成关节，与肱尺关节一起完成屈伸活动。桡骨头的尺侧与尺骨鹰嘴半月切迹形成上尺桡关节，有环状带包绕，与下尺桡关节一同完成前臂旋转活动。此处没有韧带、肌腱附着，稳定性较差。多见于5岁以下儿童，绝大多数情况下为半脱位，很少完全脱位。

（二）病因

5岁以下儿童桡骨头发育尚不完全，环状韧带薄弱，当腕、手被向上提拉、旋转时，肘关节囊内负压增加，使薄弱的环状韧带或部分关节囊嵌入肱骨小头与桡骨头之间，取消牵拉力以后，桡骨头不能回到正常解剖位置，而是向桡侧移位，形成桡骨头半脱位。

（三）临床表现与诊断

1．儿童的手、腕有被动向上牵拉受伤的病史。
2．肘部疼痛，活动受限，前臂处于半屈位及旋前位。
3．检查肘部外侧有压痛；无肿胀和畸形。
4．X线检查一般不能发现。

（四）治疗

不用麻醉即可进行手法复位：术者一手握住小儿腕部，另一手托住肘部，以拇指压在桡骨头部位，肘关节屈曲至90°，做轻柔的前臂旋后、旋前活动，反复数次，并用拇指轻轻推压桡骨头即可复位，标志是有轻微的弹响声，肘关节旋转、屈伸活动正常，复位后不必固定，但不可再暴力牵拉，以免复发。

八、前臂双骨折

（一）基础知识

尺骨以及桡骨组成前臂，由于两者均有一定的弯曲幅度，使两者之间的宽度不一致，最宽处1.5～2.0cm。前臂处于中立位时，骨间膜最紧张，处于旋转位时较松弛。骨间膜的纤维方向呈由尺侧下方斜向桡侧上方，当尺骨或桡骨骨折时，暴力可由骨间膜传导到另一骨干，引起不同平面的双骨折或发生一侧骨干骨折另一骨的上端或下端脱位。尺、桡骨干有多个肌肉附着，起止部位分布分散。当骨折时，由于肌肉的牵拉，常导致复杂的移位，因此复位十分困难。

（二）病因

直接暴力，间接暴力及扭转暴力均可致伤。

（三）临床表现与诊断

1. 受伤后，前臂出现疼痛、肿胀、畸形及功能障碍。
2. 检查可发现骨摩擦音及假关节活动，骨传导音减弱或消失。
3. X线检查可确诊并发现骨折部位、类型、移位方向以及是否存在脱位。
4. 孟氏骨折：尺骨上1/3骨干骨折合并桡骨小头脱位。
5. 盖氏骨折：桡骨干下1/3骨干骨折合并尺骨小头脱位。

（四）治疗

1. 非手术治疗　手法复位外固定。因尺桡骨干双骨折可发生多种移位，复位较困难，复位不良会影响前臂旋转功能。简单骨折可试行手法复位，石膏或支具外固定。

2. 手术治疗　切开复位内固定。行接骨板、螺钉、外固定架固定。

3. 康复治疗　无论保守或手术治疗，术后均应抬高患肢，密切观察肢体肿胀程度，感觉及运动功能，血液循环情况。术后2周内可练习手指屈伸活动和腕关节活动，4周开始练习肘、肩关节活动。

九、桡骨远端骨折

（一）基础知识

桡骨远端对腕关节功能至关重要。骨折发生在距桡腕关节面3cm以内的骨折。此处为松质骨与密质骨的交界处，易发生骨折，约占所有骨折的1/6，其中前臂骨折有74%发生在桡骨远端。

（二）病因

多为间接暴力引起。跌倒时，手部着地，暴力向上传导，发生桡骨远端骨折。根据受伤的机制不同，可发生伸直型骨折、屈曲型骨折、关节面骨折伴腕关节脱位。

（三）临床表现与诊断

1．伸直型骨折（Colles骨折）

1）侧面看银叉样畸形，正面看刺刀样畸形。

2）局部压痛明显，腕关节活动障碍。

3）X线可见骨折远端向桡、背侧移位，近端向掌侧移位。

2．屈曲型骨折（Smith骨折）

1）腕部下垂，局部肿胀，腕背侧皮下瘀斑，腕部活动受限。

2）局部有明显压痛，腕关节活动障碍。

3）X线片可发现典型移位，近折端向背侧移位，远折端向掌侧、桡侧移位。

4）与Colles骨折方向相反。

3．关节面骨折伴腕关节脱位（Barton骨折）

1）腕背伸、前臂旋前位跌倒。

2）与Colles骨折有相似的畸形及相应的体征。

3）X线片可发现典型移位，累及关节面的骨折块。

4）三维CT重建可显示累及关节面的骨块移位程度，便于术中固定。

（四）治疗

1．伸直型骨折（Colles骨折）

1）非手术治疗，手法复位外固定。

麻醉后取仰卧位，肩外展90°，助手一只手握拇指，另一只手握住其余手指，沿前臂纵轴进行持续牵引，另一助手握住肘上方行反牵引。充分牵引后，术者双手握住腕部，拇指压住骨折远端向远侧推挤，2～5指顶住骨折近端，加大屈腕角度，纠正成角，然后向尺侧挤压，缓慢放松牵引，于屈腕、尺偏位检查骨折断端对位对线情况。用超腕关节石膏或夹板固定2周，然后更换为腕关节中立位夹板或石膏固定。

2）手术治疗：钢板、螺钉切开复位内固定，外固定架固定。

3）康复治疗：术后均应早期行手指屈伸活动，非手术治疗，4～6周后，去除外固定后，逐渐开始腕关节屈伸、旋转活动，手术治疗，术后肿胀消退后，即可行腕关节功能训练。

2．屈曲型骨折（Smith骨折） 主要采用手法复位，夹板或石膏固定。复位手法与伸直型骨折相反，基本原则相同。复位后若极不稳定，外固定不能维持复位者，可切开复位，用钢板、螺钉或外固定架固定。术后早期可行手指屈伸活动及腕关节功能训练。

3．关节面骨折伴腕关节脱位（Barton骨折） 简单骨折可行手法复位，支具或石膏外固定，累及关节面的骨折，建议切开复位钢板、螺钉内固定，恢复桡骨远端关节面的完整性，降低创伤性关节炎的发生。术后早期可行手指屈伸活动及腕关节功能训练。

十、髋关节脱位

（一）基础知识

髋关节由髋臼、股骨头构成，属于多轴的球窝关节，关节囊坚韧致密，周围有多条韧带加强，股骨头深藏于关节囊内，其运动幅度不如肩关节，但具有较大稳定性，以适应其承重和行走；髋关节的后下部相对薄弱，脱位时股骨头易向下方脱出；髋关节有较强的稳定性，故一般高能暴力才会引起髋关节脱位，按股骨头脱位后的方向具体分为后脱位、前脱位和中心脱位，以后脱位最为常见。

（二）病因

后脱位多发生于车祸伤，坐在车里的人处于屈膝及髋关节屈曲内收位，遭受外力，暴力沿股骨干向后方传导，致髋关节后脱位，可合并髋臼后壁骨折。

前脱位较少见，髋关节处于外展、外旋位时受到轴向直接暴力，使股骨头向前下方薄弱位置脱出，股骨头向前下移动。

中心脱位多来自于侧方暴力直接撞击股骨粗隆，股骨头内移进入骨盆腔。

（三）临床表现及诊断

1. 髋关节后脱位

1）有明显外伤史，通常暴力很大，例如车祸或高处坠落。

2）髋部明显疼痛，髋关节不能主动活动。

3）患肢短缩，髋关节呈屈曲、内收、内旋畸形，可在臀部摸到脱出的股骨头，大转子上移。

4）可合并坐骨神经损伤，其发生率约为10%，大多为神经挫伤表现；2～3个月后可自行恢复。

5）髋关节正侧位X线或CT检查可以明确脱位情况及是否合并骨折。

2. 髋关节前脱位

1）有明显外伤史，通常暴力很大。

2）髋部明显疼痛，髋关节不能主动活动。

3）患肢较健侧长，呈外展、外旋和屈曲畸形，腹股沟处肿胀，可摸到股骨头。

4）髋关节正侧位X线或CT检查可以明确脱位情况及是否合并骨折。

3. 髋关节中心脱位

1）髋部有明显外伤史，往往伴有严重的髋臼骨折。

2）后腹膜间隙内往往有大量出血，可出现出血性休克。

3）髋部肿胀、疼痛、活动障碍，骨盆挤压及分离试验阳性，脱位严重时，可出现肢体缩短。

4）合并腹部内脏损伤并不少见。

5）髋关节正侧位X线或CT检查可以明确脱位情况及是否合并骨折。

（四）治疗

1．髋关节后脱位

1）手法复位：适用于单纯脱位，复位宜早，最初24～48h是复位的黄金时期，应尽可能在24h内复位，可用Allis复位法。方法是：在全身麻醉或椎管内麻醉下，患者仰卧于木板床上，助手向下按压两髂前上棘部以固定骨盆，另一助手向外侧推挤大腿根部。术者站于患侧，一手握住踝部，并用另一侧前臂套住腘部。逐渐将髋及膝屈曲90°，然后用套住腘部的前臂沿股骨长轴牵引，握住踝部的手向下按压小腿，并向内外旋转股骨，以使股骨头从撕裂关节囊间隙中复位回关节囊内，复位时可感到弹跳感；复位后患者需卧床休息，可穿丁字鞋2～3周，卧床期间做股四头肌收缩训练，2～3周后开始活动关节，4周后扶双拐下地活动，3个月后可完全承重。

2）手术复位：适用于手法复位失败或合并关节内骨折时。

2．髋关节前脱位

1）手法复位：适用于单纯脱位，可用改良Aillis法。患者仰卧，助手按住骨盆固定，另一助手自内向外推挤大腿根部，术者沿长轴牵引，轻度屈曲髋关节，然后内收内旋髋关节，感到弹响时证明髋关节复位；复位后固定方法和功能锻炼均同髋关节后脱位。

2）手术复位：适用于手法复位失败或合并关节内骨折时。

3．髋关节中心脱位　中心脱位可以有低血容量性休克及合并有腹腔脏器损伤，必须及时处理。应对症支持治疗，稳定生命体征；建议早期切开复位内固定。

十一、股骨干骨折

（一）基础知识

股骨干是人体最粗、最长、承受应力最大的管状骨，由于股骨的解剖及生物力学特点，需遭受强大暴力才能发生股骨干骨折，同时骨折后愈合与重塑时间也更长；股骨干血运丰富，一旦骨折，不仅营养血管破裂，周围肌肉也被撕破出血，常因失血量大而出现休克前期甚至休克期的临床表现。股骨干周围有大量肌群，导致股骨干骨折的暴力同时也使周围肌肉、筋膜损伤，使肌肉功能发生障碍，从而导致膝关节活动受限。

（二）病因

重物直接打击、车轮碾轧、火器性损伤等直接暴力作用于股骨，容易引起股骨干的横行或粉碎性骨折，同时伴有广泛软组织损伤；高处坠落伤、机器扭转伤等间接暴力作用，常导致股骨干斜形骨折或螺旋形骨折，周围软组织损伤较轻；由于受肌肉牵拉、骨折部位、暴力的方向等因素影响，会出现不同程度的移位。

（三）临床表现及诊断

1．症状　多为严重暴力损伤，骨折端大腿肿胀、畸形及疼痛。

2．体征　患肢肿胀、疼痛、畸形及假关节活动，常伴有肢体缩短。

3．可能会伴有失血性休克及神经、血管损伤。

4．X线检查可明确骨折的部位、移位方向以及有无血管损伤。

（四）治疗

1．早期急救　可用夹板固定，注意预防休克和继发性损伤。

2．非手术治疗　对比较稳定的股骨干骨折，软组织条件差者，或者不愿意接受手术或存在手术禁忌的，可采用非手术治疗，可使用骨牵引架持续牵引8～10周。

3．手术治疗　成人股骨干骨折多采用钢板、带锁髓内钉或外固定架固定，儿童股骨干骨折多采用弹性钉内固定。手术指征包括：①非手术治疗失败；②同一肢体或其他部位有多处骨折；③合并神经血管损伤；④老年人的骨折，不宜长期卧床；⑤陈旧骨折不愈合或有功能障碍的畸形愈合；⑥开放性骨折。

十二、髌骨骨折

（一）基础知识

髌骨是人体最大的籽骨，与其周围韧带、腱膜共同构成伸膝装置，在膝关节活动中有重要生物力学功能，若切除，髌韧带更贴近膝的活动中心，使伸膝的杠杆力臂缩短，股四头肌则需要比正常多30%的肌力才能伸膝，因此髌骨骨折后，应尽可能恢复其完整性，若修复不好，可导致创伤性关节炎或膝关节活动受限。

（二）病因

髌骨骨折占全身骨折的10%；暴力直接作用于髌骨，如跌倒时跪地，常导致髌骨粉碎骨折；肌肉的强力牵拉所致，如跌倒时，为了防止倒地，股四头肌猛烈收缩以维持身体稳定，将髌骨撕裂，常导致髌骨横形骨折。

（三）临床表现及诊断

1．有膝盖部外伤史。

2．膝部肿胀、疼痛，不能主动伸膝。

3．可触及骨折间隙，关节腔有积液，浮髌试验阳性。

4．膝关节正侧位X线检查及三维重建CT扫描可明确骨折的类型、移位方向以及有无积液。

（四）治疗

1．**非手术治疗** 膝关节伸直位，石膏托或下肢支具固定4～6周。适用于无移位骨折。早期冷敷，加压包扎，减少局部出血。

2．**手术治疗** 切开复位，恢复关节面平整，采用张力带方法行内固定术。若骨折块太小，可予以切除，行髌韧带重建术，对于严重粉碎性骨折，不能恢复完整光滑的关节面，可采用髌骨切除术。

3．**康复锻炼** 无论是非手术治疗还是手术治疗，早期即可行股四头肌等长收缩，非手术治疗6周后可行膝关节主动屈伸活动训练。手术治疗患者，若固定稳定，术后早期即可行膝关节主被动屈伸活动训练。

十三、胫腓骨骨折

（一）基础知识

胫腓骨是承重的重要骨骼，胫骨位于皮下，骨折断端易穿破皮肤，成为开放性骨折，小腿共4个骨筋膜室，严重的创伤可引起骨筋膜室综合征，导致肌肉缺血坏死，影响下肢功能。胫骨下1/3段血供相对较差，骨折愈合较慢，易发生延迟愈合或不愈合。腓骨颈处有腓总神经走形，骨折移位可引起腓总神经损伤。胫腓骨干骨折占全身骨折的4%。胫腓骨干骨折占全身骨折的4%。

（二）病因

1．直接暴力损伤，如重物撞击，车轮碾压等，可引起胫腓骨同一平面的横形、短斜形或粉碎性骨折。如合并软组织开放伤，则成为开放性骨折。

2．高处坠落伤，足着地，身体发生扭转时，可引起胫、腓骨螺旋形或斜形骨折，若为双骨折，腓骨的骨折线常较胫骨骨折线高。

3．单纯腓骨干骨折少见，常因小腿外侧的直接暴力引起。

（三）临床表现及诊断

1．有小腿外伤史。

2．局部疼痛，肿胀，畸形，可触及移位的骨折断端。

3．观察足背动脉搏动、足部感觉、踝关节及踇趾能否背伸，观察皮肤是否紧张、发亮、发凉、起水泡、肌肉发硬、肢体颜色发绀或苍白等，评估骨筋膜室综合征的发生，一旦发生，应紧急处理。

4. 胫腓骨正侧位X线检查可明确诊断，CT扫描可提供关于骨折断端移位的信息，MRI检查可明确软组织损伤。

5. 怀疑有动脉损伤的病例要及时行血管彩超检查；对于仍不能明确诊断的患者必要时可行DSA检查。

（四）治疗

治疗目的是矫正成角，旋转畸形，恢复胫骨上、下关节面的平行关系，恢复肢体长度。

1. 非手术治疗　手法复位，石膏外固定。无移位的胫腓骨干骨折采用石膏固定。有移位的横形或短斜形骨折采用手法复位，石膏固定。固定期间应注意石膏的松紧度，定期复查，发现移位，随时调整。

2. 手术治疗　不稳定的胫腓骨干双骨折采用微创或切开复位，可选择钢板螺钉或髓内针固定。软组织损伤严重的开放性胫腓骨干双骨折，在进行彻底的清创术后，选用髓内针或外固定架固定，同时作局部皮瓣或肌皮瓣转移覆盖创面，不使内固定物或骨质外露。

3. 康复训练　无论何种治疗，早期即可开始足趾活动及股四头肌等长收缩训练，石膏固定10～12周后，可扶拐部分负重行走，手术治疗，若固定牢固，术后即可行踝、膝关节主被动屈伸功能训练。

十四、踝关节骨折

（一）基础知识

踝关节骨折较常见，占所有骨折的9%左右。踝关节由胫骨远端、腓骨远端和距骨体构成。距骨体前宽后窄，踝关节背伸时，距骨体与踝穴匹配性好，踝关节较稳定；在跖屈时，距骨体与踝穴的间隙增大，因而活动度增大，使踝关节相对不稳定，这是踝关节在跖屈位容易发生损伤的解剖因素。踝关节外侧有外侧副韧带，内侧有三角韧带，骨折时多伴有周围韧带的损伤。

（二）病因

踝关节骨折大多由旋转暴力所致。临床上最常用的Lauge-Hansen分类法是依据受伤时踝关节位置和受伤应力作用方向，应力的作用实质是指距骨在应力作用下运动方向，由此将踝关节骨折分为四类：旋后－内收型、旋后－外旋型、旋前－外展型和旋前－外旋型。这种分类法对治疗方法的选择具有较强的指导意义。

（三）临床表现及诊断

1. 踝关节骨折多为扭伤等间接暴力损伤所致。

2. 踝部肿胀明显、瘀斑、内翻或外翻畸形、活动障碍。

3．重视患肢末梢血管、神经检查；触诊应包括小腿全长。

4．避免漏诊高位腓骨骨折和后踝骨折。

5．踝关节正侧位X线检查，可明确骨折的部位、类型、移位方向，三维重建CT扫描可以更好地显示骨折细节。

（四）治疗

踝关节骨折治疗的目标是保证距骨位于踝穴内解剖位置、骨折以及可能存在的韧带损伤获得愈合。由于对骨折复位及维持复位后的稳定要求较高，目前踝关节骨折主要以切开复位内固定治疗为主。

1．腓骨骨折 解剖复位是成功的关键，应完全纠正其短缩、外移和旋转移位，可采用1/3管型钢板或重建钢板、克氏针张力带或螺钉固定。

2．内踝骨折 可使用空心拉力螺钉、皮质骨螺钉、半螺纹拉力螺钉等进行固定；要评估是否存在三角韧带的损伤，手术时要探查三角韧带，并对其进行修复。

3．后踝骨折 累及关节面达1/5～1/3需要内固定，常采用后外侧入路，复位后踝骨块后，从后向前用拉力螺钉固定，或抗滑钢板固定。

4．下胫腓联合损伤 在骨折固定及韧带损伤修复后，要进行踝关节外旋应力试验，若下胫腓间隙增宽，需要进行下胫腓关节复位并固定，使用3.5mm全螺纹皮质骨螺钉进行固定。

手术治疗后，尽早行踝关节功能训练，主被动练习踝关节背伸及跖屈功能训练，促进踝关节功能恢复，预防下肢肌肉萎缩，预防下肢深静脉血栓形成。

十五、跟腱断裂

（一）基础知识

小腿后方的腓肠肌和比目鱼肌肌腱向下合并成为粗而十分坚强的肌腱，称为跟腱，跟腱长约15cm，自上而下逐渐变窄增厚，以跟骨结节上方3～6cm为最窄。跟腱中间血供少，受损伤后可引起局部营养不良，发生退行性变，为断裂的基础。跟腱附着于跟骨结节后端，主要功能是跖屈踝关节，维持踝关节的平衡及跑跳、行走。

（二）病因

跟腱断裂多由暴力作用引起，包括直接暴力及间接暴力。多发生于跳跃训练、400m障碍训练、跑步和体操等剧烈运动时，足踝部由跖屈位突然变为背伸位，由于动作不规范或训练前热身不充分而致跟腱瞬间承受的张力超过其抗拉强度而致断裂，或在体操及技巧训练时，踝关节必须在极度背伸位起跳才能跳得高，这时跟腱已经牵拉很紧，再猛力收缩就较易拉断。

（三）临床表现和诊断

1．受伤时，可听到跟腱断裂的响声。

2．足跟部疼痛、肿胀、瘀斑、不能提踵。

3．检查时跟腱部肿胀，断裂处可扪及裂隙，足跖屈功能障碍，Thomposon征阳性（腓肠肌挤压试验）。

4．断裂多发生在跟腱止点以上3cm处，腱腹交界处断裂次之，跟腱附着点断裂较少见。

5．跟腱处超声检查可帮助诊断。

6．跟骨侧轴位X线检查可排除跟骨结节撕脱骨折，跟腱处MRI检查，可明确诊断。

（四）治疗

1．非手术治疗　屈膝跖屈位长腿石膏外固定3周，更换为短腿支具外固定3周，然后加强踝关节功能训练。

2．手术治疗　包括开放手术治疗及微创手术治疗。跟腱断裂建议早期手术，直接缝合或修补断裂跟腱。术后在屈膝跖屈位石膏固定4～6周，然后行踝关节功能训练。微创手术治疗具有切口小、愈合快等优点，但易导致腓肠神经损伤、跟腱二次断裂等并发症。微创手术治疗，术后行踝关节跖屈位短腿支具固定4周，然后调整支具至90°，固定2周，行踝关节功能训练。

3．康复训练　不管新鲜或陈旧损伤，术后均应行踝关节石膏或支具外固定，固定后穿跟腱靴练习踝关节屈伸及小腿肌力，保护3个月，半年内不做剧烈运动。

4．预防　训练所致肌肉肌腱断裂多由于疲劳（包括全身与局部组织疲劳）和动作不协调，不规范所致，所以有共同的预防原则：

1）训练前应作好热身运动，使全身肌肉能协调地适应各种动作。

2）加强参训人员身体素质训练，以能承受较大强度的训练。

3）动作要规范，符合动作要领，这需要指挥和带教人员做好讲解与示范。

4）做好训练的组织工作和加强保护，避免单独加班加点训练，在没有掌握动作要领和疲劳状态下易致肌肉、肌腱损伤。

5）在易致某部肌肉、肌腱断裂的训练中，应做到自我保护和定期体检，如跳跃易致股四头肌和跟腱断裂，单、双杠易致肱二头肌腱断裂等，一旦有早期症状应调整训练与适当休息或穿插其他项目训练。

十六、手外伤

（一）基础知识

正常手的姿势有休息位、功能位。手的休息位是手内在肌、外在肌、关节囊、韧带张力处于相对平衡状态，表现为腕关节背伸10°～15°，轻度尺偏；掌指关节、指间关节半屈曲位，各指轴线延长线交汇于腕舟骨结节；拇指轻度外展，指腹正对示指远侧指间关节桡侧。手的功能位是手将发挥功能时的准备体位，呈握球状。表现为腕关节背伸20°～25°，轻度尺偏；拇指外展、外旋与其余手指处于对指位，其掌指及指间关节微屈；其余手指略微分开，掌指、近指间关节半屈位，远侧指间关节轻微屈曲。

（二）病因

1. 刺伤 由尖、锐利物造成，如钉、针、竹签等。其特点是伤口小、深，可将污染物带入造成深部组织感染，可引起神经、血管损伤，易漏诊，应高度重视。

2. 切割伤 如刀、玻璃、电锯等所致。伤口较齐，污染较轻，可造成血管、神经、肌腱断裂，重者致断指断掌。

3. 钝器伤 如锤打击、重物压砸导致。皮肤可裂开或撕脱，神经、肌腱、血管损伤，严重者可造成手部毁损。

4. 挤压伤 不同致伤物造成的损伤也不同，如门窗挤压可引起甲下血肿、甲床破裂、末节指骨骨折。若车轮、机器滚轴挤压，可致广泛皮肤撕脱或脱套，同时合并深部组织损伤，多发性骨折，甚至发生毁损伤。

5. 火器伤 由雷管、鞭炮和枪炮所致。损伤性质为高速、爆炸、烧灼，伤口呈多样性、组织损伤重、污染重、坏死组织多、易感染。

（三）临床表现与诊断

1. 皮肤损伤检查

1）根据局部解剖关系推测肌腱、神经、血管损伤的可能性。

2）评估皮肤缺损是否可直接缝合，是否需要植皮，采取何种方式覆盖创面。

3）判断皮肤活力，可依据以下的方法：

（1）皮肤的颜色和温度：如与周围一致，则表示活力良好；呈苍白、发绀、冰凉者，表示活力不良。

（2）毛细血管回流试验：手指按压皮肤时，呈白色，放开手指皮肤很快由白转红表示活力良好。正常组织撤除压力后，由白色变为潮红色的时间≤2s，若皮肤颜色恢复慢，甚至不恢复，则活力不良或无活力。

（3）皮肤边缘出血情况：用无菌纱布擦拭或用无菌组织剪修剪皮肤边缘时，有点状鲜红色血液渗出，表示皮肤活力良好；如不出血，则活力差。

（4）皮瓣的形状和大小：舌状皮瓣和双蒂皮瓣活力良好，分叶状或多角状皮瓣远端部分活力较差。

（5）皮瓣的方向：蒂部位于肢体近端的活力优于蒂部位于远端者。

2. 肌腱损伤的检查 手部不同平面的伸屈肌腱断裂可使手表现为不同的体位。屈肌肌腱断裂时，手指处于伸直位，伸肌肌腱断裂时，手指处于屈曲位。不同平面的肌腱断裂，可使断端以远的掌指或指间关节处于屈曲或伸直位。对于腕关节，由于多条肌腱参与其背伸、掌屈活动，其中一条断裂可无明显功能障碍。

屈肌腱检查方法：固定伤指中节，主动屈曲远侧指间关节，若不能屈曲，提示指深屈肌腱断裂；固定伤指外其他三个手指，主动屈曲近侧指间关节，若不能屈曲，提示指浅屈肌腱断裂。由于蚓状肌及骨间肌具有屈曲掌指关节功能，所以屈肌腱断裂不影响掌指关节屈曲。

3. 神经损伤的检查　手部外伤所致的神经损伤主要表现为手部感觉功能和手内在肌功能障碍。

1）正中神经损伤：运动功能障碍表现为拇短展肌、拇对掌肌麻痹所致的拇外展、对掌功能丧失；感觉障碍位于手掌桡侧半，拇、示、中指和环指桡侧半，拇指指间关节和示、中指及环指桡侧半近侧指间关节以远的背侧。

2）尺神经损伤：运动功能障碍为第3、4蚓状肌麻痹所致的环、小指爪形手畸形，骨间肌和拇收肌麻痹所致的Froment征，即示指与拇指对指时，示指近侧指间关节屈曲，远侧指间关节过伸，而拇指的掌指关节过伸、指间关节屈曲；感觉障碍位于手掌尺侧、环指尺侧及小指掌背侧。

3）桡神经损伤：感觉障碍位于手背桡侧和桡侧2个半手指近侧指间关节以近背侧。

4. 血管损伤的检查

1）动脉损伤：表现为皮肤颜色苍白、皮温降低、指腹瘪陷、毛细血管回流缓慢或消失，动脉搏动减弱或消失。

2）静脉损伤：表现为皮肤发绀、肿胀、毛细血管回流加快、动脉搏动存在。

5. 骨关节损伤的检查　局部疼痛、肿胀及功能障碍，应怀疑有骨关节损伤。若手指明显短缩、旋转、成角畸形及异常活动者，可确诊为骨折。X线平片检查最为重要，CT检查适用于复杂腕骨骨折，MRI检查适用于韧带及三角纤维软骨复合体损伤。

（四）治疗

1. 现场急救

1）止血：局部加压包扎是手部创伤最简单有效的止血方法；大血管损伤所致大出血时采用止血带止血。止血带应置于上臂上1/3处，放置衬垫，记录时间，若超过1h，应放松5～10min，以免引起肢体缺血性肌挛缩或坏死。

2）创口包扎：采用无菌敷料或清洁布类包扎伤口。

3）局部固定：因地制宜，就地取材，固定至腕平面以上，防止组织进一步损伤。

4）迅速转运：赢得最佳处理时机。

2. 手术治疗

1）早期彻底清创：清创应在良好的麻醉和气囊止血带控制下进行，由浅至深，按顺序将各种组织清晰辨别，以防漏诊。

2）组织修复：清创后尽可能一期修复手部的肌腱、神经、血管、骨等组织。应争取在伤后6～8h内进行，若受伤超过12h，创口污染严重，组织损伤广泛，或者缺乏必要的条件，则可延期（3周左右）或二期修复（12周左右）。影响手部血液循环的血管损伤应立即修复，骨折、关节脱位应及时复位固定。

3）一期闭合伤口：裂伤皮肤，直接缝合，碾压撕脱伤要根据皮肤活力表现判断切除多少，当皮肤缺损时，若基底软组织良好或周围软组织可覆盖深部重要组织，采用自体游离皮肤移植修复，若神经、肌腱、骨关节外露应采用皮瓣转移修复。污染严重，受伤时间较长，感染可能性较大的创口，可在清除异物和明显坏死组织后用盐水纱布湿敷或负压闭合引流处理，观察3～5d，再次清创，延期修复。

4）术后处理：手功能位包扎创口及固定，肌腱缝合后固定3～4周，神经修复4周，关节脱位3周，骨折4～6周。术后10～14d依据创面愈合情况拆除伤口缝线，组织愈合后应尽早拆除外固定，开始主动和被动功能锻炼，并辅以物理治疗，促进功能恢复。

（张金康　梁仕睿　崔　涵　王尉翔　高天宇）

第二节　骨盆、髋臼损伤

一、骨盆骨折

（一）基础知识

骨盆为环形结构，是由两侧的髂、耻、坐骨经Y形软骨融合而成的两块髋骨和一块骶尾骨，经前方耻骨联合和后方的骶髂关节构成的坚固骨环。躯干的重量经骨盆传递至下肢，骨盆还起着支持脊柱的作用。骨盆边缘有许多肌肉和韧带附着，特别是韧带结构对维护骨盆起着重要作用，在骨盆的底部，更有坚强的骶结节韧带和骶棘韧带。骨盆保护着盆腔内脏器，骨盆骨折时，可能损伤盆腔内脏器及血管神经。

（二）病因

骨盆骨折是一种常见的严重外伤，主要由于撞击、挤压、辗扎或从高处坠落所致，多为闭合性损伤，枪弹伤为开放性骨折，常合并有腹腔和盆腔内脏器损伤，亦可因肌肉剧烈收缩发生撕脱性骨折。临床上最常使用的分型是根据损伤暴力的方向进行分类。

Young和Burgess基于损伤机制将骨盆骨折分为四型：

1．侧方挤压损伤（LC骨折） 暴力直接作用在髂嵴，使骨盆环受到内旋作用，导致前方耻骨骨折，以及后方骶骨骨折。

2．前后挤压损伤（APC骨折） 暴力直接作用于耻骨联合或髂后上棘，导致单髋或双髋外旋，引起“开书型损伤”，耻骨联合分离。

3．垂直剪切损伤（VS骨折） 患者多从高处坠落，造成垂直剪切损伤，骨盆后方所有韧带结构断裂，造成髂骨、骶髂关节或骶骨的垂直移位，骨盆环极不稳定。

4. 混合暴力损伤（CM骨折） 根据暴力方向和大小的不同，造成不同类型的骨盆环损伤。

（三）临床表现与诊断

1. 症状 明确外伤史，局部肿胀疼痛及活动受限。

2. 体征 局部肿胀、皮肤擦伤或皮下淤血，会阴部瘀斑常提示耻骨和坐骨骨折。

1）骨盆分离挤压试验阳性：检查者双手交叉撑开两髂棘，使骨盆前环产生分离，如出现疼痛即为骨盆分离试验阳性。检查者用双手挤压患者的两侧髂棘，伤处出现疼痛为骨盆挤压试验阳性。

2）肢体长度不对称：测量胸骨剑突与两侧髂前上棘的距离，骨盆向上移位的一侧长度短。测量脐孔与两侧内踝之间的距离。骨盆骨折移位者不对称。

3. 拍摄骨盆 X线平片是骨盆创伤的初步评估的主要手段之一，非常重要，标准的X线片包括：骨盆正位、出口位和入口位。三维CT重建可以更加立体直观显示骨折类型和移位的方向。

4. 骨盆骨折常见的合并症

1）失血性休克及腹膜后血肿：骨盆骨折多为松质骨，有较多的动脉及静脉丛。骨折时可引起大量出血，导致休克，腹膜后间隙组织结构疏松，血液可沿此间隙扩散形成腹膜后血肿。

2）盆腔内脏器损伤：耻骨支移位容易引起尿道损伤、会阴部撕裂等；直肠破裂引起弥漫性腹膜炎（发生在腹膜反折以上）或直肠周围感染（发生在腹膜反折以下）。

3）神经损伤：骨盆骨折常合并坐骨神经和闭孔神经损伤。

4）腹部脏器损伤：常合并肝肾等实质性脏器损伤，表现为腹痛和失血性休克。空腔脏器如小肠损伤表现为急性腹膜炎。

（四）治疗

1. 骨盆骨折的急救处理

1）监测血压和脉搏。

2）快速建立输血补液通道：骨盆骨折可伴有盆腔内血管损伤，补液通道不宜建立于下肢，应建立于上肢或颈部。

3）尽快完成X线及三维CT检查，并检查有无其他合并损伤。

4）嘱患者排尿，观察尿液情况。如尿液清澈，表示泌尿道无损伤；血尿者表示有肾或膀胱损伤。如患者不能自主排尿，应行导尿。

5）诊断性腹腔穿刺，有腹痛、腹胀及腹肌紧张等腹膜刺激症状者可行诊断性腹腔穿刺。若抽出不凝血，提示有腹腔内脏器破裂可能。

6）超声检查：可作为腹、盆腔脏器损伤的筛查方法。

2．骨盆骨折的治疗措施

1）应根据全身情况决定治疗步骤，有腹内脏器损伤及泌尿道损伤者应与相关科室协同处理。在进行腹腔手术时，应注意切勿打开腹膜后血肿。

2）重度骨盆骨折送入外科监护室治疗。血流动力学不稳定的应积极抗休克治疗，各种危及生命的合并症应首先处理。会阴与直肠撕裂必须及时修补，腹膜后血肿应密切观察，进行输血、补液，对于骨盆开书型骨折，应急诊行骨盆兜、床单或外固定架固定，缩小骨盆容积，血压不能维持时，可行急症动脉造影，行髂内动脉栓塞。

3）骨盆边缘性骨折：无移位者无须处理；髂前上、下棘撕脱骨折可髋、膝屈曲位卧床休息3～4周；坐骨结节撕脱骨折：卧床休息时采用大腿伸直、外旋位。髂骨翼部骨折：卧床休息3～4周，即可下床活动。

4）骶尾骨骨折：骶骨有明显移位者需手术治疗，无移位者可采用非手术治疗，以卧床休息为主，骶部垫气圈或软垫。陈旧性尾骨骨折疼痛严重者，可在尾骨周围局部注射皮质激素。

5）骨盆环双处骨折伴骨盆环断裂：对于不稳定的骨盆环骨折（Tile B型、C型），多采用手术复位及钢板螺钉内固定，必要时辅以外固定支架固定；骶髂关节脱位及骶骨骨折可采用X线监视下经皮骶髂螺钉固定。

二、髋臼骨折

（一）基础知识

髋臼位于髋骨中下部的半球形深凹，与股骨头组成髋关节。髋臼由髂骨、坐骨和耻骨形成，包括髋骨的前柱（髂耻柱）、前壁和后柱（髂坐柱）、后壁组成。前柱由髂嵴前部斜向内下至前方达耻骨联合；后柱由坐骨大切迹角的平面到坐骨结节，主要构成髋臼的顶部。髋臼骨折是由强大暴力作用于股骨头和髓臼之间造成的，约占全身骨折的0.7%。

（二）病因

髋臼骨折主要发生于青壮年，其发生机制多为高能量间接或挤压暴力损伤，交通事故和高处坠落伤多见。老年人骨质疏松，易发生髋臼骨折。

（三）临床表现及诊断

1．症状 明确外伤史，受累髋关节的疼痛、活动受限。疼痛的部位可位于腹股沟区、臀后侧及髋关节外侧区。

2．体征 通常表现为局部肿胀，部分患者可观察到皮下瘀斑。髋部有压痛及叩击痛，关节活动受限，不能站立及行走。下肢短缩、内收内旋畸形提示为髋关节后脱位，外展外旋畸形提示髋关节前脱位。髋臼骨折可伴随其他脏器表现，如损伤尿道，可伴血尿等；如损伤消化道，可伴食欲不振、腹胀、腹痛等。

3. X线片检查　是首选且必需的检查手段，除常规骨盆正位外应常规拍摄患侧髋关节前后位、闭孔斜位和髂骨斜位X线片。髋部三维重建CT扫描可对骨折断端及移位程度有更好的显示。

（四）治疗

髋关节是全身负荷最大的关节，因此，有移位的髋臼骨折原则上应该手术治疗，尽可能解剖复位、牢固固定及早期功能锻炼。

1. 非手术治疗　主要是卧床和牵引。适应证：无移位或移位<3mm；严重骨质疏松者；局部或其他部位有感染者；有手术禁忌证，如合并其他系统疾患，不能耐受手术者；闭合复位且比较稳定的髋臼骨折。

2. 手术治疗

1）手术指征：髋关节不稳定及移位>3mm者，尤其是双柱骨折有错位者。

2）手术时机：全身情况允许并有急诊手术指征，积极手术；髋臼骨折合并骨盆骨折或其他合并伤，且出血多，应病情稳定、出血停止后手术，通常最佳手术时机是伤后4～7d。

3）术前准备：肠道准备和患肢准备。

4）手术方法：切开复位重建钢板或髋臼W形安全角度接骨板内固定、空心钉固定及全髋关节置换术。

（王尉翔　杜俊杰　李松林　张金康）

第三节　脊柱、脊髓损伤

一、基础知识

脊柱分为5个区域，由椎体、椎间盘、椎间关节和关节突关节、韧带及肌肉紧密间接而成。侧面观为“S”形。正常人的脊柱有32～34个脊椎骨：7个颈椎、12个胸椎、5个腰椎、5个骶椎、3～5个尾椎，23个椎间盘，134个关节。脊柱活动通常是多个活动关节的联合运动，由于椎间盘和关节突的存在，使脊椎能沿横轴、矢状轴和纵轴活动，正常脊柱能够前屈、后伸、左右侧弯和轴向旋转。

脊柱的功能包括支持体重、传递重力；保护脊髓和神经根；参与形成胸腔、腹腔及骨盆腔；支持和附着四肢与躯干联系的肌肉与筋膜。脊柱使人保持直立位，同时易受挤压、牵拉、弯曲、剪切和旋转应力。生物力学功能包括将头和躯干的载荷传递到骨盆，提供在三维空间的生理活动和保护脊髓。

二、病因

对于普通人群，脊柱骨折发生的主要原因是高能量外伤，包括直接或间接外力打击、车祸伤、高处坠落伤等，针对骨质疏松人群或脊柱本身有病变（肿瘤、结核等）者，可能低能量外伤即可引起脊柱骨折，例如摔伤、急刹车等。脊髓损伤是脊柱损伤的严重并发症，由于椎体的移位或碎片骨突入椎管，使脊髓或马尾神经产生不同程度的损伤。脊髓损伤使支配区域的感觉及运动产生障碍，甚至可能引起高位截瘫。

三、临床表现及诊断

（一）临床表现

患者伤后肢体局部疼痛，颈腰部活动受限，肌肉痉挛，不能翻身或者站立，严重者可出现局限性后突畸形。胸腰段骨折是由于腹膜后血肿对自主神经刺激，肠蠕动减慢，可出现腹胀、腹痛等症状，需与腹腔脏器损伤相鉴别。合并脊髓和神经根损伤，在损伤平面以下的运动、感觉、反射及括约肌和自主神经功能均可受到损害，四肢活动能力下降，痛触觉减退，可出现脊休克表现或者是完全瘫痪。

（二）专科查体

1. 体位 观察是否站立行走，是否为强迫体位。

2. 压痛 从上至下逐个按压或叩击棘突，如发现位于中线部位的局部肿胀压痛，提示已有损伤。

3. 畸形 胸腰段脊柱骨折常看见或扪及后凸畸形。

4. 感觉 检查躯干和四肢的痛觉、触觉、温度觉，注意检查会阴部感觉。

5. 肌力 检查是否有肌力减退。

6. 反射 膝反射，踝反射，病理反射，肛门反射，球海绵体反射，检查是否有异常反射。

（三）影像学检查

1. X线检查 常规摄脊柱正侧位、骨盆平片，必要时照斜位。X线片基本可确定骨折部位及类型。

2. 三维CT检查 判定骨折形态，移位骨折块侵犯椎管程度和发现突入椎管的骨块或椎间盘。

3. 磁共振检查 是判定脊髓损伤情况的有效手段。

4. 体感诱发电位 测定躯体感觉系统（以脊髓后索为主）的传导功能，判定脊髓神经损伤的辅助方法。

四、治疗

（一）搬运

脊柱骨折者从受伤现场运输至医院的急救搬运方式至关重要。一人抬头、一人抬脚或用搂抱的搬运方法十分危险，因这些方法会增加脊柱的弯曲，可能将碎骨片向后挤入椎管内，加重脊髓的损伤。正确的搬运方法是采用担架、木板或门板运送，先使伤员双下肢伸直，担架放在伤员一侧，搬运人员用手将伤员平托至担架上；或采用滚动法，使伤员保持平直状态，成一整体滚动至担架上。无论采用何种搬运方法，都应该注意保持伤员颈部固定，以免加重颈髓损伤。

（二）保守治疗

稳定性骨折，仅有单一椎体前柱损伤，且压缩程度不超过椎体的25%，中柱和后方韧带复合体无损伤或者损伤程度轻微，无明确的骨折。或者前中柱无骨折，椎体附件有骨折但无移位，无脊髓神经受压。无脊髓神经损害，无肢体运感觉大小便障碍。仅有局部的疼痛，无畸形。治疗上采取卧床为主，轴向翻身，平卧4～6周后可根据病情进行负重活动，佩戴刚性支具，防止长期卧床的并发症。

（三）手术治疗

1. 手术适应证

1）胸腰段重度压缩25%～40%：予以闭合复位，复位后上刚性支具固定3个月，若复位效果不佳则改为手术治疗。

2）颈椎骨折或脱位：压缩移位轻者，用颌枕吊带牵引复位。复位后用头胸支具固定3个月。压缩移位重者，用持续颅骨牵引复位。拍摄X线片复查，复位后用头胸石膏固定3个月，牵引复位失败者需切开复位内固定。

3）胸腰不稳定型脊柱骨折：椎体压缩超过1/3、畸形角大于20°或伴有脱位可考虑开放复位内固定。

4）脊柱骨折合并脊髓损伤：手术是对脊髓损伤患者全面康复治疗的重要部分，手术方法有切开复位内固定术和减压术两种。

2. 手术方式的选择　手术的首要目的是解除脊髓/神经根压迫，最大限度地挽救神经功能，以及重建脊柱的稳定性，可根据患者受伤部位、受伤机制、骨折形态、脊髓/神经根损伤情况，结合手术医师的专长，选择最适宜的手术方案。

（梁仕睿　陈宇飞　王　瀚）

第四节 腰腿痛

一、非特异性腰痛

（一）基础知识

腰痛是指肋缘以下、臀横纹（水平臀肌折纹）以上及两侧腋中线之间区域内的疼痛，伴或不伴大腿牵涉痛。除了致痛原因明确的椎间盘突出症、腰椎管狭窄症等疾病外，肌肉、韧带、软组织的慢性损伤也是造成症状的主要原因。而非特异性腰痛是指没有明确组织病理学改变，也没有明确病因的一类腰痛总称，占所有腰痛的85%以上。80%以上的成年人一生中至少经历一次腰痛，腰痛患者在门诊就诊患者中仅次于上呼吸道疾病患者数量，位居门诊就诊人数第二。

（二）病因

腰痛患者以30～50岁最常见，多达85%的单纯腰痛患者无法给出明确的病因学诊断。公认的危险因素包括年龄、劳动强度大、不良姿势、工作环境不佳、体重超标、体质弱、腰部用力不均、寒冷、疲劳、吸烟、脊柱侧弯严重以及社会心理因素。

（三）临床表现及诊断

1．临床表现 患者多有腰部突然发力动作或搬抬重物史，有的患者主诉听到清脆的响声。伤后重者疼痛剧烈，当即不能活动；轻者尚能工作，但休息后或次日疼痛加重，甚至不能起床。检查时见患者腰部僵硬，腰椎前凸消失，可伴有脊柱侧弯及骶棘肌痉挛。在损伤部位可找到明显压痛点。

2．疼痛性质

1）局部痛：由病变本身或继发性肌痉挛所致。其部位较局限，多有固定的明显压痛点，用麻醉剂行局部封闭治疗，疼痛可在短期内迅速消失。

2）牵涉痛或感应痛：亦称反射痛，是指腰骶椎或腹膜、盆腔脏器疾病时，刺激传递到脊神经后根或脊髓丘脑束及相应的一、二级神经元，使同节段的神经元兴奋，在相应的皮肤支配区出现感觉异常。其疼痛部位较模糊，少有神经损害的客观体征，但可伴有肌痉挛。

3）放射痛：神经根受到损害的特征性表现。疼痛沿受损神经向末梢放射，有较典型的感觉、运动、反射损害的定位体征。

3．压痛点 患者在俯卧、放松肌肉后易明确压痛点。表浅组织疾患的压痛点常有特定的部位，如棘上或棘间韧带劳损压痛点在该棘突表面或两相邻棘突之间；第三腰椎横突综合征压痛点在横突尖端；臀肌筋膜炎时压痛点多在暗髂嵴内下方；臀上皮神经炎的压痛点在髂嵴外1/3；腰肌劳损的压痛点在腰段骶棘肌中外侧；腰骶韧带劳损的压痛点在腰骶椎与髂后上棘之间等。深部结构病变不如软组织病变时明确。

（四）治疗

1. 非手术治疗 绝大多数患者可经非手术治疗治愈或缓解。①卧床休息，减少弯腰活动，佩戴腰围支具。避免一切损伤性因素。②腰背肌锻炼。规律训练腰背肌可增加腰椎稳定性，也可延缓脊柱的退变。③牵引、理疗、推拿和按摩。④适当应用非甾体抗炎药。

2. 手术治疗 非特异性腰痛一般不需手术治疗。

二、腰椎间盘突出症

（一）基础知识

腰椎间盘突出症是指腰椎间盘发生退行性改变以后，在外力作用下，纤维环部分或全部破裂，单独或者连同髓核、软骨终板向外突出，刺激或压迫窦椎神经和神经根引起的以腰腿痛为主要症状的一种病变。

分型：膨出型（纤维环部分破裂，表层完整）、突出型（纤维环完全破裂，后纵韧带完整）、脱出型（髓核穿破后纵韧带，仍在椎间隙内）、游离型（完全突入椎管，与原间盘脱离）、Schmorl结节及经骨突出型。

（二）病因

腰椎间盘突出症的具体病因不明，主要与椎间盘退变、机械性损伤、妊娠、遗传因素、发育异常等因素相关。

（三）临床表现及诊断

常见于20～50岁，男女比例（4～6）：1。患者多有弯腰劳动或长期坐位工作史，首次发病常在半弯腰持重或突然扭腰动作过程中发生。

1. 症状

1）腰痛：突出的椎间盘刺激外层纤维环及后纵韧带中的窦椎神经纤维，可出现在腿痛之前，也可与腿痛同时或之后出现。

2）坐骨神经痛：一般引起腿痛，这里无需赘述。

3）马尾综合征：中央型的腰椎间盘突出可压迫马尾神经，出现大小便障碍，鞍区感觉异常。急性发病时应作为急症手术的指征。

2. 体征

1）腰椎侧凸：突出在肩部上身向健侧弯曲，腋部向患侧弯曲。

2）腰部活动受限：前屈受限最为明显。

3）压痛及骶棘肌痉挛：棘突间、椎旁1cm处。

4）直腿抬高试验以及加强试验：患者仰卧，伸膝，被动抬高患肢，正常人神经根有4mm滑动度，下肢抬高到60°～70°开始感腘窝不适，本症患者神经根受压或粘连使滑动度减小或消失，抬高在60°以内即可出现坐骨神经痛，称为直腿抬高试验阳性。在直腿抬高试验阳性时，缓慢降低患肢高度，待放射痛消失，再被动背屈踝关节以牵拉坐骨神经，如又出现放射痛，称为加强试验阳性。

5）神经系统表现：具体定位见表4-1。

3. 辅助检查 X线、造影、CT、MRI、肌电图。

表4-1 腰椎间盘突出症神经系统表现

受累神经	关键感觉区	关键运动肌	反射
L2	大腿前中部	屈髋肌（髂腰肌）	
L3	股骨内髁	膝伸肌（股四头肌）	膝反射
L4	内髁	足背伸肌（胫前肌）	
L5	第三跖趾关节背侧	足䟧长伸肌	
S1	足跟外侧	足跖屈肌	踝反射

（四）治疗

1. 非手术治疗

1）适应证：初次发病，病程较短的患者；休息以后症状可以自行缓解者；由于全身疾病或有局部皮肤疾病，不能实行手术者；不同意手术者。

2）治疗方法：卧床休息，一般严格卧床3周，带腰围逐步下地活动；非甾体抗炎药；牵引疗法，骨盆牵引最常用；理疗。

2. 手术治疗

1）适应证：腰腿痛症状严重，反复发作，经半年以上非手术治疗无效，且病情逐渐加重，影响工作和生活者；中央型突出有马尾神经综合征，括约肌功能障碍者，应按急诊进行手术；有明显的神经受累表现者。

2）方法：传统开放手术；显微外科腰椎间盘摘除术；微创椎间盘摘除手术；椎间盘切除减压植骨融合内固定手术等。

三、腰椎管狭窄症

（一）基础知识

腰椎管狭窄症是一种临床综合征，普遍认可的定义是指除导致腰椎管狭窄的独立临床疾病以外的任何原因引起的椎管、神经根管和椎间孔等的任何形式的狭窄，并引起马尾神经或神经根受压的综合征。

（二）病因

腰椎退变发生椎间盘膨出，黄韧带褶皱，椎体后缘骨赘形成，关节突关节增生、内聚等，使椎管容积缩小，神经根或马尾神经受压。同时椎管内静脉丛回流障碍，可引起神经缺血。压迫时间越长，神经功能的损害越重。但有些生理性退变即使影像学检查有较重的椎管狭窄，亦可无神经症状。依据腰椎管狭窄的部位分为中央型椎管狭窄、神经根管狭窄和侧隐窝狭窄。

（三）临床表现及诊断

由于腰椎管狭窄多为退行性椎管狭窄，故发病年龄多为中老年。患者往往有腰痛多年后出现一侧或双侧下肢痛，每因站立或行走后疼痛加重。有时伴有感觉异常。患者活动行走后除了有疼痛麻木的症状外，亦可因步行距离增加而感小腿乏力，此类症状可因休息、下蹲而缓解，再度行走活动又复出现，称为神经源性间歇性跛行。体格检查时往往表现为症状重，体征轻。通常腰椎前凸减小，腰椎前屈正常、背伸受限，腰椎后伸时，可感腰骶部痛或下肢痛并麻木，可出现神经根受压的体征，严重时引起马尾神经压迫症，导致括约肌功能障碍。

X线平片示腰椎退行性改变，如骨赘形成，椎间隙狭窄，腰椎生理前凸减小或反常。腰椎CT轴状位片示腰椎间盘突出，关节突关节增生、关节突内聚。

（四）治疗

腰椎管狭窄症状轻时可行非手术治疗，卧床休息可有效缓解下腰痛；物理治疗和非甾体抗炎药可缓解症状。经非手术治疗无效、腰骶部疼痛较重、有明显间歇性跛行、影像学检查椎管狭窄严重者，则行单纯椎管减压术或减压植骨融合内固定术。

四、腰椎滑脱症

（一）基础知识

腰椎滑脱是指由于先天性发育不良、创伤、劳损、退变等原因造成相邻椎体骨性连接异常而发生的上位椎体与下位椎体部分或全部滑移。腰椎峡部裂和腰椎滑脱的病理特征主要是腰椎解剖结构破坏刺激或挤压神经，引起不同的临床症状。根据病变部位不同，产生腰痛、下肢痛、下肢麻木，甚至大小便功能障碍等症状。临床上最常见的是腰椎峡部裂性滑脱和退行性滑脱。

（二）病因

关于腰椎峡部裂的发生原因学说众多，目前较为统一的观点认为它是在脊柱先天结构异常的基础上，脊柱过度活动或重复屈曲、伸展及旋转等应力刺激引起的应力骨折与疲劳性骨折。腰椎滑脱的病因至今尚不十分明确，大量研究表明先天性发育缺陷和慢性劳损或应力性损伤是两个可能的重要原因，一般认为以后者为主。

（三）临床表现及诊断

1. 先天性椎弓崩裂滑脱 发病年龄在4岁以后，以12～16岁发病率最高。起始症状较轻，以后可出现持续腰痛或合并下肢痛。卧床休息时缓解，活动加重。下肢痛可放射至小腿及足背或足外侧。在腰椎滑脱重的患者，可出现双侧下肢和大小便功能障碍症状。检查时腰椎前凸增加，棘突间可有台阶感。腰椎前屈受限，直腿抬高试验时，腘窝处有紧张感。若有神经根受压，直腿抬高试验呈阳性。趾背伸力减弱，跟腱反射减弱或消失。

2. 退行性腰椎滑脱 退行性腰椎滑脱发病率随年龄增加，发病部位以L4～L5为最多见，其次为L3～L4及L5～S1。腰背痛因腰椎不稳、腰椎前凸增加和腰椎间盘退变、膨出刺激窦椎神经而致。当因腰椎滑脱，神经根嵌压可出现下肢坐骨神经痛。出现类似于椎管狭窄症状，即间歇性跛行症状。检查时腰椎棘突往往无明显台阶状感，但可并有腰椎侧凸或后凸畸形，腰椎前屈运动正常，后伸受限。出现神经症状者若为L5神经根受累，表现为小腿外侧及足背内侧痛觉减退，趾背伸力弱；L4神经根受累时膝上前内侧感觉减退，膝反射减弱；S1神经根受累时，足外侧痛觉减退，跟腱反射减弱或消失。

（四）治疗

1. 保守治疗 适用于病史短、症状轻、无明显滑脱的患者，单纯峡部裂患者及年龄大、体质差不能耐受手术的患者。非手术疗法主要包括：休息、药物治疗、腰背肌锻炼、腰围或支具、低强度脉冲超声治疗、对症处理等。

2. 手术治疗 经严格保守治疗6个月仍有持续腰痛或者反反复复出现神经根症状的单纯峡部裂患者可考虑手术治疗。手术方法总体分为保留运动节段的单纯峡部裂修补术和椎间融合术。

腰椎滑脱的手术指征：

1）无或有症状；滑脱大于50%；处于生长发育期的青少年。

2）进行性滑脱者。

3）非手术治疗无法矫正脊柱畸形和步态明显异常者。

4）非手术治疗不能缓解疼痛者。

5）下肢出现神经症状或马尾压迫综合征者。

腰椎滑脱的手术原则为：减压、复位、融合和稳定脊柱。手术目的是解除患者症状，故术前要准确判断症状来源的原因、部位和范围，术中在减压、固定、融合等几个步骤中有所侧重，再结合相关的影像学检查制订出一个合理的手术方案。

（崔　涵　陈宇飞）

第五章
理化损伤

第一节　中　　暑

中暑是指暴露在高温（高湿）环境和（或）剧烈运动一定时间后，吸热-产热-散热构成的热平衡被破坏，机体局部或全身热蓄积超过体温调节的代偿限度时发生的一组疾病，可表现为从轻到重的连续过程。广义的中暑可以用来描述从轻微症状如热疹、热痉挛等到致命性热射病等一系列广泛的疾病，即热相关疾病。狭义的中暑以机体失代偿后核心温度升高为特征，包括热衰竭和热射病。通常中暑多发生在人体较长时间处于烈日下或高温环境中，由于长时间太阳直射或导致类似卒中的神经精神症状，因此早期被称为日射病或热卒中。随着人们认识的加深，日射病同样可发生在没有太阳直射的高温环境中，因此也被称为热射病。

一、分型

根据国际疾病分类的修订版，目前一般将中暑分为热射病、热衰竭和热痉挛3种类型。

二、诱因

主要为环境炎热、劳动强度过大、机体失水失盐，热未习服者或穿不透气服饰者都易发生中暑。此外，肥胖、疲劳、睡眠不足、身体虚弱、酗酒、心血管疾病和其他慢性疾病等亦是发生中暑的危险因素。

三、临床特点

（一）热射病

高热，体温常在41℃以上；皮肤干燥、灼热无汗；意识障碍，可出现嗜睡、昏迷和惊厥。中枢神经系统损伤并出现精神症状是热射病的特征表现，患者首先出现的往往就是精神症状。瞳孔早期明显缩小，后期则散大，对光反应迟钝或消失。周围循环衰竭时呈发绀、脉搏增快、脉压增宽、血压下降，可出现心律失常、心力衰竭、呼吸衰竭、脑水肿、肺水肿、肝肾功能损害及弥散性血管内凝血。

（二）热衰竭

由于大量出汗导致失水缺盐，循环功能障碍。轻者仅表现为单纯性晕厥。典型表现为头痛、头晕、恶心、胸闷、面色苍白、冷汗淋漓、血压偏低、脉搏细弱；脱水者有口渴、虚弱、烦躁、手足抽搐、肌肉共济失调；脱水严重者可出现高钠血症、血液浓缩、氮质血症、少尿甚至肾衰竭；体温升高，严重者可达39℃以上；可出现昏迷和周围循环衰竭。

（三）热痉挛

多在工作即将结束或休息时发生，开始表现为大汗淋漓、手指麻木；继之出现短暂、间歇的肌肉痉挛，往往从手指、足趾开始，逐渐波及小腿、大腿、前臂、上臂、咀嚼肌、腹肌等部位。尤以腓肠肌最多见，一般呈对称性。当腹壁肌、平滑肌和膈肌受影响时，可有类似急腹症的表现。肋间肌和膈肌痉挛时，可出现呼吸困难。肌肉痉挛呈阵发性发作，持续时间数分钟，能自行缓解，冷刺激时可诱发，轻者不影响活动，重者疼痛剧烈。热痉挛患者体温正常或者轻度升高，意识清楚。

四、治疗原则

中暑的治疗原则是：争取时间，迅速降温，控制抽搐，纠正水、电解质和酸碱紊乱，积极治疗休克和并发症。只有快速、有效、持续的降温，才能在第一时间挽救中暑/热射病患者。足够的冷却降温速率是保证患者存活的关键。

（一）转移轻症热痉挛和热衰竭患者

应立即从高温处转移至阴凉通风处休息，散开衣服，解开腰带，用湿毛巾敷头颈部，扇风。饮用含盐清凉饮料或凉盐水，同时可服人丹、十滴水、藿香正气水等解暑药。

（二）降温

1. 体表物理降温 方法有乙醇擦浴、冰水擦浴、冰水淋身、冰水浸浴或将冰袋放置在头部、腋窝、腹股沟处等大血管表浅部位等，有条件者可在空调房内降温。

2. 体内中心物理降温 方法有冰水洗胃、冰水灌肠、冰水腹膜透析和冰水血管输注等。

3. 药物降温 对体温40～42℃的昏迷患者，联合采用物理降温与药物降温。具体方法：用氯丙嗪25～50mg加入5%葡萄糖液或0.9%氯化钠溶液500mL中静脉滴注，2h内滴完。必要时可采用冬眠疗法，即用氯丙嗪、异丙嗪各50mg，哌替啶100mg，半量溶于10%～25%葡萄糖液50mL中，于15min内分次静脉注射，根据具体情况每4～6h重复1次，使体温维持在35～37℃。

（三）吸氧

昏迷、意识蒙眬和过度换气的患者，机体代谢率很高，动脉血氧含量明显降低，脑细胞代谢加快，吸氧后可恢复正常的血氧含量，使脑细胞缺氧得以改善，对改善预后有利。对昏迷患者应注意保持呼吸道通畅，排出痰液，持续给氧和防止CO_2潴留。

（四）补液

高热患者多有水、电解质紊乱。以脱水为主者应静脉滴注5%葡萄糖注射液，以缺盐为主者应静脉滴注0.9%氯化钠注射液，严重低钠者可考虑静脉输注3%～5%高渗盐水100mL。补液不宜过多、过快，24h内补液量应控制在1000～2000mL为宜，一般不要超过3000mL，以免引起心力衰竭和肺水肿。

五、预防措施

（一）遮阴

露天作业或训练时应防止头部暴晒，单兵常以伪装圈或湿毛巾遮盖头部。宜穿宽松透凉、浅色、导热系数小并对潮湿渗透性好的布料服装。

（二）通风

单兵可在行军、长跑等过程中解开第1、2衣扣，挽起衣袖，并注意选择宽松衣服，以利于空气对流。部队休息、宿营点应选择在阴凉通风处，避免人员密集。

（三）洒水降温

车辆顶棚及周围、坑道口、猫耳洞周围等可洒水降温。

（四）冷却降温

个人防暑降温冷却法通常采用气冷和水冷（液冷）2种。目前国内外已研究成功冷却服、冷却背心和冷却帽，主要用于飞机、舰艇、坦克等特种兵。

（五）防暑降温

药物有人丹、盐香正气水、香糯甘草茶、六一散、中草药凉茶等。

（李高志　蒲　猛）

第二节 冻 伤

冻伤是由于机体长时间暴露在寒冷环境下引起的局部或全身温度下降而发生的组织损伤。高寒高海拔地区，户外运动者遭受损伤的风险较高，严重冻伤具有较高的致残、致死率。在高寒地区的边防部队中，局部冻伤常成批发生，造成非战斗减员增加，严重削弱部队战斗力。重度冻伤可能导致伤者截肢，甚至危及生命。冻伤严重程度与接触面温度差、皮肤暴露时间及冻伤组织面积和深度相关。

一、发病诱因

低温强度、作用时间、环境温度和风速与冻伤的发生及严重程度密切相关。患慢性基础疾病、营养不良、饥饿、疲劳、意识不清、痴呆、醉酒、休克和创伤、高龄等都是冻伤的易患因素。

二、冻伤分类

按冻伤发生部位分类：

（一）全身性冻伤（冻僵）

机体暴露于寒冷环境中而引起全身性体温降低，当中心体温低于35℃时引起的以神经系统和心血管系统损害为主的严重全身性疾病。

（二）局部冻伤

1. 冻结性冻伤 是由于肢体在极低气温或较长时间暴露于0℃以下的低温环境中，导致组织冻结而引起的冻结性冷损伤。冻伤是冬季作战、军事活动及野外作业等情况下的常见疾病，是造成部队非战斗减员及削弱战斗力的重要原因。

2. 非冻结性冻伤 发生于冰点以上气温（0～10℃）或低温潮湿环境，不发生组织冻结，但引起皮肤血管反应，伴有红肿、灼痒、皮肤发绀等症状，如冻疮、浸渍足（手）、战壕足等。好发部位为身体暴露和末梢处。

三、临床特点

（一）冻结性冻伤

根据冻肢融化复温后的表现程度可以进行4度分类法：

1. Ⅰ度冻伤 亦称为红斑性或充血性冻伤，损伤仅涉及表皮层，复温前局部苍白，复温后皮肤热而干燥，呈现红或紫红色（红斑或紫斑）及肿胀等局部体征，数小时后明显充血、水肿，主要自觉症状包括刺痒、灼热和麻木感。Ⅰ度冻伤消退后，皮肤外表无明显变化，可有上皮脱屑。Ⅰ度冻伤与冻疮在症状上有许多相似之处，但病史不同，Ⅰ度冻伤较冻疮易于治疗。

2. Ⅱ度冻伤 亦称水疱性冻伤，损伤涉及皮肤真皮层，主要特点是形成水疱，水疱底部为皮肤的生发层，比较表浅。水疱多分布在肢体的外周部分（指或趾端），包括手背和足背，大小不一。疱液澄清，属浆液性。大而清亮透明的水疱是诊断Ⅱ度冻伤的重要依据。水疱周围的组织有充血和水肿，水肿的范围较水疱面积大。Ⅱ度冻伤不波及皮下组织，也不发生组织坏死，只有表皮剥脱现象。自觉症状与Ⅰ度冻伤类似，但疼痛比较明显。如未合并感染，也能自行恢复，其后遗症与Ⅰ度冻伤相似，包括对寒冷的反应性增高（如遇冷时刺痛）和多汗症等。

3. Ⅲ度冻伤 损伤累及皮肤和皮下组织，主要特点是皮肤的全层组织发生坏死，并可延及皮下组织的不同深度，冻后0～5d局部出现血性水疱，较Ⅱ度冻伤的水疱小，泡底呈灰白色或污秽色，皮肤会见一种黑色、坚硬、干燥的焦痂。有烧灼感、刺痛或枪击样疼痛。皮肤温度很低，可接近室温，触诊有冰冷感，多数患者冻后痛觉迟钝或消失。Ⅲ度冻伤周围伴有Ⅰ、Ⅱ度冻伤。

4. Ⅳ度冻伤 主要特点是损伤达深层组织，有时肌层和骨组织都发生坏死，是最严重一类冻伤。复温后皮肤呈紫蓝色或青灰色，组织温度接近或等于室温，触诊感到冰冷、疼痛及触觉消失或明显迟钝，而造成组织损伤。Ⅳ度冻伤的分界线约在复温后12h出现，随着分界线的出现，水肿消退后，发生皱缩干化，形成硬性干痂，Ⅳ度损伤的组织破坏是不可逆的，常伴有大块组织的坏死和坏疽及严重的感染，截肢率很高。

（二）非冻结性冻伤

1. 冻疮 通常是在低温（常在冰点以上）、潮湿条件下，使暴露部位皮下动脉收缩，麻痹而扩张，静脉淤血所致局部血液循环不良而造成组织损伤。好发部位是手、足、耳及其他末梢部位。冻疮开始表现为皮肤的红斑（或紫红斑）及肿胀，皮下结节、水肿，有灼热感及痒感，局部温热时更为明显。可于数日内消退，也可反复发作甚至每年发作（多在秋末和初冬复发）。可迁延数周至数月不愈，病灶肿胀加剧，组织变硬（手指僵硬），颜色较深，有时出现水疱，并可发生浅表组织糜烂和皮下组织坏死的倾向，痒感被疼痛替代。好发冻疮的患者，手足温度比正常人低，皮肤颜色也比正常人深，指（趾）温度接近周围环境温度。

2. 浸渍足 下肢（主要是足）在10℃左右的水中长时间浸泡而缺乏运动时发生的非冻结性冻伤称为浸渍足。多发于船员、水手、海军。其病程慢，大体上经历出血期、充血期、充血后期和后遗症期。缺血期足背发凉、肿胀，有沉重和麻木感，动脉搏动微弱或消失；充血期有时有水疱，重者可伴有肌无力和肌肉萎缩；充血后期肿胀和炎症反应逐渐减轻，皮温下降，严重的浸渍足可形成组织坏死与脱落；后遗症期表现为患部对寒冷和负重较敏感，疼痛、多汗等症状可持续长达数年。

3. 战壕足 在冰点以上的低温（0～10℃）潮湿或蒸汽环境中（如战壕或防空洞）长时间停留，肢体下垂，体位不变及鞋靴紧窄而发生的主要累及小腿和脚的非冻结性冷伤称为战壕足。因陆军战壕中易发生故得此名，亦称为湿冷病。其病理为因受冷而致局部缺血，深部组织血管神经性病变和无菌性炎症。早期表现为血管明显充血，血管内有红细胞聚集和凝血性血栓，有明显渗出和水肿，以后血栓机化，可致闭塞性血管内膜炎，肌肉变性、坏死或蜂窝织炎。晚期萎缩，出现组织坏死、溃烂。

四、诊断要点

通过了解受冻史、受湿冷史、保暖情况及是否有诱因，即可确定冻伤诊断，并判断冻伤类型与严重程度。

五、治疗原则与措施

迅速脱离寒冷环境，防止继续受凉；抓紧时间尽早复温；局部药物治疗；改善局部微循环；抗休克，抗感染和保暖；内服活血化瘀药物；轻、重度冻伤未能分清者按中度冻伤治疗；冻伤的手术处理，应尽量减少伤残，最大限度地保留尚有存活能力的肢体功能。

1. 现场急救 伤员获救后，应尽早脱离寒冷环境，脱掉紧裹损伤部位的服装，如鞋、袜或手套等，用毛毯或其他衣物保护损伤部位，以免再次受到寒冷损伤。禁止吸烟、饮酒和随意使用药物、药膏或油膏。水疱不要弄破。由于原现场往往不具有治疗条件，一旦发生冻-融-再冻者预后极差，所以伤员获救后一般不主张立即实施复温治疗，而应尽快送至有条件救治的医疗单位。

2. 局部处置 发生冻伤后，应及时进行有效的复温、清洁、抗感染等措施，主动活动肢体，防止关节僵硬。局部涂搽冻疮膏，并以无菌敷料包扎，每日换药1～2次，面积小的Ⅰ、Ⅱ度冻伤，可不包扎，但要注意保暖。对于水疱应在无菌条件下抽出疱液，水疱较大者，可行低位切口引流。对坏死组织进行清创处理。感染创面应及时引流，防止痂下积脓。需手术者，应尽量减少伤残，最大限度地保留尚有存活能力的肢体功能。

3. 快速复温 将冻肢浸泡于40～42℃温水中，至冻区皮肤发红，尤其是指（趾）甲床潮红，组织变软为止，时间不宜过长，一般将创面浸泡15～30min。无温水的条件下，可将冻肢立即置于自身或救护者的身体温暖部位以达复温的目的。特别需注意的是复温时严禁火烤、雪搓或用冷水浸泡、猛力捶打患部。

4. 改善局部微循环 根据情况可酌情给予低分子右旋糖酐静脉滴注，抗凝血药或血管扩张药，温经通络、活血化瘀中医中药治疗等。

5. 严重冻伤 应口服或注射抗生素，常规进行破伤风预防注射。

6. 全身支持疗法 鼓励伤员多饮水，补充液体、纠正血容量不足，维持电解质和酸碱平衡。同时给予高蛋白、高热量饮食，补充必要的维生素。

六、预防

（1）普及防冻知识，重视防冻措施。

（2）加强耐寒训练，建立个体冷习服，冬季多开展户外运动，增强身体素质。

（3）增强身体抵抗力。供给足够的营养和水供应，保证足够的睡眠，避免过劳，禁忌大量饮酒。

（4）注意防寒、防湿、防静。保持鞋袜干燥，在严寒的气候条件下，应尽量避免户外活动，并要避免长时间静止不动。

（李高志 蒲 猛）

第三节 烧 伤

烧伤是由热力、如火焰、蒸汽、热水、电流、放射线或强酸强碱等作用于人体所引起的损伤。除皮肤损伤外，还可伤及肌肉、骨骼、呼吸道、消化道。严重时能引起一系列的全身变化，如休克、感染等。

一、伤情判断

（一）烧伤面积估计

1. 中国九分法 将体表面积划分为11个9%的等份，另加1%，构成100%的总体表面积，即头颈部＝1×9%；躯干＝3×9%；双上肢＝2×9%；双下肢＝5×9%＋1%，共为11×9%＋1%（会阴部）。

估算面积时，女性和儿童有所差别。一般成年女性的臀部和双足各占6%；儿童头大、下肢小，可按下法计算：头颈部面积＝9%＋（12－年龄）%，双下肢面积＝46%－（12－年龄）%。

2. 手掌计算法 不论性别、年龄，患者并指的掌面约占体表面积1%，该方法可用于估计小面积烧伤。

（二）烧伤深度估计

一般采用三度四分法，即将烧伤深度分为Ⅰ度、浅Ⅱ度、深Ⅱ度、Ⅲ度。一般将Ⅰ度和浅Ⅱ度烧伤称浅度烧伤，深Ⅱ度和Ⅲ度烧伤称深度烧伤。

1. Ⅰ度烧伤 仅伤及表皮浅层，生发层健在。表面红斑状、干燥，烧灼感。再生能力强，3～7d脱屑痊愈，短期内可有色素沉着。

2. 浅Ⅱ度烧伤 伤及表皮的生发层和真皮乳头层。局部红肿明显，有大小不一的水疱形成，内含淡黄色澄清液体，水疱皮如剥脱，创面红润、潮湿、疼痛明显。创面靠残存的表皮生发层和皮肤附件（汗腺、毛囊）的上皮再生修复，如无感染，创面可于1～2周愈合，一般不留瘢痕，但可有色素沉着。

3. 深Ⅱ度烧伤 伤及真皮乳头层以下，但仍残留部分网状层，深浅不尽一致，也可有水疱，但去疱皮后，创面微湿，红白相间，痛觉较迟钝。由于真皮层内有残存的皮肤附件，创面修复可依赖其上皮增殖形成上皮小岛，如无感染，可通过上皮小岛扩展融合修复，需时3～4周。但常有瘢痕增生。

4. Ⅲ度烧伤 又称为焦痂型烧伤。全层皮肤烧伤，可深达肌肉甚至骨骼、内脏器官等。创面蜡白或焦黄，甚至炭化。硬如皮革，干燥，无渗液，发凉，针刺和拔毛无痛觉。可见粗大栓塞的树枝状血管网（真皮下血管丛栓塞）。由于皮肤及其附件全部被毁，3～4周后焦痂脱落形成肉芽创面，创面修复有赖于植皮，较小创面也可由创缘健康皮肤上皮生长修复。愈合后多形成瘢痕，且常造成畸形。

（三）严重程度分级

轻度：Ⅱ度烧伤面积＜10%。

中度：Ⅱ度烧伤面积11%～30%，或Ⅲ度烧伤面积＜10%。

重度：烧伤总面积31%～50%，或Ⅲ度烧伤面积11%～20%，或Ⅱ度、Ⅲ度烧伤面积未达以上百分比但已发生休克等并发症、呼吸道烧伤或有较重的复合伤。

特重烧伤：烧伤总面积＞50%，或Ⅲ度烧伤面积＞20%。

（四）吸入性损伤

除了热力外，燃烧时烟雾中还含有大量的化学物质如CO、氰化物等，被吸入下呼吸道，引起局部腐蚀或全身中毒。合并重度吸入伤可使烧伤死亡率增加20%～40%。

吸入性损伤的诊断依据：于密闭环境发生的烧伤；面、颈和前胸部烧伤，特别是口、鼻周围深度烧伤；鼻毛烧焦，口唇肿胀，口腔、口咽部红肿有水泡或黏膜发白；刺激性咳嗽，痰中有炭屑；声嘶、吞咽困难或疼痛；呼吸困难和（或）哮鸣；纤维支气管镜检查发现气道黏膜充血、水肿，黏膜苍白、坏死、剥脱等，是诊断吸入性损伤最直接和准确的方法。

二、临床分期

（一）体液渗出期

严重烧伤后，最早的反应是体液渗出。由于组织间毛细血管通透性增加，血浆样渗液聚积至细胞间隙或皮肤各层间，形成水肿、水疱或直接丢失于体表，使体液减少、水电解质失衡、酸碱紊乱、血液浓缩。烧伤后的体液渗出可自伤后数分钟即开始，至2～3h最快，8h达高峰，12～36h减缓，48h后趋于稳定并开始回吸收。烧伤后48h内，最大的危险是低血容量性休克，临床称之为休克期。

（二）急性感染期

严重烧伤所致的全身应激性反应，对致病菌的易感性增加，早期即可并发全身性感染。烧伤后皮肤生理屏障损坏，创面成为致病菌的培养基，感染的威胁将持续至创面完全愈合。即使浅度烧伤，若早期处理不当，亦可发生创周炎症（如蜂窝织炎等）。深度烧伤形成焦痂，至伤后2～3周进入组织溶解期，此为并发全身性感染的第二个高峰。创面污秽、出现褐色、绿色坏死斑片、覆盖脓性分泌物，并有臭味，边缘皮肤亦被侵袭溶解，即使细菌未侵入血液，也可致死，此称"烧伤创面脓毒血症"。

（三）创面修复期

烧伤早期出现炎症反应够同时组织修复开始。浅度烧伤多能自行修复；深Ⅱ度烧伤靠残存上皮融合修复；Ⅲ度烧伤只能依赖皮肤移植修复。严重的深度烧伤，创面的纤维化修复是不可避免的，瘢痕增殖和挛缩将造成毁容、肢体畸形和功能障碍。

（四）康复期

深度创面愈合后可形成瘢痕，某些器官损害及心理也需要恢复过程。

三、治疗原则

小面积浅度烧伤按外科原则，及时给予清创、保护创面，大多能自行愈合。大面积深度烧伤的全身反应重、并发症多、死亡率和伤残率高，治疗原则是：早期及时补液，迅速纠正休克，维持呼吸道通畅；使用有效抗生素，及时有效地防治全身性感染；尽早切除深度烧伤组织，用自、异体皮移植覆盖，促进创面修复，减少感染来源；积极治疗严重吸入性损伤、防治脏器功能障碍；早期重视心理、外观和功能的康复。

四、现场急救、转运、初期处理

1. 迅速脱离热源 切忌奔跑；避免双手扑打；热液浸渍的衣服冷水冲淋后剪下等。

2. 保护受伤部位 切忌创面再污染、再损伤。

3. 维持呼吸道通畅。

4. 转送 严重大面积烧伤早期避免长途转送；烧伤面积大者及早补液纠正休克等。

5. 入院后初期处理

1）轻度烧伤：创面处理，清除异物，浅Ⅱ度水疱保留，水疱大者可抽取水泡液；

深度应清除水疱皮；面颈会阴不宜包扎；包扎处内层用油质纱布，外层吸水敷料均匀包扎等。

2）中重度烧伤：维持呼吸道通畅，呼吸道烧伤者气管切开；立即建立静脉通道，纠正休克；留置导尿管观察尿量；清创；切开焦痂减压；暴露疗法；注射破伤风抗毒血清等。

五、烧伤休克

（一）临床表现与诊断

1．心率增快、脉搏细速、心音低弱。

2．早期血压脉压变小，随后血压下降。

3．呼吸浅、快。

4．尿量减少，小于20mL/h表示血容量不足。

5．口渴难忍。

6．烦躁不安，为脑组织缺血缺氧。

7．周边静脉充盈不良，肢端冰凉，畏冷。

8．血液检查：血液浓缩，低血钠，低蛋白，酸中毒。

（二）治疗

1．防治休克 伤后第1个24h补液量：成人每1%Ⅱ度、Ⅲ度烧伤面积每千克体重补充电解质液1mL和胶体液0.5mL（电解质与胶体比例为2：1），另加基础水分2000mL。伤后前8h内输入一半，后16h补入另一半。伤后第2个24h补液：胶体及电解质均为第1个24h实际输入量的一半，5%葡萄糖溶液补充水分2000mL（小儿另按年龄、体重计算）。广泛深度烧伤者与小儿烧伤胶体及电解质比例可改为1：1，第2个24h，胶体和电解质液为第1个24h的一半，水分补充仍为2000mL。广泛深度烧伤者可同时纠正酸中毒，输液成分中可增配1.25%碳酸氢钠。

2．休克监测 抗休克治疗时监测：

1）每小时尿量每千克体重每小时不低于1mL。

2）患者安静，无烦躁不安。

3）无明显口渴。

4）脉搏、心搏有力，脉率在120次/分钟以下。

5）收缩压维持在90mmHg以上、脉压维持在20mmHg以上。

6）呼吸平稳。

7）有条件者可检测中心静脉压、血气、血乳酸等。如出现血压低、尿量少、烦躁不安等现象，则应加快输液速度。同时，应特别注意保持呼吸道的通畅。

六、烧伤全身性感染

（一）病因

广泛皮肤屏障破坏、大量坏死组织、炎性渗出成为好的培养基；肠黏膜应激性损害导致肠道微生物移位，成为内源性感染来源；吸入性损伤后，继发肺部感染；静脉导管感染。

（二）诊断依据

1. 性格改变，初始时仅有些兴奋、多语、定向障碍，继而可出现幻觉、迫害妄想，甚至大喊大叫；也有表现对周围淡漠。

2. 体温骤升或骤降，波动幅度较大（1～2℃）。体温骤升者，起病时常伴有寒战；体温不升者常示为严重革兰氏阴性杆菌感染。

3. 心率加快（成人常在140次/分钟以上）。

4. 呼吸急促。

5. 创面骤变。常可一夜之间出现创面生长停滞、创缘变钝、干枯、出血坏死斑等。

6. 白细胞计数骤升或骤降。

（三）治疗

及时积极纠正休克。正确处理创面：深度烧伤早期切痂、削痂植皮。应用抗生素：严重患者联合应用三代头孢＋氨基糖苷类；感染症状控制后立即停药，不能等体温完全正常。营养支持、纠正水和电解质紊乱、脏器功能保护等。

七、创面处理

Ⅰ度属于红斑性炎症反应，无须特殊处理，可自行消退。

小面积浅Ⅱ度保持水疱皮，抽取液体，消毒包扎；若水疱破裂，以无菌油性敷料包扎，不必经常换药；若化脓感染，则经常清换清除分泌物。

深度烧伤清创后外用1%磺胺嘧啶银霜剂、聚维酮碘；早期切痂（达深筋膜）、削痂，并立即皮肤移植（多用头皮移植：头皮厚，血运好，取薄层断面皮片5～7d愈合，可反复切取）。

（崔 涵 武晓兰）

第四节 化学灼伤

某些化学物质在接触人体后，除立即损伤外，还可继续侵入或被吸收，导致进行性局部损害或全身性中毒。损害程度除与化学物质的性质有关外，还取决于剂量、浓度和接触时间的长短。处理时应了解致伤物质的性质，才能采取相应的措施。常见的有酸、碱灼伤及磷灼伤。

一、临床表现

（一）酸灼伤

常见的为硫酸，盐酸，硝酸灼伤。此外尚有氢氟酸，石炭酸，草酸等。特点是使组织脱水，蛋白沉淀，凝固，故灼伤后创面迅速成痂，界限清楚，因此限制了继续向深部侵蚀。

1．硫酸，盐酸，硝酸灼伤 硫酸，盐酸，硝酸灼伤发生率较高，占酸灼伤的80.6%。硫酸灼伤创面呈黑色或棕黑色；盐酸者为黄色；硝酸者为黄棕色。此外，颜色改变与创面深浅也有关系，潮红色最浅，灰色，棕黄色或黑色较深。酸灼伤后，由于痂皮掩盖，早期对深度的判断较一般烧伤困难，不能因无水疱即判为深度烧伤。

硫酸，盐酸，硝酸在液态时可引起皮肤灼伤，气态时吸入可致吸入性损伤。三种酸比较，在同样浓度下，液态时硫酸作用最强，气态时硝酸作用最强。气态硝酸吸入后，数小时即可出现肺水肿。它们口服后均可造成上消化道灼伤，喉水肿及呼吸困难，甚至溃疡穿孔。

2．氢氟酸灼伤 氢氟酸是氟化氢的水溶液，无色透明，具有强烈腐蚀性，并具有溶解脂肪和脱钙的作用。氢氟酸灼伤后，创面起初可能只有红斑或皮革样焦痂，随后即发生坏死，向四周及深部组织侵蚀，可伤及骨骼使之坏死，形成难以愈合的溃疡，疼痛较重。

3．石炭酸灼伤 石炭酸吸收后主要对肾脏产生损害。

4．草酸灼伤 皮肤、黏膜接触草酸后易形成粉白色顽固性溃烂，且草酸与钙结合使血钙降低。

（二）碱灼伤

常见的有苛性碱，石灰及氨水等灼伤，发生率较酸灼伤高。特点是与组织蛋白结合，形成碱性蛋白化合物，易于溶解，进一步使创面加深；皂化脂肪组织；使细胞脱水而致死，并产热加重损伤。因此它造成损伤比酸灼伤严重。

1．苛性碱灼伤 苛性碱是指氢氧化钠与氢氧化钾，具有强烈的腐蚀性和刺激性。其灼伤后创面呈黏滑或皂状焦痂，色潮红，一般均较深，通常在深Ⅱ度以上，疼痛剧烈，创面坏死组织脱落后，创面凹陷，边缘潜行，往往经久不愈。

2．石灰灼伤 生石灰（氧化钙）与水生成氢氧化钙（熟石灰），并放出大量的热。石灰灼伤时创面较干燥呈褐色，较深。

3．氨水灼伤 氨水极易挥发释放氨，具有刺激性，吸入后可发生喉痉挛，喉头水肿，肺水肿等吸入性损伤。氨水接触的创面浅度者有水疱，深度者干燥呈黑色皮革样焦痂。

（三）磷灼伤

磷灼伤在化学灼伤中居第三位，仅次于酸，碱灼伤。除磷遇空气燃烧可致伤外，还由于磷氧化后生成五氧化二磷，其对细胞有脱水和夺氧作用。五氧化二磷遇水后生成磷酸并在反应过程中产热使创面继续加深。磷蒸气吸入可引起吸入性损伤，磷及磷化物经创面和黏膜吸入可引起磷中毒。

磷能抑制细胞的氧化过程。磷吸收后在肝、肾组织中含量较多，易引起肝、肾等脏器的广泛损害。磷灼伤后患者主要表现为头痛、头晕、乏力、恶心，重者可出现肝、肾功能不全，肝大、肝区痛、黄疸，少尿或无尿、尿中有蛋白和管型。吸入性损伤及磷中毒可引起呼吸急促，刺激性咳嗽，肺部闻及干湿啰音，重者可出现肺功能不全及ARDS，胸片提示间质性肺水肿，支气管肺炎。部分患者可有低钙血症、高磷血症、心律失常、精神症状及脑水肿等。磷灼伤创面多较深，可伤及骨骼，创面呈棕褐色，Ⅲ度创面暴露时可呈青铜色或黑色。

（四）氰化物灼伤

氰化物进入体内后，氰离子迅速与氧化型细胞色素氧化酶的三价铁结合，阻碍其细胞色素还原为带二价铁的还原型细胞色素氧化酶，使细胞不能得到足够的氧，造成“细胞内窒息”。急性中毒者动静脉血氧差可自正常的4%～5%降至1%～1.5%，故易致呼吸中枢麻痹，并造成死亡。

主要临床表现为乏力、胸痛、胸闷、头晕、耳鸣、呼吸困难、心律失常、瞳孔缩小或扩大，阵发性或强直性抽搐、昏迷，最后呼吸、心搏停止而死亡。

（五）沥青灼伤

液体沥青引起皮肤灼伤纯属热力作用，无化学致伤作用。特点是不易清除，热量高，散热慢，故创面往往较深，且多发生于皮肤暴露部位，如手、足、面部等处。

二、治疗方案

（一）一般处理原则

立即解脱被化学物质浸渍的衣物，连续大量清水冲洗，时间应较长。特应注意五官的冲洗，因损伤后可因而致盲或其他后果。急救时使用中和剂等并非上策，除耽误时间外，还可因匆忙中选择不当或中和反应中产热而加重损害。早期输液量可稍多，加用利尿剂以排出毒性物质。深度灼伤应尽早切除坏死组织并植皮。已明确为化学毒物致伤者，应选用相应的解毒剂或对抗剂。

（二）酸灼伤

急救时用大量清水冲洗伤处，随后按一般烧伤处理。

1．硫酸、盐酸、硝酸灼伤 处理同化学灼伤急救处理原则。冲洗后，可用5%碳酸氢钠溶液或氧化镁、肥皂水等中和留在皮肤上的氢离子，中和后，仍继续冲洗。创面采用暴露疗法。如确定为Ⅲ度，尽早切痂植皮。吸入性损伤按其常规处理。吞食强酸后，可口服牛奶、蛋清、氢氧化铝凝胶、豆浆、镁乳等，禁忌洗胃或用催吐剂，切忌使用强碱中和。

2．氢氟酸灼伤 关键在于早期处理。应立即用大量流动水冲洗，至少半小时。冲洗后，创面可涂氧化镁甘油（1∶2）软膏，或用饱和氯化钙或25%硫酸镁溶液浸泡，使表面残余的氢氟酸沉淀为氟化钙或氟化镁。忌用氨水，以免形成有腐蚀性的二氟化铵（氟化氢铵）。如疼痛较剧，可用5%～10%葡萄糖酸钙（0.5mL/cm^2）加入1%普鲁卡因内行皮下及创周浸润，以减轻进行性损害。若创面有水疱，应予除去。灼伤波及甲下时，应拔除指（趾）甲。Ⅲ度创面应早期切痂植皮。

3．石炭酸灼伤 急救时首先用大量流动冷水冲洗，然后再用70%乙醇冲洗或包扎。深度创面应早期切痂或削痂。

4．草酸灼伤 大量冷水冲洗的同时，局部及全身应及时应用钙剂。

（三）碱灼伤

急救时应大量清水冲洗，冲洗时间更应延长。深度碱灼伤适合早期切痂与植皮。

1．苛性碱灼伤 处理关键在于早期及时流动冷水冲洗，冲洗时间要长，不主张用中和剂。深度创面亦应早期切痂。误服苛性碱后禁忌洗胃、催吐，以防胃与食管穿孔，可用小剂量橄榄油、5%醋酸或食用醋、柠檬汁口服。对坏死组织自然脱落形成肉芽创面者，在肉芽创面上以1%枸橼酸溶液湿敷24h可降低pH，提高植皮成活率。

2．石灰灼伤 水冲洗前，将石灰粉末擦拭干净，以免产热加重创面。

3．氨水灼伤 同一般碱灼伤。对伴有吸入性损伤者，应按吸入性损伤原则处理。

（四）磷灼伤

立即扑灭火焰，脱去污染的衣服，创面用大量清水冲洗或浸泡于水中。仔细清除创面上的磷颗粒，避免与空气接触。若一时无大量清水，可用湿布覆盖创面。为避免吸入性损伤，患者及救护者应用湿的手帕或口罩掩护口鼻。入院后，用1%硫酸铜清洗，形成黑色磷化铜，便于清除，然后再用清水冲洗或浸泡于水中。硫酸铜的用量以创面不发生白烟为度。残余创面的磷化铜应用镊子仔细清除，再用清水冲洗后，用5%的碳酸氢钠溶液湿敷，中和磷酸，4～6h后改用包扎，严禁用油质敷料。深度创面应迟早切痂植皮。无论创面面积大小，磷灼伤后均应注意保护内脏功能，给予高糖、高热量、高蛋白饮食，早期输液量应偏多，早给碱性药，早给利尿药，给予能量保剂应用等。早期应用钙剂可避免发生磷中毒，已发生磷中毒者应用钙剂后，可缓解临床症状，促进磷的排泄，并促进受伤脏器的恢复。

（五）氰化物灼伤

给予亚硝酸异戊酯和亚硝酸钠。现场或运送途中，可给患者吸入亚硝酸异戊酯

0.2～0.4mL，每隔15～30s至数分钟一次，不要超过6支，吸入至静注亚硝酸钠为止。30%亚硝酸钠10～20mL（6～12mg/kg），以2～3mL/min的速度静脉注射，然后在同一针头下给予25%硫代硫酸钠50mL，必要时间隔1h重复注射。一次注射时速度勿快，以免引起低血压。局部创面应先用大量流动清水冲洗，然后用0.01%的高锰酸钾冲洗，再用5%硫代硫酸钠冲洗。应该注意的是亚硝酸钠及硫代硫酸钠对有机氰中毒无解毒作用，且亚硝酸钠本身对机体有损害作用。

（六）沥青灼伤

大面积沥青灼伤切忌用汽油擦洗，以免引起急性铅中毒。沥青灼伤后可即刻置于冷水中使其降温，之后再用橄榄油或麻油清除创面上的沥青；也可用松节油擦拭，但其具有刺激性，故对中小面积创面为宜。

沥清蒸发产生少量吖啶、蒽、菲等光感物质，光照射后增加疼痛，故患者应避免日光照射，避免应用有光感的药物，如磺胺、氯丙嗪、异丙嗪等，创面上禁用红汞、龙胆紫。

（七）误服强碱、强酸类腐蚀剂

不论服量多少，均可灼伤口腔、咽喉、食管与胃黏膜，严重者可灼伤肌层直至穿孔。因此，解救时不可立即催吐或洗胃，以免食管与胃破裂或穿孔；可针对服用的强碱或强酸种类，将相应的中和溶液灌入，同时灌入牛奶、鸡蛋清、植物油或面糊等流体，以求保护好食管与胃黏膜，赢得抢救时间。

无论何种化学灼伤，也无论是外灼伤还是内灼伤，均应迅速、安全地送医院救治，万不可留在家中自行处理。

（崔　涵　武晓兰）

第五节　蛇、虫咬伤

一、蛇咬伤

蛇咬伤是常见的动物致伤疾病，无毒蛇咬伤主要造成局部损伤，毒蛇咬伤是由毒液从伤口进入人体内而引起的一种急性全身中毒性疾病。毒蛇咬伤发病急骤，病情发展迅速，若得不到及时正确的救治，蛇毒可迅速在体内扩散而影响机体多器官功能，导致机体代谢紊乱、多器官功能衰竭，甚至死亡。

（一）发病机制

毒蛇咬人时，毒液经排毒导管输送至毒牙，注入创口，经淋巴和血液分布到各器官，以肾脏最多，脑部最少，主要以肝脏代谢，肾脏排泄，部分由肝脏排泄。一般72h后，毒性成分在体内仅剩微量。

1．蛇毒种类 毒蛇毒性组分由酶、多肽、糖蛋白和金属离子等组成。蛇毒按其主要毒性成分与生物效应分为：神经毒素、血液毒素和细胞毒素。各种毒性组分在不同毒蛇含量有较大差异，同种毒蛇的毒性组分可因地域分布、季节性、蛇龄等不同而异。

2．蛇分类 无毒蛇：王锦蛇、赤链蛇等。毒蛇：分为神经毒类、血液毒类、细胞毒类和混合毒类蛇。神经毒类如金环蛇、银环蛇等。血液毒类如竹叶青、蝰蛇等。细胞毒类如眼镜蛇等。混合毒类如眼镜王蛇、蝮蛇、尖吻蝮蛇等。

（二）临床表现

1．无毒蛇 咬伤部位可见两排小锯齿状牙痕，伴轻微的疼痛和（或）出血，数分钟出血可自行停止，疼痛渐渐消失，局部无明显肿胀、坏死。全身症状不明显，可表现为轻度头晕、恶心、心悸、乏力等，部分患者出现全身过敏表现。

2．有毒蛇 依据其蛇毒种类不同，临床表现也各不相同。

1）血液毒：主要由蝰蛇、五步蛇、竹叶青等毒蛇咬伤引起。局部表现为创口出血不止，肢体肿胀，皮下出血、瘀斑，并可出现血疱、水疱，伤口剧痛难忍。全身表现为各部位出血，如鼻腔、牙龈、尿道、消化道，甚至颅内出血；血管内溶血时有黄疸、酱油样尿，严重者出现急性肾功能衰竭；合并DIC时除全身出血外，还会出现皮肤潮冷、口渴、脉速、血压下降等休克表现。

2）神经毒：主要由金环蛇、银环蛇、眼镜蛇咬伤引起。咬伤创口发麻，疼痛不明显，无明显渗出，常被忽视。早期症状轻微，1～4h后可出现头晕、恶心、呕吐、流涎、视物模糊、眼睑下垂、语言不清、肢体软瘫、张口与吞咽困难，引起呼吸肌麻痹，最终可导致急性呼吸衰竭甚至自主呼吸停止。

3）细胞毒：海蛇蛇毒除有神经毒作用外，对横纹肌细胞有严重毒性，一般在咬伤后2h内出现肌肉酸痛、乏力，继之出现肌红蛋白尿和高钾血症，导致急性肾衰竭、周围型呼吸衰竭和严重心律失常，可发生猝死。病愈后，肌力恢复需数月。

4）混合毒：主要由眼镜蛇、眼镜王蛇、蝮蛇、五步蛇咬伤引起。同时出现神经毒、血液毒素和（或）细胞毒的临床表现，如眼镜王蛇以神经毒为主，合并细胞毒素表现；五步蛇咬伤以血液毒和细胞毒表现为主。

（三）治疗方案

要点是迅速破坏和清除局部毒液，减缓毒液吸收，早期足量使用抗蛇毒血清。

1．现场自救 立即脱离蛇咬伤环境，以免二次咬伤；尽量记住蛇头、蛇体、斑纹和颜色等特征，有条件者拍摄致伤蛇的照片；保持冷静，避免慌张，减少伤肢活动；去除受伤部位的各种受限物品，以免因后续的肿胀导致无法取出而加重局部损害；绷带加压固定可用于神经毒类毒蛇咬伤；避免压迫过紧、时间过长；利用周围的清洁水源冲洗伤口；呼叫“120”，及早转送有条件的救治医院。

2. 院前急救

1）评估生命体征：心搏骤停应立即行胸外心脏按压，如果呼吸困难要尽快人工呼吸，尽早转至有条件救治的医院进一步处置。

2）伤口早期初步清创：局部用过氧化氢或灭菌用水清洗；神经毒蛇咬伤可早期沿牙痕纵行切开排毒，并辅予负压吸出毒素，尽早清除仍有毒性的蛇毒。若有条件，可将利多卡因或普鲁卡因注射液使用生理盐水稀释为0.25%～0.5%浓度溶液，用此稀释液溶解胰蛋白酶（浓度5000U/mL）或糜蛋白酶（浓度800U/mL）后，以牙痕为中心，在伤口周围浸润注射或在肿胀部位上方做环状封闭，每次使用胰蛋白酶50 000～100 000U，或糜蛋白酶8000～16 000U。神经毒毒蛇咬伤肢体可采用绷带加压固定，咬伤部位也可使用加压垫法。

3. 院内救治

1）院内快速救治通道：为蛇咬伤患者开通绿色通道，尽早使用抗蛇毒血清。

2）抗蛇毒血清使用：抗蛇毒血清免疫球蛋白（抗蛇毒血清）是治疗毒蛇咬伤的唯一切实有效的药物，抗蛇毒血清的使用主要遵守以下三项原则：早期用药、同种专一、异种联合。

（1）使用指征：明确毒蛇咬伤和疑似诊断为毒蛇咬伤并伴有以下至少一项中毒表现者。

中毒表现：咬伤48h内局部肿胀超过咬伤肢体一半；肿胀快速进展；咬伤后毒素回流淋巴结肿痛；全身中毒表现：凝血障碍、血小板减少，全身脏器、器官自发性出血等凝血功能障碍表现，上睑下垂、眼外肌麻痹、瞳孔散大等神经系统中毒表现，少尿或无尿、肌酐升高等急性肾损伤或肾衰竭表现，肌痛、高钾血症等横纹肌溶解表现，低血压、休克、心律失常、异常心电图等。

（2）用量：轻症毒蛇咬伤患者，起始使用常规剂量，致命性的毒蛇咬伤，起始剂量可翻倍，或者考虑异种血清联合使用，根据临床症状、体征、实验室检查等调整用量，若中毒症状无明显缓解，甚至有症状持续加重者，可按首次使用剂量重复多次用药。儿童患者或体型瘦弱者，使用剂量应与成人的剂量相同；妊娠期的患者使用抗蛇毒血清需加强监测。国产单价抗蛇毒血清的剂量如下：抗蝮蛇蛇毒血清6000U，抗五步蛇蛇毒血清6000U，抗银环蛇蛇毒血清8000U，抗眼镜蛇蛇毒血清2000U，抗金环蛇蛇毒血清5000U，抗蝰蛇蛇毒血清5000U。

（3）抗蛇毒血清反应：使用抗蛇毒血清治疗前，需进行皮试，皮试阳性者，可采用脱敏治疗法。如出现抗蛇毒血清治疗的不良反应，适当减慢滴速，必要时加用抗过敏药物。

3）咬伤创面处理：常规消毒创口；可在咬伤处纵向扩大伤口皮肤以利蛇毒排出。血液类毒蛇咬伤谨慎扩创伤口，可在输注抗蛇毒血清后，凝血功能改善或者血小板上升后再行扩创。如有创面坏死，可在清创后予生长因子、湿润烧伤膏及创面敷料外敷。重症肿胀患者，输注抗蛇毒血清及新鲜血浆的同时，行扩创甚至骨筋膜室切开减压治疗。如创口下组织坏死，形成蛇伤溃疡，可反复多次清创，清除坏死感染的肉芽组织，予负压封闭引流术负压吸引，后期进行皮肤移植或者皮瓣移植。

4）糖皮质激素：早期使用糖皮质激素可减轻蛇毒引起的炎症反应、溶血反应和变态反应。

5）破伤风预防。

6）并发症治疗：立即处理急性肾损伤、心力衰竭、休克、DIC、心肌损害、继发感染等并发症。如出现急性肾功能衰竭、MODS时尽早使用血液净化等治疗。

7）中医中药治疗：季德胜蛇药是目前常用的中成药。

8）抗感染治疗：对局部坏死、伤口有脓性分泌物或者脓肿形成者使用抗生素，同时及时根据创面细菌培养结果针对性使用抗生素。

9）康复治疗：早期进行个体化的分级康复锻炼，及时开展针对性的健康教育和饮食指导。

二、虫咬伤

虫咬伤指的是昆虫对人体的损害，不同昆虫所含毒液不一样，对人体损害的严重程度及临床表现也差异很大。轻者为轻度红斑、丘疹或风团，伴有不同程度的瘙痒、烧灼及疼痛感；重者可出现皮肤广泛损伤或坏死，关节痛等，严重的甚至引起全身中毒症状，导致过敏性休克而死亡。一旦遇上毒虫叮咬，要尽快进行正确的处置，否则将危及生命安全。

（一）致病方式

1. 将毒汁或血液注入人体。
2. 利用毒刺伤人。
3. 以虫体表面的毒毛或刺毛引起皮炎。
4. 释放虫体内的毒素或虫体击碎后引起皮炎。
5. 寄生于人体，引起皮肤的变态反应。

（二）临床表现

1. 蜈蚣咬伤 蜈蚣咬伤后，多数人只有局部红、肿、热、痛；中毒严重者可出现全身症状，如高热、全身发麻、眩晕、恶心、呕吐等；极少有昏迷、过敏性休克等。

2. 蝎蜇伤 蝎蜇伤后，局部可出现一片红肿，有烧灼痛，中心可见蜇伤痕迹，轻者一般无症状。如中毒严重，有头痛、头晕、流涎、流泪、畏光、嗜睡、恶心呕吐、口舌强直、呼吸急促，大汗淋漓及肌肉痉挛等症状。

3. 蚂蝗咬伤 蚂蝗常以身上的吸盘叮咬人后在皮肤上吸血，同时分泌水蛭素和组胺样的物质，使伤口麻醉、血管扩张、流血不止，并使皮肤出现水肿性丘疹、疼痛。

4. 毛毛虫蜇伤 毛毛虫体表有毒毛，呈细毛状或棘刺状。被蜇伤后，毒毛留在体内，因而局部痛痒刺痛、烧灼感，一段时间后则患处痛痒加重，甚至溃烂。严重的还可引起荨麻疹、关节炎等全身反应。

5. 蜂蜇伤 被蜂蜇伤后，轻者局部出现红肿热痛，也可有水疱、瘀斑，局部淋巴结肿大，数小时或1～2d自行消失。如果身体多处被蜂群蜇伤，会引起发热、头晕、头痛、恶心、烦躁不安和昏厥等全身症状。对蜂毒过敏者，可引起荨麻疹、呼吸困难，危及生命。

6. 毒蜘蛛咬伤 毒蜘蛛毒液中含有神经毒蛋白，咬伤后，伤口处会发生肿胀、肤色变白，有剧烈痛感。同时会引起严重的全身反应，表现为全身软弱无力、头晕、恶心呕吐、腹肌痉挛、发热、畏寒、休克，甚至死亡。

7. 壁虱咬伤 壁虱又叫“蜱”，是吸血的体外寄生虫。蜱叮人时会分泌唾液，使血液不凝固及局部血管周围发炎。其唾液中还含有神经毒素，会发生严重神经毒性反应，表现为易激动、全身无力、下肢行动不便。

8. 吸血蝇咬伤 吸血蝇唾液中含有抗凝血素，可使伤者发生毒性反应。伤口局部有红肿热痛、发疹外，还可能出现紫癜、荨麻疹等全身症状。

9. 隐翅虫性皮炎 隐翅虫不蜇人，但体内含有酸性毒液，会引起急性皮肤炎。过敏体质者尤其严重。接触隐翅虫毒液的受伤部位会产生水疱，周围皮肤红肿，过敏体质者严重情况下可留下瘢痕。

（三）治疗方案

1. 蜈蚣咬伤 立即用肥皂水或3%氨水、5%～10%小苏打溶液冲洗伤口，忌用碘酊或酸性药物冲洗或涂擦伤口。用雄黄、甘草各等份研成细末后，用菜油调匀涂患处，或用季德胜蛇药调成糊状，涂擦在伤口周围。

2. 蝎蜇伤 先将残留的毒刺迅速拔出，在咬伤处上端（肢体近心端2～3cm处），用止血带或布带扎紧，每隔15min放松1～2min。吸奶器、拔火罐吸取含有毒素的血液。用3%氨水、0.1%高锰酸钾溶液、5%小苏打溶液等任何一种清洗伤口。用南通蛇药外敷伤口。

3. 蚂蝗咬伤 不要将蚂蝗虫体硬性拔掉，蚂蝗被拉断后吸盘留在伤口内容易感染、溃烂。在蚂蝗叮咬部位的上方轻轻拍打，使其松开吸盘而掉落，也可用烟油、食盐、浓醋、乙醇等滴撒在虫体上，使其自行脱落。虫体脱落后，若伤口血流不止，用于纱布压迫止血1～2min。止血后，再用5%小苏打溶液洗净伤口，涂抹碘酊。如伤口再出血，可用云南白药粉外敷。

4. 毛毛虫蜇伤 在放大镜观察下，用刀片顺着毒毛方向刮除毒毛，或用胶布、透明胶等反复多次粘去皮疹处的毒毛，然后在患处涂擦3%氨水或用肥皂水清洗。季德胜蛇药片敷患处。如瘙痒灼痛，外擦无极膏。伤口溃烂时，用红霉素软膏涂擦。

5. 蜂蜇伤 拔出蜇针，用肥皂水或5%小苏打溶液、3%氨水、食盐水等任何一种液体冲洗伤口。若被黄蜂蜇伤，要用食醋洗敷。患处用季德胜蛇药研末外敷。有变态反应者，口服抗过敏的扑尔敏、息斯敏或泼尼松等。早期可冷敷患处，抬高患肢，利于消肿。

6. 毒蜘蛛咬伤 立即用止血带或绷带等紧扎伤口上方（肢体近心端2～3cm处），每隔15min左右放松1min。对伤口做“十”字形切口，然后用力将毒液向外挤出，或用吸奶器、拔火罐将毒液吸出。用石炭酸烧灼伤口，放松止血带。也可局部涂以2%碘酊，季德胜蛇药片敷患处。

7. 壁虱咬伤 对叮咬在皮肤上的蜱，不宜强行拔除，以免刺针断于皮内，可以向蜱身上滴碘酊、乙醇或乙醚等，或用香烟烘灸，使蜱自行脱落。用肥皂水清洗伤处止痛、消肿。

8. 吸血蝇咬伤 局部用复方炉甘石搽剂或氢化可的松软膏涂抹，也可用无极膏擦患处，达到消炎止痒作用。有全身变态反应时，口服息斯敏、苯海拉明、扑尔敏等任何一种抗过敏药，必要时可注射麻黄碱、肾上腺素。

9. 隐翅虫性皮炎 可用牙膏、苏打、肥皂水等对皮肤进行处理，然后用大量清水洗净。阿昔洛韦乳膏对伤口进行涂抹，还可用炉甘石洗剂处理伤口。

（崔　涵　武晓兰）

第六章 常见高原疾病的诊治

第一节 急性高原病

一、高原肺水肿

（一）基础知识

高原肺水肿（high altitude pulmonary edema，HAPE）是指人们从平原快速进入高原后，由于缺氧环境导致肺动脉压突然升高、肺血容量增加、毛细血管内液体渗出至肺间质及肺泡而引起的特发性疾病，是一种可危及生命的非心源性肺水肿。高原肺水肿起病急，进展快，对机体危害大，救治不及时，可在较短的时间（12h内）发展至昏迷和死亡。

（二）病因

该病随海拔高度增加患病率增高。目前关于HAPE发生机制的观点包括：低氧性肺动脉压力过度增高；肺血管通透性增高；肺水清除障碍；液体贮留及体液转运失调等全身性因素。直接原因是缺氧导致的肺血管收缩、肺动脉压增高、血浆外渗所致。发病诱因多与寒冷、劳累、饥饿、呼吸道感染、饮酒等有关，情绪激动也可诱发本病。

（三）临床表现和诊断

1. 临床表现 高原肺水肿起病急，有呼吸困难、发绀、咳嗽、咳大量白色或粉红色泡沫状痰，口唇、指甲、颜面发绀，两肺布满湿啰音。

2. 辅助检查 X线检查示两肺有片状、絮状模糊阴影；可见肺动脉高压及右心增大征象。另外，可行心电图、血气、右心导管检查。

3. 诊断

1）现场诊断标准

（1）近期抵达高原（一般在海拔3000m以上）。

（2）症状：静息时呼吸困难，咳嗽，咳白色或粉红色泡沫状痰，胸部紧束感，无力或活动力减低。

（3）体征：至少一侧肺野出现湿啰音或喘鸣，中央性发绀呼吸过速，心动过速。

上述症状和体征中应至少各具两项方可作出诊断。

2）临床诊断标准

（1）近期抵达高原（一般在海拔3000m以上），出现静息时呼吸困难、咳嗽、咳白色、粉红色或血性泡沫状痰。

（2）发绀明显，血氧饱和度明显降低，且吸氧后发绀和血氧饱和度无显著改善。

（3）肺部听诊单侧或双侧有湿啰音。

（4）胸部X线是诊断的主要依据，可见以肺门为中心向单侧或两侧肺野呈点片状或云絮状浸润阴影，常呈弥漫性、不规则性分布，亦可融合成大片状阴影。心影多正常，但亦可见肺动脉高压及右心增大征象。

（5）胸部CT扫描可见：肺纹理增粗，毛玻璃样改变、单肺或双肺点片状影。

（6）经临床及心电图等检查排除心肌梗死、心力衰竭等其他心肺疾患，并排除肺炎。

（7）经卧床休息、吸氧等治疗或低海拔转运，症状迅速好转，X线征象可于短期内消失。

（四）治疗

1. 治疗方案

1）严格卧床：一旦发现患者，严禁继续登高，令其绝对卧床休息。

2）氧疗：一般采取持续中高流量吸氧（10L/min），但不宜超过24h，以免发生氧中毒。有大量泡沫痰时给予50%～70%乙醇湿化。有条件时可进行高压氧治疗，效果更好。

3）地塞米松：10mg稀释于20mL的10%～50%葡萄糖中10min内匀速注入静脉，每日2次，疗程不超过3d。

4）严禁大量饮水，可以使用利尿药：呋塞米20mg，加入10%～50%葡萄糖10mL内静脉注射，每日1次。

5）降低肺动脉压的药物：

（1）氨茶碱：0.25g溶于20mL的10%～50%葡萄糖中缓慢注入静脉，4～6h后可酌情重复使用，对一般病例，每日2次。

（2）硝苯地平：口服，10～20mg，每日2次。

（3）酚妥拉明：10mg稀释于10%葡萄糖500mL中静脉滴注。

（4）阿托品或山莨菪碱：阿托品3～5mg肌内注射；山莨菪碱20～40mg肌内注射。

6）强心剂毛花苷C：0.4mg加入10%～50%葡萄糖40mL内缓慢静脉注射，必要时4～6h后重复给药0.2～0.4mg，每日总量以不超过1.2mg为宜。毒毛花苷K：0.125～0.25mg，加入10%～50%葡萄糖40mL内缓慢静脉注射，必要时4～6h重复一次，每日总量以不超过0.5mg为宜。

7）抗生素酌情使用，防治并发呼吸道感染。

8）吗啡能明显减轻高原肺水肿患者的焦虑不安、呼吸困难等症状，适用于严重烦躁不安，极度过度通气者，10～20mg皮下或肌内注射。由于吗啡的主要副作用为恶心、呕吐及抑制呼吸中枢，因此严禁用于并有昏睡、昏迷及呼吸频率缓慢者。

9）如果症状持续不缓解，可采用气管插管，持续性正压通气并充分给氧。

2. 预防

1）低氧耐受性训练：有条件时采取分层次梯度适应逐渐进入高原，避免急速进入高海拔地区。消除高原恐惧心理，进入高原前多了解高原气候特点、地理环境等知识和高原病的防治知识，正确对待高原，消除对高原环境的恐惧心理，树立战胜高原疾病的信心。

2）健康检查：控制易感人群进入高原，有心肺疾病的人不得进入高原。

3）预防呼吸道感染：有呼吸系统感染者进入高原易发高原肺水肿，进入高原前如发生呼吸道感染，应积极治疗，痊愈后在进入高原。进入高原前应进行必要的耐寒锻炼，进入高原后应注意防寒保暖，积极预防呼吸道感染。

4）控制活动量：初到高原1周内，注意休息，减少和避免剧烈运动，避免过度劳累，尽量减少机体耗氧量。机体逐渐适应高原缺氧环境后，方可开始正常活动。

5）药物预防：红景天口服液、地塞米松、乙酰唑胺、硝苯地平。

6）早发现、早处置：防止严重的急性高原反应发展为高原肺水肿，注意血氧饱和度过低者出现肺水肿的可能。

3. 预后　高原肺水肿若治疗及时、合理，一般0.5～2h后方可见效；体温和血常规，一般3～5d恢复正常；咳嗽和咳吐白色或粉红色泡沫痰在2～3d消失，胸部X线改变多在15d内消失，90%的患者在5～7d临床治愈。

4. 转运

1）高原肺水肿患者有可能发展急性呼吸窘迫综合征。

2）高原肺水肿合并高原脑水肿，且病情越来越严重者。

3）高原现场治疗条件相当差，氧气无法满足者。

若有上述症状的患者，在有想低海拔下撤的条件下，可考虑向低海拔转运。

（五）展望

高原低压低氧是导致HAPE发生的根本原因，解除病因、改善机体氧供是防治HAPE的首要措施。虽然一直以来，低氧肺血管收缩反应和肺动脉压升高被认为是HAPE发生的关键环节，但降低肺动脉压的药物对于HAPE防治效果一直未达预期，且往往伴随引起体循环压力降低等副作用。寻找和开发选择性降低肺动脉压的新型降肺动脉压药物成为必然趋势，其中，PDE5抑制剂和ET受体拮抗剂是目前主要的研究方向。不过，虽然肺动脉压过度增高可能是HAPE发生的始动环节，一旦发生肺泡-毛细胞血管膜破坏、通透性增高，单靠降低肺动脉压可能难以逆转HAPE病理生理过程。随着对HAPE研究的不断深入，人们逐渐开始重视炎症损伤和肺水清除障碍在其发生机制中的作用，糖皮质激素用于重症HAPE患者救治逐渐成为共识。抗感染药物和其他一些新型药物，如TNF凝集素样结构域的多肽等在HAPE防治中的作用，还需要进一步设计实验系统验证。低氧诱导因子-1（HIF-1）是调控急性低氧基因表达改变的一个关键转录因子，普遍存在于机体各组织细胞中，影响机体对于低氧环境的习服过程。在各种慢性肺部疾病中，肺动脉平滑肌细胞长时间暴露在低氧时，HIF-1能够使细胞基础Ca^{2+}和内皮素-1（ET-1）升高，而ET-1具有强效血管收缩作用，并且ET-1对肺动脉平滑肌细胞的HIF-1具有激活作用，能够引起肺血管结构的改建，导致肺动脉高压。靶向HIF进行HAPE防治可能成为高原医学研究的一个新方向。

二、急性脑水肿

（一）基础知识

高原脑水肿（high altitude cerebral edema，HACE），又称“高原昏迷”，是急性高原病中最为严重的一种临床类型，多发生在海拔3700m以上地区。其特点是起病急骤，病情危重，常合并高原肺水肿、严重感染、心力衰竭、多系统器官功能衰竭及并发脑出血等，病死率高。

随着海拔的增高及劳动强度的增大，患病率增高。此外，严重高原反应、呼吸道感染、情绪异常、气候恶劣、寒冷以及大量饮酒也是诱发和加重高原脑水肿的因素。

（二）病因

80%的人进入高原会出现头痛症状，这是低氧引起的神经体液和血流动力学改变（受损）所导致的，特别是脑血流量的突然增大，增加了脑毛细血管压力，致脑组织容量增大，并发生水肿，其中脑血管扩张和颅内压升高是引起头痛的原因之一，MRI显示皮质下白质和胼胝体出现不同程度的水肿。同时，血-脑脊液屏障的稳定性下降、血流灌注量增大是已知引起脑水肿最直接的结构和动力学因素，研究发现从150m海拔进入3475m时，脑血流量比平原水平增加了24%，从3200m进入5000m时，脑血流量增加了53%。另外，低氧还可以通过改变神经细胞的可塑性及神经递质的合成、释放、摄取、降解等环节而影响脑功能。

（三）临床表现和诊断

1. 临床表现 高原脑水肿的临床突出表现是意识障碍，依据其病程可分为三期。

1）昏迷前期：患者在昏迷前数小时至1～2d，除了有严重头痛（较剧烈，呈进行性加重）、恶心呕吐（多为频繁喷射性呕吐）、发绀、气促、不思饮食和嗜睡等症状外，还有烦躁、淡漠等神经精神症状。

2）昏迷期：突出表现不同程度的昏迷，伴病理反射，神经反射、生命体征、肌力和肌张力异常改变。

3）恢复期：意识逐渐好转，清醒后仍有头痛、心悸、胸闷、失眠、表情淡漠、反应迟钝、嗜睡、乏力、记忆力减退等，经一段时间休息和治疗后恢复，恢复期14d左右。

2. 实验室检查 血液常规检查、血气分析、脑脊液检查、眼底检查、脑电图检查、胸部X线检查、头颅CT检查可以帮助诊断。其中眼底检查可以发现乳头水肿和视网膜渗出、出血。

3. 诊断

1）现场诊断标准

（1）近期抵达高原（一般在海拔3000m以上），常先患急性轻型高原病，并为重度急性轻型高原病。

（2）患急性轻型高原病后出现精神状态改变或共济失调，或并未患急性轻型高原病但同时出现精神状态改变及共济失调。

2）临床诊断标准

（1）近期抵达高原发病，一般在海拔3000m以上发病。

（2）神经精神症状体征表现明显：有剧烈头痛、呕吐、表情淡漠、精神忧郁或欣快多语、共济失调表现。随之精神恍惚、意识蒙眬、嗜睡、昏睡以致昏迷，也可直接发生昏迷。可出现肢体功能障碍、脑膜刺激征和（或）锥体束阳性。

（3）眼底检查：可出现视盘水肿和（或）视网膜出血、渗出。

（4）脑脊液：脑脊液压力增高，细胞数及蛋白质含量无变化。

（5）排除急性脑血管病、急性药物或一氧化碳中毒、癫痫、脑膜炎、脑炎。

（6）经吸氧、脱水剂、皮质激素等治疗及转入低海拔地区症状缓解。

（四）治疗

1. 治疗方案

1）一般治疗：绝对卧床休息，保持气道通畅，持续吸氧以2～4L/min为宜。

2）激素：地塞米松首次用量10mg，静脉滴注，以后每6小时1次，10mg/次，次日改为地塞米松4mg静脉滴注，每4小时1次。共用8～10d。

3）脱水利尿，降低颅内压

（1）脱水剂：20%甘露醇；25%山梨醇；50%葡萄糖。

（2）利尿药：呋塞米20～40mg静脉推注，每日2～3次。

4）改善脑细胞代谢的药物能量合剂；肌苷及细胞色素C；氨乙异硫脲（克脑迷）。

5）低温疗法：可用体表冰袋降温和应用冬眠药物降温。

2. 预防

1）在进入高原前应做全面的健康检查，对患有严重的心肺疾病和血液系统疾病者，均不宜进入高原。

2）进入高原前2～3周，应加强耐氧训练，如长跑、爬山、打球等。

3）进入高原前1～2d，应注意休息，避免劳累，禁烟酒，避免受凉感冒。

4）在行至高原途中，因为高原环境昼夜温差大，夜间极为寒冷，应注意保暖，避免受凉和感冒，应充分休息，防止疲劳。

5）刚进入高原环境，应加紧休息，不宜进行中等强度以上的体力劳动及剧烈运动，以免增加机体的耗氧量。要合理安排饮食，大量酗酒常诱发急性高原病的发生，高糖饮食及多摄入水分可减轻急性高原病的症状。同时有意识地增加呼吸深度和频率在高原无疑是有益的。

6）加强卫生宣传教育，使进入高原的人增加对该病的防治知识，消除紧张、恐惧的心理。

7）对初入高原者，特别是大批人员同时进入，医务人员应加强巡视，尤其要加大早晨及夜间的巡视次数。脑水肿潜伏期可能出现情绪认知改变与共济失调，可作为早期干预的提示，所以要求大家互相关心、照顾，发现患者及时报告，切实做到早发现、早诊治。

8）药物预防：地塞米松、乙酰唑胺、氢氯噻嗪。

3. 预后 高原脑水肿患者经积极救治，绝对多数能获痊愈，不留后遗症。

4. 下送

1）高原现场医疗条件差，氧气无法满足者。

2）高原脑水肿患者宜早发现、早诊治、早后送。

（五）展望

针对高原低氧对人体认知功能的损害可采取多种防护策略，其中高原习服是预防和缓解高原低氧危害的重要途径。高原习服是指居住在相对低海拔的个体进入海拔相对较高的地区后，机体的各种组织器官发生一系列的形态结构和功能变化来适应高原低氧环境。由于直接关系到急进高原人群的生存和生命健康，促进低氧习服成为高原医学研究的焦点和热点，目前的策略主要有阶梯习服、低氧预适应、适应性运动锻炼以及药物治疗等。

阶梯习服是指从低海拔地区到达高海拔目的地的过程中，每上升一定的高度就停留一段时间，待机体对环境习服之后再继续上升，直至目标海拔，其对急进高原损害认知功能的预防效果已得到实地研究的证实。低氧预适应是一种机体通过自身保护机制提高缺氧耐力的方法，一般采用低压舱内间歇性低氧的方式，通过一次或多次的低氧刺激，使机体获得对继发低氧性损伤的耐受性，从而改善严重缺氧条件下的运动耐量和中枢疲劳。适应性运动锻炼是指在进入高原之前进行长距离跑步、负重拉练等训练，改善机体对氧的摄取和利用能力，提高低氧环境下的适应力，预防认知功能紊乱；缓慢阶梯间断性缺氧复合运动锻炼可显著改善机体的心肺功能，提高劳动能力，但这些促习服的方式存在适应周期长、低氧舱设备昂贵等缺点，所以并不适用于高原救援、高原紧急军事行动等突发情况。促进低氧习服的药物主要包括西药和中草药两类。西药中的乙酰唑胺、地塞米松、缓释茶碱、地西泮等均可缓解血氧饱和度的急性改变，从而有效治疗高原病；中草药如红景天、银杏内酯、丹参等具有抗辐射、抗疲劳等作用，对高原反应也有一定的预防及治疗效果。另外可通过补充维生素E、维生素C等抗氧化药品抵抗机体暴露于高原环境后的氧化损伤；补充硫酸亚铁、氯化钾等微量元素制剂提高机体的急性缺氧耐力。促习服药物和营养剂的服用可增加血氧饱和度，改善机体抗氧化能力，且简便易行，对于提高急进高原人群的适应能力具有重要意义。

另外随着研究的进展，发现了一些可用于改善急进高原后导致认知功能损害的药物与技术。一项探讨奥拉西坦与顶核刺激技术对于急进4000m海拔后认知功能改善的研究发现，两者均可降低事件相关电位（P300和N200）的延长潜伏期，并增强4000m海拔高度的脑电图功率谱熵，预防高海拔后的认知能力下降。另一项关于远程缺血处理（remote ischemic preconditioning，RIPC）的研究发现，暴露于高海拔的受试者经过1周的RIPC治疗后，其注意力-预警功能得到显著改善，尽管RIPC用于脑保护的机制尚未明确，但其仍不失为一种针对认知功能障碍的有前途的治疗策略。相信随着研究设计的规范、研究内容的完善及样本量的扩大，人们对急性高原低氧与认知功能变化之间的认识会进一步加深，对急进高原后认知功能的防护也将迈入新阶段。

三、急性高原反应

（一）基础知识

急性高原反应（acute mountain sickness，AMS）是指短时间内人由平原进入高原或由高原进入海拔更高地区（3000m以上地区）时，由于适应机制尚未建立，机体在短时间内处于低压、低氧环境而发生的一系列临床综合征，AMS是部队急进高原后最主要的非战斗减员因素。

（二）病因

本病的发病率随海拔的增高而增加。机体对缺氧的适应能力不足是发病的重要原因，进入高原后的活动程度、劳动强度、精神状态、疲劳、营养不良、感染、低湿等也是诱发急性高原反应的因素。发病机制主要是高海拔地区空气稀薄，大气中氧分压降低，肺泡内氧分压也降低，直接影响到肺泡气体交换、血液载氧和氧合血红蛋白在组织内的释放速度，造成供氧不足，产生缺氧。中枢神经系统特别是大脑对缺氧极为敏感。

（三）临床表现和诊断

1. 临床表现　急性高原反应患者常有头痛、头晕、心悸、气短等不适症状。少数患者可能病情较重，会发展成高原肺水肿、高原脑水肿。

2. 辅助检查　红细胞、血红蛋白和血细胞比容可有轻度升高。尿常规、胸部X线透视、心电图、腹部B超检查正常。

3. 诊断　在进入高原地区24～48h内出现以下症状：头痛（多为搏动性疼痛，有时为爆裂样痛）、头昏、失眠、眩晕；心慌、气短、呼吸困难、胸闷胸痛，在静息时呼吸频率在25次/分钟以上；食欲减退、恶心、呕吐、腹胀；手足麻木，口唇、甲床轻度发绀；出现嗜睡、意识淡漠、反应迟钝、步态不稳或左右摇摆等共济失调症状。少数严重者意识丧失甚至昏迷，转入低海拔地区后可很快恢复正常。活动（走路、上楼梯等）后有不同寻常的疲乏、无力。

（四）治疗

1. 治疗方案

1）头痛：氨扑苯胶囊2粒，口服，每日2～3次。氨酚待因片2片，口服，每日3次。去痛片2片，口服，每日3次。以上用量为成人剂量。氨扑苯胶囊因其疗效高，且副作用小，可作为首选。对头痛剧烈者，可用20%甘露醇125mL，快速静脉点滴（在15min内滴完），或用低分子右旋糖酐250mL静脉滴注。

2）头晕、眩晕：舒血宁2片，口服，每日3次。

3）恶心、呕吐、腹胀：多潘立酮20mg，饭前15～30min口服，3次/天。甲氧氯普胺10mg，口服，3次/天。

4）失眠：酌情选用下述一种药物口服。艾司唑仑1～2mg，睡前口服；地西泮2.5～5.0mg，睡前口服。

5）心悸、心动过速：如无禁忌（如哮喘）可服用普萘洛尔20mg，2次/天。有禁忌时服用地西泮2.5～5.0mg，2～3次/天。

6）胸闷、气喘：症状明显时，联合给予硝苯地平10mg和氨茶碱0.1g，口服，1～2次/天，但有低血压时禁用硝苯地平。

7）血压异常：高血压按一般高血压治疗。首选钙拮抗剂硝苯地平10～20mg，口服或舌下含服，3次/天。低血压有明显症状又伴慢性肾上腺皮质功能减退者，用氧疗无效时，可用生理剂量激素替代疗法。

8）颜面、眼睑、手、足、胫前水肿：首先限制盐摄入，如效果不明显或水肿症状较重时，给予氢氯噻嗪25mg，口服，2次/天，连服2～3d。无效时改用呋塞米20mg，口服，3次/天。注意补钾，一般同时给予果味钾1g，口服，3次/天。

9）氧疗

（1）吸氧：对于首次到高原或老年体弱者，胸闷、气喘明显时，应首先给予吸氧治疗。间断吸氧1h，休息1h，氧流量为2～3L/min，每日重复4～5次，对缓解高原反应症状，缩短急性高原反应时间和提高机体对低氧耐受性有明显效果。

（2）高压氧舱治疗：对于症状较重的患者，有条件时可优先使用。利用高压氧舱进行高压氧治疗，可迅速改善机体的缺氧状态，增加机体的储氧能力，增强机体对缺氧的耐受力，从而迅速缓解症状。

2. 预防

1）加强营养、注意饮食卫生：合理调配营养，以高糖、低脂肪、适量蛋白质膳食为宜。营养要以碳水化合物为主，多食用高蛋白，高维生素，高热量，易消化饮食，忌食生、冷、硬、辣等食物。在高原糖原消耗量大，研究证明，在海拔4000～4300m，每日补充300g碳水化合物可以显著改善能量代谢水平，减轻因高原厌食反应和糖原消耗引起的携氧能力下降。同时在高原地区要降低氧的消耗，必须限制饮酒、吸烟。

2）进入高原地区的人员应进行全面体检，凡有器质性中枢神经系统、心、肝、肾、肺疾病以及高血压、贫血、甲状腺功能亢进、呼吸系统疾病、慢性肠胃炎及年体弱者均不宜进入高原地区。

3）药物预防：进入高原前3～5d可适当服用红景天口服液、地塞米松、乙酰唑胺、硝苯地平。

3. 转运 对于经上述治疗症状持续加重，逐渐出现呼吸极度困难，咳白色或粉红色泡沫状痰或意识丧失甚至昏迷的重危患者，应迅速明确诊断，如确诊为高原肺水肿或高原脑水肿时，原则上转入低海拔地区救治。病情危急可采用加大给氧量，根据病情使用脱水利尿剂、强心剂、肾上腺皮质激素等综合治疗措施，在高原就地抢救。

（五）进展

急性高原反应易感性筛查包括：

1. 生理学易感性筛查 AMS的发生具有明显的个体差异，对AMS易感者进行筛选可有效降低AMS发病率。Burtscher等对发表在PubMed数据库中的16篇文献综合分析后认为，测定模拟暴露2300～4200m后20～30min的动脉血氧饱和度是预测AMS易感性的最有价值指标。Araneda等研究认为，呼出气浓缩物中丙二醛和过氧化氢在高原环境下运动后明显升高，AMS症状评分与呼出气浓缩物中丙二醛含量密切相关。Miscio等研究认为，高原环境可以造成中枢运动皮层的兴奋性改变，表现在平均静息运动阈电位增加（RMT）、平均短期皮层内抑制电位降低（SICI），而AMS的症状与RMT密切相关，血氧饱和度与SICI密切相关。隆敏等观察到平原时自主神经活性较高、交感神经占优势且对应激反应过强者，进驻高原后AMS症状较重，说明心率变异性与AMS易感性相关。

2. 遗传学易感性筛查 与AMS相关的基因多态性主要有肾素-血管紧张素-转换酶系统（ACE）相关基因、β_2肾上腺素能受体基因、低氧感知相关基因（如缺氧诱导因子和VHL蛋白）、谷胱甘肽转硫酶M1和T1基因，以及热应激蛋白70（HSP70）基因等。

（胡宇航 李 鹏）

第二节 高原血压异常

一、高原高血压

（一）基础知识

高原血压异常症是指高原高血压症、低血压症和低脉压症。高血压症为血压≥140/90mmHg。

（二）病因

血压变化多为暂时性的，是人体对高原低氧环境适应进程和适应能力的反应，主要病因是缺氧，多见于青壮年，男性多于女性。人进入高原后，机体对低氧产生急性应激反应，交感-肾上腺系统活动增强，血中可以促使血压增高的生物活性物质儿茶酚胺类增多，心排血量增加，周围小血管收缩，引起血压升高。这样就加强了血液对组织的灌注。以后随着其他器官或细胞水平适应的建立，经数周至数月，血压逐步恢复正常。但少数人由于中枢神经对低氧的调节功能紊乱，交感活动依然维持在高水平，全身细小动脉痉挛，肾脏缺血分泌肾素，进一步使小动脉收缩而形成恶性循环。该病的特点是：当这些人回到平原居住10d～1个月即状复正常，所以可以认为血压异常只是高原反应的一种表现。高原环境对动脉血压的影响与人体暴露于高原环境的时间长短密切相关，所以对急进高原人群和常住高原人群的血压影响程度也是不同的。

（三）临床表现和诊断

1. 临床表现 高原高血压症除高血压表现外，还可表现为类似高原不适的一些症状，以头晕、头痛、心悸、气短、胸闷、失眠、多梦等表现最为多见。体检时可听到主动脉瓣第二心音亢进、主动脉瓣收缩期杂音或收缩早期咔哒音。长期持续高血压可有左心室肥厚并可闻及第四心音。

高原高血压的X线、心电图、超声心动图和眼底等改变与原发性高血压相一致。

2. 诊断 高原高血压的诊断标准一般系居住在海拔3000m以上地区的移居者，多发年龄多较轻，移居高原前无高血压史；移居高原后，血压增高≥140/90mmHg；返抵平原后血压自行下降，而重返高原后血压又复升高；排除原发性高血压和其他原因引起的继发性高血压。

（四）治疗

1. 治疗原则 高原原发性高血压诊断明确后，需要坚持终身治疗，不能间断用药或随便停用。目前，非药物治疗和药物治疗是防治高血压的两大常规手段。

2. 治疗方案

1）轻症不做特别处理，症状明显者可按平原方法治疗。无需长期服药。

2）高原高血压的治疗原则基本同原发性高血压病的治疗。

（1）只有对血压增高显著者，可给予降压药治疗。

（2）对于病程短、症状轻，脑、心、肾无明显损害者，可对症处理，定期观察血压变化，同时采取休息，补充维生素，保证充足睡眠时间等生活方式调整，以增强机体适应能力。

（3）对于病程长且合并脑、心、肾损害者，除降压外，应给予相应的对症治疗。

（4）对于部分治疗效果不理想及重症患者宜转至低海拔地区。

3. 预防

1）养成良好的生活习惯：日常生活有规律，不吸烟，不饮酒，低盐饮食，多吃水果和蔬菜。在高原原发性高血压和高原高血压的非药物治疗中，健康教育和生活方式干预对血压的调节十分重要，主要包括合理饮食、适量运动、心理调节、戒烟限酒和自我管理等5个方面，恰当的非药物治疗可以减少高原地区高血压的发病风险。

（1）合理饮食：控制热量、肉类、脂肪的摄入，适量摄入蛋白质；限盐增钾，限制钠盐及含钠量高的食品摄入量，多吃含钾和钙量高的食品，如豆制品、牛奶等；多吃新鲜的水果、蔬菜。

（2）适量运动：高原低氧环境中长期间从事重体力符合可明显加重缺氧，不利于健康。因此，高原体育锻炼有其特殊性，最好进行活动量较小的运动项目，时间不宜太久，每日坚持30min～1h即可，夏秋季节运动时间可稍长一些，而冬春季节运动时间应适当缩短。

（3）戒烟限酒：吸烟和饮酒都是导致动脉粥样硬化的主要危险因素，同时，吸烟还可增加高血压患者的心血管病总体风险，所以戒烟对降低血压和减少心血管事件至关重要。

（4）心理调节：情绪不稳、紧张易怒都会诱发血压升高，也是心血管事件的常见诱因。通过改变行为方式，调节心理平衡，养成良好的环境适应能力，是维持血压稳定很重要的一方面。

（5）自我管理：家中自备血压计，定期监测血压，随时了解自己的病情；树立治疗高血压的信心；按时规律用药，不随便停药；平稳降压，不可骤降，尤其是老年患者，否则容易发生血栓栓塞；老年患者服药期间，还应注意直立性低血压。

2）目前临床对于高血压治疗以西药为主，高原地区高血压患者由于血压变化和机体状态的特殊性，所以其用药原则与平原地区有一定差异。在我国高原地区，藏药和中药在高血压的治疗中发挥着越来越重要的作用。

（1）降舒张压为主：由于高原地区高血压患者的舒张压升高较收缩压升高更为明显，所以不主张使用降低收缩压为主的药物，如苯磺酸氨氯地平等。

（2）个性化合理用药：由于高原高血压的血压不是呈线性的持续升高，所以只有在血压增高明显时才开始进行降压药治疗，常用的基础降压药包括利尿药和β受体阻滞药；疗效欠佳时，复方降压制剂可作为第二梯队用药，如复方利舍平氨苯蝶啶。在上述降压药物效果都欠佳时，才考虑使用钙拮抗药和血管紧张素转化酶抑制药进行降压治疗。慎用利尿药：高原地区较平原地区人群血液黏滞度高而且血管收缩明显，使用利尿药会进一步增高血液黏滞度，容易发生心脑血管栓塞。

（3）主张联合用药：联合用药不仅可以控制肾素-血管紧张素系统中的血管紧张素Ⅱ作用，还可以减轻血管内皮细胞的氧化应激损伤，从而降低高原地区高血压及其并发症的发生。

（4）藏药及中药治疗：红景天的活性成分主要是红景天苷，红景天和红景天苷治疗高血压的重要机制可能是扩张血管和改善微循环。红景天不仅可以改善脂类代谢、提高超氧化物阴离子SOD活性和升高血清氮氧化合物NO含量，还能抑制血管重构和改善左心室心肌肥厚，保护心血管系统，从而发挥降压效应。绿萝花不仅可以降血压，还有降血糖的作用，故常用来治疗高血压合并糖尿病。藏药兔耳草因其提取物具有抗氧化作用，能够清除体内氧自由基，从而起到减轻血管氧化损伤和降低血压的作用，在高原地区也常被用来治疗高血压。

中药对高血压防治作用的相关研究显示，中药罗布麻是潜在的血管收缩抑制药，通过刺激生理上重要的血管受体，如α肾上腺素能受体和血管紧张素Ⅱ受体，发挥血液压力调节的作用。因其有抗氧化、抗脂质过氧化反应和利尿作用而被广泛用于心血管疾病，在我国高原地区也常被用于降血压。Lau等研究认为，罗布麻叶提取物的药理作用主要包括：促进血管内皮细胞释放一氧化氮（NO），同时还能清除超氧化物阴离子（SOA），SOA可导致血管收缩、血压升高，而内皮细胞产生的NO和SOA结合，可以清除体内SOA，有利于降低血压。随着对中药研究的不断深入，未来将会有更多的中药被用于高原原发性高血压和高原高血压的治疗。

（五）后送

尽早让患者脱离高原环境，到海拔相对较低或平原地区生活。

（六）进展

为了降低不断上升的高原原发性高血压患病率，应大力开展健康教育普及和生活方式干预，使高原居民能及时知晓并控制病情进展。限制钠盐和乙醇摄入，减少肉类食物进食均能有效降低高原原发性高血压的患病率。

另外，由于进入高原旅游和建设人群的不断增加，高原高血压的患病率也在不断增加，且表现有一定的隐匿性，临床医师和患者本身可能对血压的关注度不够，所以普及高原高血压相关健康教育并规范化治疗，对高原高血压的防治至关重要。目前，关于高原原发性高血压和高原高血压病因学研究已经取得一定的突破，但是遗传机制研究还不够深入。通过易感基因筛选，发现高原原发性高血压和高原高血压的易感人群，提前做好其高血压预防工作，可显著减少高原地区血压升高对人群的健康危害。

旅居高原需要充分认识环境特点，主动适应，适当活动，增强心肺功能，促进血液循环，个体将逐渐发生适应性改变：肾上腺素能神经兴奋性降低（减慢心率、稳定血压等）。但高原存在缺氧、低压、活动受限、血液呈高凝状态等诸多客观因素，血压目标值是否参照平原标准，是否严格达标及能耐受，是否进一步降低等仍值得商榷。只要遵循客观科学规律，结合环境特点，掌握药物代谢特点，规范使用降压药，提高认识，做好个人管理，高原高血压同样可防可治，对于保障好高原旅居人群尤其是高原官兵的心血管健康意义重大。

二、高原低血压

（一）基础知识

高原低血压症为血压≤90/60mmHg。

（二）病因

现代医学认为在低氧环境中，吸入的氧气不足以维持血氧饱和量是产生高原低血压的主要原因。其次与体内组胺增多、肾上腺皮质功能障碍也有一定关系。

（三）临床表现和诊断

1. 临床表现 高原低血压症主要症状为头晕、记忆力减退、乏力、心悸、眼花，部分患者还表现出肢体麻木、胸痛、气促等慢性高原衰退的症状。体检时收缩压≤90mmHg，舒张压≤60mmHg，脉压可缩小。

2. 诊断 高原低血压的诊断标准多在海拔3000m以上发病；在平原血压正常，抵高原后血压逐渐减低至≤90/60mmHg；只有低血压症状群，常见主诉眩晕、头痛、头晕、耳鸣、容易疲劳、衰弱感、不安、注意力不集中、工作能力减低、易出汗、四肢冷感、肩僵硬、失眠甚至晕厥等症状；返抵平原后血压自行上升，而重返高原后血压又复下降；排除其他原因引起的继发性低血压。辅助检查，如胸透、心电图、心脏超声、眼底检查等，未见特殊改变。

（四）治疗

1. 治疗方案 一般轻度的血压降低不需特殊治疗。可适量运动，中药人参、党参、黄芪等有一定升压作用。但急速进入高海拔地区后出现的严重的低血压则需要及时治疗，对一些严重的患者需要及时转至低海拔地区，转移时给予吸氧并注意保持脑部的血液供应。

2. 预防

1）避免过度疲劳及精神紧张：机体长期处于疲劳、应激状态，容易出现功能失调、早衰，在高原低氧环境下更为明显。注意劳逸结合是高原上防病治病的基本原则。

2）预防用药：长期服用复方党参、复方红景天制剂或银杏叶片可提高耐低氧能力、减轻疲劳、减缓自由基损伤、维持机体的相对平衡。

（五）进展

进入高原低压、低氧环境后，人体各系统功能发生暂时紊乱和不平衡，其中神经体液系统反应最快，与心率、心泵功能、心排血量、血管状态、血液黏滞度、循环血容量以及微循环状态等血流动力学参数密切相关，直接引起心血管功能变化的垂体-肾上腺素系统、特别在急进高原的应激反应期，以肾上腺素活性增强为主的一系列神经体液改变对血流动力学各项指标的影响非常显著。由于糖皮质类激素减少，机体能量来源更为枯竭，所以一系列低功能综合征出现。临床治疗低血压综合征时，应采用治疗急性高原反应和高原病相似的方法，即首先解除血管痉挛及增加糖皮质激素类药物。

高原低血压的基础和关键在于人体身处高原环境时，组织或细胞水平作出应答的机制及调控体系变化的规律。这些变化可能部分有损于细胞，同时也有部分是有益于机体习服适应缺氧环境的。机体对高原低氧环境的习服适应是由多个系统和器官、各种组织、细胞代谢调整共同参与的整体综合反应。而组织、细胞水平的适应是机体对高原低氧的“根本性适应”。从组织、细胞水平进行高原低氧习服适应机制的研究已是高原医学研究的主流和热点。同时细胞氧感受器及相关基因表达变化以及其在高原医学中的意义也是将来高原医学研究的主流及热点。随着研究的深入、全面，进而找出其中的关键点，设计相应防治方案，将为高原官兵及高原移居者提供有效卫生保障。

（胡宇航　李　鹏）

第三节　日光性皮炎

一、基础知识

日光性皮炎又称日晒伤，由过量紫外线（主要为中波紫外线UVB，波长280～320nm）照射皮肤后导致的皮肤急性光毒性反应，表现为红斑、肿胀、水疱、脱屑及色素沉着，伴有疼痛和（或）瘙痒症状。

本病好发春末夏初，其临床表现与年龄、性别、种族、民族及皮肤类型等有关，多见于妇女儿童、皮肤白皙人群及特殊工作者（运动员、有训练任务的军人、户外作业者等）。

二、病因

（一）日晒

日晒伤主要是由皮肤暴露于UVB下而造成的损伤。相比之下，长波紫外线（UVA，波长320～400nm）对皮肤造成的光损伤要小得多，UVA需要高于UVB 1000倍的辐照剂量才可对皮肤造成同等程度的损伤。

（二）出汗

出汗会增加皮肤角质层的水合作用，使角质层易吸收更短波长的紫外线，并导致紫外线的反射和散射减少，增加皮肤对紫外线的敏感性，进而引发日晒伤所需的紫外线辐照量降低。

（三）光敏反应

服用或食用易引发光敏反应的药物或食物，可显著增高日晒伤发病风险。易引发光敏反应的药物包括磺胺、灰黄霉素、胺碘酮、四环素类抗菌药物和非甾体抗炎药

（non-steroidal anti-inflammatory drugs，NSAIDs）。部分人群接触一些特定的植物、蔬菜和水果后，如芹菜、香菜、酸橙、柠檬、莳萝和无花果树汁液，局部皮肤易出现日晒伤症状。

三、临床表现和诊断

（一）临床表现

最易出现日晒伤的部位为胸背部、四肢、面颈部及手足背部，根据皮肤反应的轻重可分为一度晒伤和二度晒伤。

一度晒伤：皮肤暴露于过量紫外线辐照后3～5h，皮肤出现红斑、肿胀，并伴有灼热及痛痒感，局部皮肤对热及机械刺激敏感性增高。日晒红斑表现为肉眼可见且边界清晰的淡红色、鲜红色或深红色斑疹，分为即时性红斑和延迟性红斑。即时性红斑指于照射时或照射后即刻出现的微弱红斑反应，数小时内消退。延迟性红斑指在照射后4～6h后出现的红斑反应，并逐渐增强，12～24h后症状达到高峰，3～7d后红斑及灼热感逐渐消退，4～7d后皮肤可出现脱屑及色素沉着。

二度晒伤：较严重的日晒伤除了红肿症状外，还可出现皮肤水疱、大疱，伴剧烈灼痛感，达到浅Ⅱ度烧伤。这些症状会在7～10d内消退，遗留色素沉着，但不留瘢痕。严重的日晒伤患者还可伴有全身症状，如头痛、发热、恶心、呕吐，甚至中暑及休克。严重日晒伤症状通常不会即刻出现，而是发生在日晒后的12～24h内。

（二）组织学表现

组织学表现为角化过度，棘层肥厚，表皮海绵水肿，可见凋亡的角质形成细胞，基底层色素增加，真皮内血管周围淋巴细胞、中性粒细胞等炎细胞浸润和血管扩张。

（三）诊断和鉴别诊断

1. 诊断 患者临床表现为暴露部位边界较为清晰的皮肤红斑、水疱、脱屑及色素沉着，且出现症状前有过日光暴晒史或光敏性药物/食物接触史，即可诊断为日晒伤。

2. 鉴别诊断

1）接触性皮炎：有接触刺激物史，皮损范围与接触部位一致，自觉瘙痒，常伴发大疱，可发生于任何季节，与日晒无明显关系。

2）烟酸缺乏症：在暴露部位出现红斑，后期可有皮肤粗糙、毛囊角化，还可累及摩擦及受压部位，同时伴有长期未食蔬菜、水果、酗酒、神经精神症状、消化不良及口炎等。

3）光毒性接触性皮炎：有光敏物质接触史或系统应用光敏性药物史，日晒时间较短即可发病，症状较晒伤为重。

四、治疗及预后

（一）局部治疗

日晒伤的局部最佳疗法为尽快给予冷湿敷，如生理盐水、硼酸溶液及2.5%吲哚美辛溶液，或冷敷剂、冷凝胶等；加强保湿；外用糖皮质激素，如丁酸氢化可的松乳膏等。如形成皮肤大疱，则应抽出疱液、保持疱壁完整，避免感染。已破裂的水疱应保持清洁，并使用湿性敷料覆盖创面。日晒伤，特别是达到二度晒伤的患者，其晒伤创面可外用表皮生长因子、成纤维细胞生长因子，以促进受损皮肤屏障结构的修复，减轻炎症反应。凝胶制剂、喷雾剂或冻干制剂可直接应用于创面，必要时可使用无菌纱布或敷料湿敷过夜。

（二）系统治疗

可给予刺痒感严重的患者抗组胺药，如氯雷他定、西替利嗪等，抗组胺药还可抑制日晒伤的皮肤炎症反应，抑制红斑形成；NSAIDs是治疗日晒伤的最常用药物，其可以缓解UVB诱导的超敏反应。口服NSAIDs如布洛芬、吲哚美辛等可以减轻日晒后皮肤对热及机械刺激的敏感性，同时降低日晒伤患者的疼痛感；较严重的日晒伤患者，可予以口服糖皮质激素抑制或减缓日晒伤发生及症状。可选用醋酸泼尼松片，然而口服糖皮质激素（如泼尼松、泼尼松龙）并不能减轻日晒后导致的皮肤红斑和超敏反应。

（三）中医中药治疗

日晒伤在中医属“日晒疮”的范围，由禀赋不耐，皮毛腠理不密，复感风邪之热，致使热不得外泄，郁于肌肤而成。复方苦黄喷雾剂、京万红软膏、善宝气雾剂、紫草油烫伤膏、美宝湿润烧伤膏等中成药外用制剂，均有有效治疗日晒伤的相关报道。

（四）预后

大多数日晒伤对症处理后即可消退，多数患者也可在红斑消退后遗留色素沉着，一般可不特殊处理，也可联合维生素C和维生素E口服，同时必须注意防晒，特别是再晒伤。此外，急性日晒伤可作为激发因素，促使单纯疱疹、红斑狼疮、多形性日光疹、日光性荨麻疹、多形红斑、白癜风等疾病的发生、复发或加剧。

五、预防与健康教育

（一）预防

防晒是预防日晒伤的最佳手段。类似于夏季游泳、训练等户外运动会接受大剂量的日光照射，易被人们重视，并提前做好防晒措施。但是在一些特殊环境下，如雪地、白沙地、水面等紫外线高反射环境，则很容易忽略防晒的重要性。因此，当人们处于特殊环境下时，更应注重防晒措施，预防日晒伤的发生。建议有日晒伤风险的人群定期参加户外活动，接受适度日光暴露，增加皮肤对紫外线的耐受力和适应性，降低日晒伤发生的可能性。由于UVB主要被角质层角蛋白吸收，其照射皮肤后可进一步引起表皮增厚，这使得皮肤对UVB的耐受性增高，因此皮肤可适应逐渐增强的日光辐照。UVA辐照后导致皮肤的色素沉着，也会在一定程度上预防严重日晒伤的出现，这也是日晒伤易发生于春末夏初的原因。紫外线照射会导致皮肤细胞DNA受损，因此随着日晒伤发病次数的增加，皮肤癌发生的风险随之增加。户外运动所致的反复的日晒伤会增加基底细胞癌的发病风险。在人生所有时期（童年、青春期、中青年和老年）中发生日晒伤的次数与黑素瘤、基底细胞癌的患病风险呈正相关。因此，在人生所有时期均应尽可能防止日晒伤的发生。除此之外，过度运动及高强度训练可能会抑制人体正常的免疫功能，增加日晒伤后的不良预后风险。

（二）健康教育

避免长时间日晒，户外活动时选择在阴凉处。若无阴凉，则应尽量避开上午11点至下午3点进行户外活动。

需长时间户外运动训练时，可选择硬防晒即遮挡紫外线的饰品衣物，如使用太阳镜、宽檐帽和长袖衬衫来保护和遮盖身体。织纱密度越高、颜色越深或加有防晒涂层，其紫外线吸收能力就越强，防晒效果越好。帽沿边长最好＞7.5cm，才有较好的防晒效果。

使用防晒霜是最常见的防晒形式，可根据不同的皮肤类型选择相应的防晒霜。无机（物理）防晒剂：其可在皮肤表面形成一层保护膜，通过反射、散射紫外线发挥作用，代表成分有二氧化钛、氧化锌等，刺激小，稳定性好。有机（化学）防晒剂：其可吸收紫外线转化为热量释放进而发挥防晒作用，代表成分有水杨酸盐及其衍生物、二苯甲酮及其衍生物等，透明度好，吸收好。抗氧剂：通过加入化妆品后，可提高皮肤抗氧化能力，间接防晒，代表成分维生素C/E、β胡萝卜素等。

将外用防晒霜与使用衣物、帽子等物理防晒结合在一起时防晒效果更佳。应选择SPF 30以上的防水防晒霜以及SPF 30以上的防晒唇膏，并覆盖在面、颈、肩等日晒伤好发部位。防晒霜应在日晒前30min涂抹，并每2小时或出汗及游泳后补涂。

皮肤开始感受到灼热或刺痛感时，应立即避免日晒，回到室内或阴凉处。

正在服用光敏性药物的人群，或患有结缔组织病等光敏感的人群，应遵医嘱避免日晒。

六、特殊关注

高原地区独特的气候特点，以及驻训官兵防晒意识不足、防晒措施欠缺易造成部分官兵皮肤发生不同程度的晒伤。应对官兵进行防晒相关健康教育，说明紫外线对人体的危害，转变官兵对防晒的错误认识，使广大官兵正确认识在高原驻训期间防晒的重要意义，并积极主动、正确实施必要的防晒措施，以减少非战斗性减员的发生。

（陈　琦）

第七章 医疗后送进展

第一节 检伤分类

检伤分类，即战现场检伤与分类，是根据伤情和病情的需要以及医疗后送的可能性，将伤病员分为不同处置类型的活动。是战时伤病员医疗后送的程序之一，是做好伤病员收容、救治、留治和后送工作的前提。

现代战争中，由于高新技术和高能、高爆武器的大量应用，武器杀伤力和破坏性日益增大，大失血、爆炸伤、多发伤、复合伤、休克明显增多，战伤早期死亡率明显升高，对伤员进行及时、准确的分类救治就显得尤为重要，而对于战场一线的军医及救生员来说，以什么顺序来救治伤员，以什么原则及标准来区分伤病员就更为关键。战现场检伤分类是军事医学的重要组成部分，是开展战场救护的首要环节，第一步救援措施必然是快速地进行检伤分类，按照伤情的轻重进行救治或者转运。战时伤病员的检伤分类是提高救治效率的一种手段，既不能因分类耽误救治时机，也不能因分类造成伤病员的救治措施失误，必须做到迅速、准确。

一、检伤分类的特点

由于战场条件下各种辅助检查设备有限，且受战争环境的影响，有时条件不允许也无法对伤员进行仔细的查体和辅助检查，因而多数情况下只能对伤情作出初步评估和大致判断，只有在早期救治机构后的各级救治阶梯才有可能作出较为准确的诊断。

战时损伤通常较重，且容易出现批量伤员，因而需要使用简单、快速、有效的方法进行伤情判断，特别是在战现场急救和紧急救治阶段。

在不同救治阶梯中，对于伤情的判断或诊断重点不同，使用的伤情评估方法也不同。

战时创伤诊断是一个连续的过程，需要在后续救治阶梯中不断地修正和完善。

二、检伤分类的流程

我军现行救治阶梯下主要有战现场急救、紧急救治和早期救治3个救治阶段，这里主要针对战现场急救阶段进行介绍。

（一）战现场急救阶段

1. 评估 首先是对伤病员进行伤情评估，相对于一般的ABCDE顺序，我们推荐使用MARCH顺序法。伊拉克和阿富汗战争的数据分析显示，大出血、气道阻塞和张力性气胸等是阵亡伤员中可预防性死亡（preventable deaths，PDs）的重要原因，因此其更适用于战时的环境。其中，“M（massive hemorrhage）”是指有无致命性大出血，“A（airway）”是指是否存在气道阻塞，“R（respiration）”是指有无张力性气胸、开放性气胸等，“C（circulation）”是指有无失血性休克等，而“H（hypothermia）”是指是否存在低体温。

2. 分类 其次是对伤员根据伤病情的紧急情况及严重程度进行分类，并做好标记以待下一步处理。笔者推荐使用战地检伤分类评分法（field triage score，FTS）或简单分类及快速救治法（simple triage and rapid treatment，START）评估及确定伤员伤情轻重和后送的优先顺序。

3. 方法简介

1）FTS法：这种方法的优点在于其简单易行。评估指标包括桡动脉搏动和格拉斯哥昏迷指数-运动评分两项。如果桡动脉搏动减弱/消失或运动评分小于6，给予0分；而如果脉搏正常或运动评分正常，给予1分。两项指标评分相加总分可为0、1和2分。根据分数由低到高进行安排后送或救治。

2）START法：这种方法常用于灾害救援中评估批量伤员，其对于伤员的划分更加清晰明了。该评估方法可概括为“30-2-can-do”法则。其中“30”是指呼吸频率是否超过30次/分钟，“2”指毛细血管充盈时间是否大于2s，而“can-do”指伤员是否可听从命令行走。其具体流程如下：

（1）判断伤员是否能行走，如果能行走，则为第3优先。

（2）当伤员不能行走时，判断伤员有无呼吸，如果没有呼吸，则在畅通气道后再次判断，如果仍无呼吸，则为死亡/放弃，如果伤员恢复呼吸，则为第1优先。

（3）当伤员有呼吸时，判断呼吸频率是否＞30次/分钟，假如是，则为第一优先。

（4）当伤员呼吸频率≤30次/分钟时，判断是否可触及桡动脉搏动或指压充填时间是否小于2s，如果否，则要寻找出血位置并控制出血后，为第1优先。

（5）当伤员可触及桡动脉搏动或指压充填时间是否＜2s，判断患者是否能进行简单指令行动，如果是，则为第2优先，如果否，则为第1优先。

3）伤票：伤票是为了在检伤分类过程中根据分类结果给伤员挂置的一类用于区分伤员伤情及紧急程度的标识，需要挂置于伤员身上较为醒目的地方，一般可放于左胸处。根据伤情不同，将伤票分为以下几种颜色：

（1）红色：极高危，表示伤情极为严重，随时可能危及生命，第1优先，用于呼吸骤停，气道阻塞，被目击的心脏骤停，头部受伤且意识昏迷，中毒窒息，活动性大出血，严重多发性创伤，大面积烧伤等。

（2）黄色：危险，伤情严重，应尽早得到抢救，第2优先，用于生命体征稳定的严重损伤，如中度的出血、急性中毒、中度烧烫伤、开放性或多处骨折、不能自行走动的伤员等。

（3）绿色：轻微伤，可延后处理，第3优先，用于小型挫伤或软组织伤害、小型或简单骨折、轻微受伤或未受伤等。

（4）黑色：已经明确死亡的伤病员。现场无法医治的严重外伤、心搏停止。如没有脉搏超过20min、躯干分离、内脏外脱者。

需要指出的是，我军现行的伤情标记（以下简称伤标）分为5种颜色，红色示出血，白色示骨折，黑色示传染病，蓝色示放射损伤，黄色示毒剂中毒，其颜色代表的含义与SRART等方法中的标记不同。

（二）紧急救治阶段

即当伤员运送到前线紧急救治机构后的阶段，在这一阶段我们同样推荐使用MARCH顺序法进行伤情评估，判断需要紧急处理的伤情，使用简易战伤计分法（表7-1）或START法确定伤员的收容、救治和后送优先级别（MARCH顺序及START法内容见上文）。

表7-1 简易战伤计分法

分数	呼吸频率（次/分钟）	收缩压（mmHg）	格拉斯哥昏迷指数
4	10～29	＞89	13～15
3	＞29	76～89	9～12
2	6～9	50～75	6～8
1	1～5	1～49	4～5
0	0	＜1	3

（三）早期救治阶段

早期救治机构内，可结合病史、体格检查、实验室检查和影像学检查，对伤员病情作出较为准确的诊断。

在对伤员完成初步的处理及检伤分类后，应按照其伤情的轻重及紧急顺序，结合战现场医疗救护能力，安排伤员的救治及后送，同时在救治及后送过程中，随时根据伤情变化不断修正和完善诊断，最大限度地为伤员的生命安全保驾护航。

（管浩军）

第二节 战现场分级处置

伤病员救治，通常采取建制保障与区域保障相结合的方式，按照分级救治原则和时效救治要求组织实施，贯通战场救治链，提高伤病员治愈率，降低伤死率、伤残率。

一、战伤救治

通常分为战现场急救、早期救治、专科治疗和康复治疗等四级。

（一）战现场急救（Ⅰ级）

包括初级急救、高级急救。初级急救技术范围主要包括止血、通气、包扎、固定、搬运和基础生命支持等，宜在伤后10min内实施；高级急救技术范围主要包括止血控制、气道开通、容量复苏、电击除颤等，宜在伤后1h内实施。

（二）早期救治（Ⅱ级）

包括紧急救治和外科复苏。紧急救治技术范围主要包括紧急外科处置、休克复苏、生命体征监测、器官功能支持等，宜在伤后1～2h内实施；外科复苏技术范围主要包括外科急救手术、损伤控制手术、重症监护与复苏等，宜在伤后3h内实施。

（三）专科治疗（Ⅲ级）

技术范围主要包括专科急救手术、重症监护、战伤并发症防治、修复器官等，宜在伤后6h内实施。

（四）康复治疗（Ⅳ级）

技术范围主要包括功能恢复性手术和整形手术、功能性训练、物理治疗、心理治疗等。

二、分级救治任务

医疗救治机构、伤病员后送机构通常按照职责分工执行相应救治技术范围，根据保障需求、救治能力、战场环境，经上级指挥机构批准，可以适当扩大或者缩小救治范围。扩大救治范围，必须确保救治质量；缩小救治范围，必须优先完成重症伤病员的抢救。

连抢救组及相当救治单元，主要履行初级急救职能。营救护站（所）、舰艇救护所及相当级别救治机构，主要履行高级急救职能。

旅（团）救护所、海军编队救护所、航空兵场站救护所及相当级别救治机构主要履行紧急救治职能，经战役加强外科复苏手术力量，可履行外科复苏职能。航母医务中心履行外科复苏职能。

援潜救生医疗队、舰艇编队医疗队、空降医疗队主要履行紧急救治职能，野战医疗队、前沿外科复苏队主要履行外科复苏职能，野战医疗所、医院船医疗所（队）主要履行早期救治和部分专科治疗职能。野战医疗所（队）联合开设野战医院时，履行早期救治和部分专科治疗职能。专科手术队主要履行部分专科治疗职能。

伤病员后送机构担负伤员中转和后送途中继承性救治任务，救护艇医疗队、直升机后送医疗队主要履行高级急救职能，卫生运输船医疗队、空运医疗队、救护飞机医疗队主要履行紧急救治职能，卫生列车医疗队、空运中转医疗队主要履行外科复苏职能。

后方医院履行专科治疗和康复治疗职能。康复（特勤）疗养中心履行康复治疗职能。

三、伤员分类

医疗救治机构应当根据伤员伤势严重程度和救治急迫程度，按照迅速、准确、有序的要求，开展救治分类和后送分类，确定伤员处置先后顺序。通常分为紧急处置、优先处置、常规处置等三类。

（一）紧急处置

有危及生命的损伤，不能耐受任何延迟，需立即进行复苏和手术的伤员，通常为重伤员。

（二）优先处置

伤情虽不立即危及生命，但延迟处理可能发生严重的并发症，需要在3h内给予手术，或者同时需要复苏的伤员，通常为中度伤员。

（三）常规处置

伤情比较稳定，不需要复苏，延迟手术不会影响生命和转归的伤员，通常为轻伤员。

四、战场伤员救治

参战官兵应当积极掌握自救互救技术，兼职卫生士兵应当熟练运用急救技术实施战现场急救。任务部队建制卫勤力量应当根据作战任务靠前部署，采取伴随保障方式积极救治伤员。战况紧急后送困难时，对大批量伤员实施扩容救治，提高伤员待援时间。

五、重症伤病员救治

医疗救治机构应当重点组织对休克、窒息、大出血、严重血气胸、重度烧伤、多器官功能衰竭、严重感染等重症伤病员的抢救，积极防治休克，尽早实施损伤控制性手术。对特殊疑难伤病员，积极协调专家远程会诊。

六、特殊伤病员救治

特勤及特殊损伤伤病员经现场处置后，应当尽早后送，进行专科治疗。

特勤伤病员经紧急救治伤病情平稳后，应当及时后送至设有特勤科的后方医院、军种特色医学中心专科治疗。

核化损伤伤员经去污洗消、对症救治后，应当尽早后送至核化伤员定点救治医院（中心）专科治疗。

传染病员就近救治、隔离处置，条件允许时，重症传染病员转运至设有传染科的军地医院专科治疗。

激光、微波等新概念武器致伤伤员，应当系统检查、周密诊断，整体治疗，及时后送至后方医院专科治疗。

轻中度战斗应激反应人员，通常由就近医疗救治机构救治，严重战斗应激反应人员后送至设有精神心理专科的后方医院、疗养中心专科治疗。

七、伤病员留治

医疗救治机构应当分级救治伤病员。遂行战现场急救任务的医疗救治机构原则上不留治伤病员，遂行早期救治任务的医疗救治机构通常留治3～5d内可治愈归队的伤病员，遂行部分专科治疗任务的医疗救治机构通常留治14d内可治愈归队的伤病员。特殊环境伤病员留治时间可以根据战场情况适当调整。

八、伤病员管理

医疗救治机构应当加强留治伤病员管理，因地制宜做好心理健康维护和康复促进。按规定开展伤病员残情鉴定、出具残情医学证明，组织伤病员装配医用矫形器鉴定和申报，做好治疗无效死亡的伤病员生物样本采集、遗体殓装和医疗资料留存工作，协调出院伤病员交接安置。

九、伤病员救治信息管理

医疗救治机构应当认真填写医疗后送文书或录入伤病员救治信息，及时汇总、分析和报告。

伤票通常从营救护站（所）及相当级别救治机构开始填写，伤员到达旅（团）救护所及相当救治机构检伤时，应当填写完善伤票相应内容。

医疗救治机构留治伤病员应当填写野战病历，对通过性救治伤病员在伤票中补充填写救治信息，不填写野战病历。

伤病员登记簿从营救护站及相当级别救治机构开始使用。

纸质伤票和野战病历随伤病员后送，由治疗终结救治机构归档，战后上交指定医疗救治机构统一存档，列入移交。

注重发挥军人保障标识牌、伤病员救治信息系统功能，采集、存储、传输伤病员救治与后送信息，电子伤票、野战病历和伤病员登记簿填写完整时，可不重复填写纸质医疗后送文书。

（张世杰）

第三节 空运医疗后送

一、概述

空运医疗后送（aeromedical evacuation，AE）属于空军卫生勤务保障的范畴，是指使用运输机、直升机或其他航空器运送伤病员，并在运送过程中对伤病员实施连续性医疗监护、继承性救护的活动，工作内容涵盖空运医疗后送前医学评估与前情处置，后送途中的监护与继承性治疗及伤病员登离机交接等医疗活动。空运医疗后送具有及时、高效、受地形及交通环境限制少的优势，能迅速搭建中远程空中应急救援的“生命通道”，赢得“黄金抢救时间”，是实现伤病员快速保障最有效的方式，在平战时伤病员医疗救援中发挥重要作用。

二、影响空运医疗后送的航空环境因素

空中救护与地面救护的救治技术要点没有显著的差异，但是空运医疗队员在空中救护过程中必须考虑到航空环境下一些限制因素对伤病员的影响，特别是气压的影响。主要表现在以下两方面：大气中氧分压降低所引起的高空缺氧；低气压的气体膨胀的物理性影响（表7-2）。另外伤病员暴露于$+G_z$（正重力加速度）、噪声（次声）、电磁辐射、振动、干燥等航空环境下，也会对人体多系统产生有害影响。空运医疗后送固定翼飞机飞行高度3000～12 000m，旋翼直升机飞行高度0～2000m，现代各种飞行器虽然已经有各种类型的密封增压座舱和良好的供氧装备，但从事空运医疗后送的专业人员必须重视这些航空环境因素的影响，理解经典的气体定律，以对空运后送伤病员做好充分的准备，并对潜在的问题作出预判，采取紧急应对措施。

表7-2 不同海拔高度下氧气气体特性（1ft＝0.3048m）

海拔高度（ft）	海拔高度（m）	大气压力（mmHg）	氧气体积比（%）	吸入空气氧分压值（mmHg）	气体体积膨胀（%）
海平面	海平面	760		160	100
2000	600	707	21	148	107
4000	1200	656		138	116

续表

海拔高度（ft）	海拔高度（m）	大气压力（mmHg）	氧气体积比（%）	吸入空气氧分压值（mmHg）	气体体积膨胀（%）
6000	1800	609		128	125
8000	2400	564	21	118	135
10 000	3000	523		110	145
12 000	3600	483		100	157

（一）气体压力下降

根据波义耳定律（Boyle's law），在恒定温度下，气体体积与压力成反比，大气压力随高度的升高而降低：当气压高度从海平面升至3000m时，人体气体体积膨胀接近50%。一般参与空运医疗后送的固定翼飞机座舱内增压的高度维持在8000ft（2400m），有时会视飞行环境条件增加到10 000ft（3000m），旋翼飞机飞行高度一般也维持在这一海拔高度水平。高度的变化会造成机舱内气压以及含氧量的变化，造成低氧及气体膨胀。如果人体内膨胀的气体不能排出，则会损伤空腔脏器或干扰血液循环。可能会使后送前稳定的病情迅速恶化，对于失血、肺损伤、心脏病及多发伤等伤病员造成危险。低气压与气压剧变之所以能对机体产生物理性影响，是由于生物机体形态结构方面具有下列内在特点。

气压剧变时，由于外界压力的变化很大，一些空腔器官内气体的容积或压力也迅速变化，腔内气体如不能及时排出，会根据器官壁的可扩张程度而发生体积膨胀或者出现器官腔内部压力相对升高的变化。如胃肠道、肺、颅脑、中耳、鼻窦等气体体积随压力降低而扩大，可能会对重要器官产生严重压力，同时也会干扰心肺活动。另外对静脉输液的伤病员，舱内气压变化的同时也会影响静脉输液速度。

组织和体液中溶解有一定量的气体，环境压力降低到一定程度时，这些溶解气体就可能离析出来，在血管内、外形成气泡，造成减压病。

体液主要是由水分组成的。当环境压力降低到等于或低于体温条件下的水蒸气压时，水就发生“沸腾”，形成大量蒸汽。

（二）缺氧

根据道尔顿定律（Dalton's law）即混合气体分压定律，各组分气体压力的相互独立和可线性叠加的性质，即相互不起化学作用的混合气体的总压力等于各组成气体分压力之和。海平面大气压力为760mmHg，总压力等于78%的氮气，21%的氧气和1%的微量气体产生压力之和。随着海拔高度的上升，尽管氧气的占有百分比仍然保持不变（21%），但氧气压力逐渐下降。海平面下氧气压力为21%×760mmHg≈160mmHg，随着海拔高度的上升，气体压力逐渐下降，例如在海拔3000m时大气压力为523mmHg，21%×523mmHg≈100mmHg，对大部分轻症伤病员和乘客影响不大，但对危重伤病员，尤其是空运后送前已经存在缺氧症状的，会加重缺氧。由于视网膜对缺氧特别敏感，

3000m以上高度就会引起网膜和脉络膜血管扩张及眼内压增高，导致再次出血。

（三）噪声与震动

飞机飞行过程中噪声和震动主要来源于发动机及湍流边界层。

固定翼飞机舱内噪声较旋翼飞机低，但仍存在噪声问题。噪声主要影响患者及医护人员的心理和情绪变化，影响中枢神经系统功能，可使人产生疲劳，精力不能集中，工作能力下降；仪器报警音不易听到，对于伤员呻吟以及呼叫无法立即感知并作反应。同时嘈杂环境也会影响医护人员之间或与伤员之间对话交流，造成听觉器官损伤。因此在机舱中工作通常会戴上减噪耳机以及通话器，以方便彼此相互沟通联系，同时还是要密切注意伤员状况。

飞机在起飞时急速拉升，压力变化、机身仰角、气流影响以及机体本身在飞行的震动，会影响仪器的稳定以及急救操作动作的准确性，妨碍某些机上护理和治疗措施，如静脉穿刺、插导尿管等；也影响监护仪器、伤员插管以及静脉注射器的固定，有时会造成松脱，甚至砸伤伤员或医疗人员。

震动可使机体内存留的异物移动而刺激组织和血管，严重时会引起恶心、呕吐等情况，可致伤员脱水和电解质平衡紊乱；振动能震动时飞机的机械能量被传递，全身震动会增加肌肉活动，从而增加代谢率，外周血管收缩使血流重新分布。因此机上尽量避免进行有创操作，确有必要，在机下做好评估，提前进行。比如需要大量补液的伤病员提前精细深静脉置管，呼吸功能障碍，估计病情会恶化发生呼吸衰竭，需提前建立确定性的人工气道如气管插管等。

（四）低温

随着飞行高度上升，气温随之下降，平均每升高1000m，温度约下降0.65℃。体温过低可引起寒战，骨骼肌通过收缩增加能量需求，增加耗氧量。低体温会增加血红蛋白对氧的亲和力，从而氧解离曲线右移，氧释放减少，使组织有氧代谢降低，引起代谢性酸中毒。同时，低体温还会影响凝血因子活性及血小板形态功能进而影响凝血功能。卫生飞机舱内温度下降可使伤员感觉寒冷，出现寒战，加剧创伤疼痛等不适，应注意采取保暖措施。

（五）干燥

航空环境下随着海拔高度的上升、空气温度的下降及飞行时间的延长，空气中的湿度显著下降，空气逐渐变得干燥。舱内湿度可于飞行后2h后低至5%，4h后低至1%。但是如果舱内湿度调整到正常体感舒适水平，需达到相对湿度50%～60%，在机外冷空气的影响下，会使机内壁大量结霜，严重影响飞行安全，因此大多数商业航空公司舱内相对湿度低于20%，即使正常机组人员也会出现嘴唇干裂，声音嘶哑，喉咙酸痛等症状。对已经建立人工气道或者呼吸功能障碍需要氧疗的患者影响更大，因为氧气本身是干燥剂，接受氧疗的患者遭受双倍的危害，必须接受湿化治疗。此外低湿度虽然可以抑制细菌的生长和稳定，但在机舱密闭狭小的空间内，也会增加某些空气传播的病毒的生存和传染性，需要对患者进行气道湿化，但这一问题尚未得到充分重视。

（六）加速度

飞行中各种加速度对人体的作用主要表现在血流动力学变化、影响头部血液供应、引起缺血性缺氧等。而在空运后送伤病员中，加速度作用到人体的内耳前庭可引起伤病员的晕机、呕吐。对腹部损伤伤员晕机、呕吐时可引起的腹内压增加、腹壁伤口撕裂、内脏膨出及误吸窒息等严重并发症。晕机症一般是较轻的症状，在脱离刺激环境后即可逐渐消失，呕吐的发生率较低，但对伤员的危害极大，剧烈呕吐可致使伤员脱水和电解质平衡紊乱，加重休克；对于危重伤员，如呕吐物吸入气管，将引起窒息；通常晕机症的发生是循序渐进的，在发生症状前，要不失时机地进行治疗加以控制。

由于空运后送飞行环境复杂，每一次飞行高度的变化都伴随舱内物理环境的改变，这些因素都影响患者病理生理变化。因此，在空运后送整个过程中实时动态观察皮肤黏膜、尿量、精神状态以及监测体温、氧饱和度、血压等指标，对患者可能或已经出现的情况及时进行准确评估与判断，利于随时调整治疗方案并改善预后。

三、空运医疗后送基本原则

在进行医疗后送之前，必须对所有危及生命的问题进行评估并处置，使之处于相对稳定状态配备在飞机上的医疗设备必须具有飞行适宜性认证，以确保设备不会干扰飞机的航空电子设备。

执行空运后送飞行前检查清单制，减少空运医疗后送过程中的严重意外事件。

飞行前需进行伤情处置及预防性治疗，途中除特殊意外情况外，仅进行继承性监护及治疗，减少途中操作。

飞行安全目标高于伤病员安全目标，医疗队员空中必须服从机组指挥。

四、空运医疗救护转运前评估与处置

重症伤病员空运后送风险成倍增加，如果条件允许，尽量在伤病员病情稳定后再进行空运医疗后送。当确需转运危重患者时，进行空运后送前的评估与准备至关重要，可将后送中的危险减至最低。尤其强调后送专业医护人员要亲自床旁评估伤病员，根据伤情作评估及准备的调整。

空运医疗救护的优势是时效性，过程中需提供必要的监测治疗措施，保证患者既往在外科小组或野战医院内所接受的监护、治疗及急救措施的延续性。转运过程中维持生命体征平稳是目标，登机前要在地面尽可能完成所必需的医疗操作和治疗，在飞机运输途中只需要进行继承性治疗，尽量减少空中医疗护理操作，为其后续治疗提供机会及创造条件。

受航空环境的影响，原有伤情相对稳定的患者转运期间可能发生急速的病情变化，因此在开展空运医疗救护前必须重新对伤病员伤情进行评估，明确适应证及禁忌证，并进行后送前必要的专科处置。

（一）管路评估准备

起飞前应评估所有管路、引流管的位置和功能。

静脉管路抽取和注入液体，检查是否通畅。

动脉留置导管的波形和血压的准确性。

检查所有引流管道是否通畅，并在出发前排空引流液等。

应通过X线或超声检查气管插管的位置是否正确，是否漏气。

对于所有严重受伤的伤员均应在起飞前放置导尿管，以便能连续准确地测尿量。

腹腔开放型敷料需要放置持续引流管，并备用负压吸引装置。

对于气道保护性差、低氧或临近低氧的伤病员，登机之前需进行预防性气管插管，机械通气，减少在飞行中紧急气管插管风险。避免在空运医疗后前12～24h拔除气管插管。

因创伤造成的气胸和血胸转运前需放置胸腔闭式引流管再行后送。飞行前24h内不应拔除已经放置的胸腔引流管。

在登机前需评估血流动力学状况，需要持续监测血压的伤病员，提前进行桡动脉穿刺置管，并妥善固定。

（二）充气装置处理

所有充气加压装置需进行减压处理。

可持续监测气管插管气囊压力装置，使其压力保持在20～30mmHg，防止其过度膨胀，损伤气道黏膜。尤其是起飞降落过程中，舱内压力变化剧烈时，更需持续监测。如不具备条件，可采取手触法，感知充气气囊类似鼻尖硬度为宜。

静脉输液液体袋内的空气进行排气减压处理。

动脉压力监测加压袋进行压力释放处理。

（三）血栓预防

由于飞行途中，需对重症伤病员进行制动处理，因此建议对于重症伤病员尤其是创伤（除非其身体情况不允许），应采取预防静脉血栓栓塞（VTE）措施。最常使用低分子肝素，包括CT显示中无进展性颅内病变或没有其他抗凝禁忌证（例如凝血障碍或活动性出血）的严重颅脑损伤患者。连续负压装置（SCD）若不能验证泵设备已通过飞行适应性认证，则应停止使用。当无法保持负压时，应移除闭塞敷料，代之以湿敷料。

（四）镇痛肌松

在飞行的全程都应控制患者的疼痛和不适。

气管插管，机械通气患者通常输注可剂量滴定的镇静剂和麻醉药。

创伤性脑损伤（TBI）患者可能需要增加镇痛剂和镇静剂的剂量，以避免疼痛和外部刺激导致颅内压（ICP）升高。在颅内压升高的情况下，可给予镇静药丸以验证镇静是否充分。

与骨折相关的疼痛，会因与转运相关的移动和振动而加剧。所有肢体损伤都应考虑进行外周静脉镇痛或神经阻滞麻醉。

神经肌肉阻滞（肌松）的适应证一般与地面时相同。阻滞药物可能会增加一定程度的保护，以防止患者意外移动、自我拔管或其他有害事件的发生。

（五）营养

长航时（大于4h）空运医疗后送需为意识清醒的伤病员提供食物和饮料。

昏迷和半昏迷的伤病员通过肠内营养（ETF），空运途中可继续进行。为防止误吸，应床头抬高30°，放置胃管进行持续胃减压，并将ETF远端放置在十二指肠悬韧带。

密切监测术后肠梗阻或海拔升高导致肠道气体扩张引起的腹胀，并进行减压处理。

接受肠内营养伤病员还应使用H_2受体拮抗剂或质子泵抑制剂来预防应激性溃疡。

（六）体温控制

空运后送途中，舱内温度很难监测和控制，应避免体温过低和体温过高导致伤病员产生生理性应激。

对于创伤伤病员，定期的体温监测和维持常温对于预防与严重缺血、炎症或水肿相关的继发性损伤非常重要。根据需要，可以使用毯子或外部降温技术来减轻后送途中期间机舱温度过低或过高的影响。

控制体温对创伤性脑损伤伤病员尤为重要。尽量维持重型颅脑损伤在正常体温范围。

（七）筋膜间室综合征的预防

受伤的软组织更容易因机舱压力降低而发生水肿。因此，在飞行中应避免使用环状敷料或密切监测环状敷料，以确保它们不会形成压迫，影响静脉回流，最终损害动脉血流。

紧绷的（环形）辅料应该在登机之前分成两段，骨科管型石膏应松解开。

气管插管并接受了大量晶体复苏的爆炸或热损伤的伤员发生筋膜间室综合征风险很高。对于发现有室间隔内压力显著增加的患者，应在后送前进行筋膜切开减压术。

（八）内环境

1. 电解质 后送前需评估伤病员电解质水平。重度电解质紊乱应在后送前纠正。对于轻微电解质紊乱，也应在后送之前处理。如果伤病员肾功能衰竭，而且转运前无法得到透析治疗，这种情况比较危险，在飞行中可能需要进行降钾处理，防止高钾血症。

2. 血糖控制 高血糖和低血糖会增加危重患者的死亡率。血糖控制在8～10mmol/L

为宜。在后送过程中需频繁监测血糖水平。选择受海拔高度、湿度和温度变化影响较小的血糖仪进行监测。

3. 血气分析 重症患者登机前需进行血气分析，以了解酸碱、氧合情况，乳酸值，并调整到最佳状态。

五、空运医疗救护的适应证及禁忌证

在现有的医疗条件下空运后送原则上没有绝对禁忌证。经过对伤病员伤病情严重程度、飞行环境因素、空运后送的性质、空中救护能力以及飞机的性能等因素综合分析最终决定是否转运。对直升机短途500km以内的转运，由于航行时间短，以后送至有医疗条件的场所为第一目的；固定翼飞机伤病员后送属于远程医疗后送，伤员已经过初级医疗单位的医学处置，对某些存在相对禁忌证的危重伤病员经前情处置，病情可控后可以考虑后送。

六、空运医疗救护人员和仪器设备的准备

（一）空运医疗救护人员准备

转运护送人员资质必须是接受过专业急救知识技能训练，具备重症患者转运能力的医务人员。要求救护人员必须掌握基本生命支持、高级生命支持、人工气道建立与管理、机械通气、休克救治、恶性心律失常识别等专业知识，并能熟练使用转运仪器设备。原则上每位重症伤病员至少配备一名专业医师和一名护士。根据空运后送伤病员数量酌情增加医护人员，调整配比。

（二）基本仪器设备、药品的准备

配备在飞机上的医疗设备必须具有飞行适宜性认证，以确保设备不会干扰飞机的航空电子设备。在特殊情况下，未经认证的医疗设备可以获得豁免。

根据伤情准备设备，并使设备处于备用状态。

危重伤病员所需设备需满足地面ICU单元所需基本设备：呼吸机，监护仪，微量泵，负压吸引装置，氧疗装置，心肺复苏机，除颤仪，气管镜，便携式超声，床旁检测设备等。

登机前需计算飞行所需的氧气量，并根据需要进行协调，以确保氧气充足可用。计算时需额外增加50%～100%用量作为备用，对呼吸机患者，需要考虑到呼吸机本身耗氧量的损耗。

空运医疗后送需配备基本的抢救复苏用药，以及为维持生命体征平稳的用药，包括肾上腺素和抗心律失常药物，以备转运途中患者突发心搏骤停或心律失常。病情特殊者还应携带相应的专科用药。

七、空运医疗后送流程

（一）准备登机阶段

到达伤病员所在医疗场所，全面了解伤病员病情。

按照空运医疗救护要求进行医学评估及处置，明确有无适应证及禁忌证。

携带好伤病员医疗后送文书，家属知情同意书。

确定转运飞行时间及目标机场、医院流程。

伤病员登机后与当前伤病员所在医疗场所医务人员完成伤病员交接。

伤病员的头部朝向，一般情况采用头部朝向机头方向，但也需要参考后送过程中伤病情本身的需要。

担架安放固定锁死，伤病员固定可靠。

对伤病员开展输液、吸氧常规性操作。

（二）飞行阶段处理流程

进一步熟悉伤员的病情；重新评估伤情。

检查维护各种管路、呼吸机参数调整。

持续伤病员生命体征监护、心理疏导治疗。

机上突发意外情况时应急处置。

（三）伤病员离机流程

做好离机前的准备工作，固定好安全带，重症患者可以考虑呼吸机转运。

完善伤病员机上治疗护理文书及全部后送文书。

向目标医院的医务人员介绍空运途中伤员情况并完成交接含全部医疗文书。

伤病员全部离机后，机上医务人员清理机上卫生设施，消毒，并进行氧气、水、物品、药材和器材的补充。

附：直升机空运医疗后送实施程序

（一）伤员直升机后送申请基本条件

伤员直升机空运后送伤情基本条件为：为保留重要脏器、眼球、肢体，必须尽快后送至具有专科手术条件救治机构的伤员；眼、面、手、外阴等特殊部位中度以上损伤伤员；颅、胸、腹、关节腔穿透伤伤员；骨盆骨折和截瘫伤员；中度以上烧伤伤员。

（二）直升机空运后送实施时机

1. 紧急后送 需要救命，保存重要脏器、肢体、视力或防止病情恶化的重伤员，应在伤员负伤后3h内得到空运后送。

2. 优先后送 需要尽快进行医学处置，但在本级救治机构不具备救治条件的伤病员，应在8h内得到空运后送。

3. 常规后送 其他需空运后送的伤病员，按照空运后送计划，一般应在24h内后送。

后送或接受伤病员的救治机构应提前30min到达直升机起降场，并做好接（送）机和伤病员交接准备。

（三）后送工作流程

1. 提出转运申请 首先应向指挥机构提出转运申请，申请应包括以下内容：

1）伤病员情况：如伤病员数量、伤类、伤势和伤情以及伤病员的身份等。

2）转运紧急程度：根据伤（病）情分为紧急转运、优先转运和常规转运三类。

3）起始地点和飞机到达的时间要求。

4）对机上医疗护理工作的要求。

5）伤病员交接和其他需要协同的事项等。

2. 做好转运准备 在伤病员转运前，抓紧时间进行必要的准备工作，其目的是使伤病员的伤（病）情尽可能处在最稳定的状态，最大限度地减少在空中的医疗护理操作，最大限度地保证转运途中的安全。因此，做好伤病员转运前的医学准备，是保证伤病员安全后送的重要措施。准备内容包括伤病员转运前的医学和其他准备。

3. 运送伤病员到达登机点 按照转运计划的安排或转运指挥机构的通知，在转运前医学准备的基础上，应及时运送伤病员到登机点。具体工作如下：

1）准备运送伤病员的车辆、担架和被服。

2）安排护送伤病员的医务人员和担架员。

3）清点伤病员的随行物品。

4）填写伤病员转运后送单及其他医疗后送文书。

5）护送伤病员按时到达登机点，办理伤病员交接手续，并做好登机准备。

4. 组织伤病员登机 伤病员登机一般是在机上医疗组和机组的统一指导下，由转运起始医疗单位的医务人员和担架员实施。

登机顺序：先重伤病员，后轻伤病员；先担架伤病员，后步行伤病员。

担架在机舱内的安放顺序：先安置在前舱，然后按顺序安置在其他舱。担架安放的顺序是先上层，然后安放中层和下层。一般轻伤病员安置在上层担架，重伤病员在中、下层担架。伤势重和身体重的伤病员最好安置在下层。需要引流的伤病员应放在上层，需要输液的安置在下层担架。担架伤病员和坐位伤病员混合装载时，先安置担架伤病员，后安置坐位伤病员。

伤病员在机上的体位：因直升机空运后送用时一般较短，担架伤员头朝向主要根据伤员登机方式选取朝前或朝后。

5. 实施空中医疗护理 伤病员登机后，机上医疗护理工作即开始。

飞机起飞前，医务人员应尽快巡视、检查伤病员安放情况和担架固定情况，调整各种管道于正常位置，纠正不正确的体位，简要向伤病员介绍乘机常识和注意事项。

起飞降落时，注意担架固定情况，有担架脱落危险者，立即予以固定。

飞行中，主要观察生命体征，并注意各专科护理要点，密切注视各引流物及引流量，对有包扎伤口者应注意敷料有无渗出液及肢体末梢血供情况。

空中观察，应以危重伤病员为重点，不断巡视、检查，对伤病员进行必要的医疗护理和生活照料。伤病员病情恶化时，应立即采取紧急救治措施，必要时可在就近机场降落。

6. 组织伤病员离机和交接 伤病员的离机，应有秩序地进行，通常是在机上医疗组的指导下，由接收单位负责组织实施。接收单位应组织人员、车辆、物品于飞机着陆前半小时到达机场。飞机着陆后，迅速办理交接手续，组织伤病员离机。交接的重点是清点伤病员人数，交接医疗文书和危重伤病情介绍。危重伤病员要逐个进行交接。

伤病员的离机，可分为抬担架伤病员下机和步行伤病员自己下机。当然，也可用装货绞车、自动装卸机、自动升降机、机械滑梯、货车车厢、地面用梯以及空中悬吊装置等，组织伤病员离机。但都应该先从靠近机尾的位置开始，即按登机的相反顺序进行，先步行伤病员，后担架伤病员，先卸下层担架，后卸中、上层担架。

卸担架时，每副担架要有4人，2名担架员、2名机上协助人员。先打开舱壁侧的担架锁扣，同时握紧担架杆。另一侧则从担架吊挂带的环扣内抽出担架杆，在担架两头的四个担架固定处全部脱离固定装置后，方可移离担架区。

轻伤病员下机从靠近舱门的位置开始，由担架员引导。第1个担架员把伤病员送到机舱门，并掌握下机的顺序，第2个担架员扶他们走出机舱，再由第3个担架员送他们上救护车。

目前国内大部分医院还不能在院内停靠直升机，所以只能在机降场接机后再通过救护车转运至各医院内。因此，在直升机到达机场前，应了解伤病员的数目、大致的伤情，并将此信息通知指挥机场救护的指挥者。

机场救护指挥者接到机场方面的伤病员情况信息后，应协调多家医院的救护车，做到有序、合理。按伤病员下机顺序，在直升机降落之前排列转运伤病员的救护车，转运到最合适的医院治疗，以免造成混乱局面。

此外，机场还应准备消毒用品。特别是自灾区返回的直升机及机组人员、伤病员身体及衣物、接机救护人员均需进行消毒。

7. 做好再次起飞的准备 伤病员全部离机后，机上医疗组与接收单位办理担架、被服交接手续，进行飞机清洁和消毒，整理机上卫生，清点药材、物品，补充消耗，做好再次起飞的准备。

（马宇洁 秦 众）

第二篇

航空医学知识及航空卫勤保障

第八章
航空医学知识

第一节 运动病

一、定义

运动病（motion sickness，MS），又称晕动病，是指因车、船或飞机等运输工具运动时产生摆动、旋转、颠簸等加速运动形式引起机体中枢及自主神经系统功能紊乱，刺激人体内耳前庭神经产生过量生物电而引发的疾病，临床表现为恶心、面色苍白、出冷汗、头晕、流涎、呕吐，甚至出现心律失常、虚脱、休克等严重症状。

二、病因

人们对易感性的多种可能预测因素进行了研究，但有意义的发现相对较少。

个体间运动病易感性有很大的差异，但几乎所有人在受到充分刺激后都可以表现运动病，只有完全丧失双侧迷路（前庭器官）功能的患者才对晕动病免疫。这也不是绝对的，有证据表明双侧迷路受损患者仍然易感运动病，而这种运动病由模拟Coriolis 试验引发自身相对运动而产生的视觉刺激（即在旋转视野中的俯仰头部运动）诱发。

某些存在基础疾病的人群可能面临更高的风险。许多前庭疾病和眩晕患者对任何类型的运动都特别敏感。1861年，Prosper Ménière首次提出偏头痛、MS敏感和梅尼埃病之间存在关联性。有学者认为可能存在一种基因关联，由大脑和内耳所共有的钙离子通道缺陷致病导致可逆的毛细胞去极化，进而产生前庭症状，而头痛可能只是一种次要现象。另一种解释是基于偏头痛患者大脑中血清素系统的不同功能。

在普通人群中，性别和年龄是个体易感性的两个主要预测因素。在海运、陆运和空运调查中发现，女性比男性更易感MS；女性出现呕吐和恶心等症状的概率更高。由于女性呕吐比男性多（例如，对海上旅客的大规模调查表明，女性与男性的呕吐风险比为5∶3），这种性别差异的易感性可能是客观的。女性MS易感性原因可能与女性激素周期有关。尽管MS易感性在月经周期中有所变化，在月经前后达到高峰，但这不能完全说明女性的易感性更强，因为整个周期的易感性波动幅度仅占男性与女性易感性总体差异的1/3左右。女性对MS、术后恶心和呕吐（postoperative nausea and vomiting，PONV）或化疗引起的恶心和呕吐有较高的易感性，可能是一种进化功能。女性有更敏感的疾病阈值可能是为了防止怀孕期间或随后的整个哺乳期胎儿暴露在有害毒素中。女性的这种易感性升高可能是"天生的"，但在月经周期和怀孕期间受激素的影响可能会上调。

婴儿和幼儿对MS免疫，MS易感性从6～7岁开始，在9～10岁达到顶峰，其原因尚未明确。青春期开始（10～12岁）后比在6～7岁时更易发生MS，表明性激素的变化不是MS易感性的直接原因。另一原因可能是运动-感知系统具有高度可塑性，直到7岁左右才完全形成。大多数MS的假说认为运动-感知系统潜在的"预期"稳定模式可用于检测前庭觉、视觉和运动觉之间的感觉失匹配。经历易感性顶峰后，从十几岁到20岁左右期间易感性逐渐下降，这进一步表明MS易感性存在习服。

三、临床表现

（一）症状

1. 中枢神经系统症状（头晕、眩晕、头疼等）。
2. 胃肠道症状（恶心、呕吐等）。
3. 自主神经症状（心慌、出汗、四肢冰冷）。
4. 其他症状（乏力、倦怠等）。

（二）体征

本病主要症状为先感上腹部不适，继有恶心、面色苍白、出冷汗，后有眩晕、精神抑郁、唾液分泌增多、呕吐。查体可见阳性体征：血压下降，呼吸深而慢，眼球震颤，严重呕吐引起的脱水和电解质紊乱。

四、并发症

运动病可能引起以下并发症：

（1）偏头痛：是一种发作性神经血管功能障碍伴体内某些生物活性物质改变的疾病，是一种常见病、多发病。典型的偏头痛可分为先兆期、头疼期两期。

（2）良性阵发性位置性眩晕：该疾病常在头位改变时以短暂眩晕发作为主要表现的内耳半规管疾病，可借助于变位试验，旋转试验等辅助检查与晕动病相鉴别。

（3）梅尼埃病：可通过甘油实验、纯音测听、眼震电图、前庭功能实验等检查鉴别。

（4）急性前庭疾病：急性前庭神经炎等，可出现恶心、呕吐、眩晕等症状，与晕动病症状相似，可通过询问病史、体格检查、体温测试、旋转测试等与眩晕病相鉴别。

五、诊断标准

（一）运动病/视觉诱发性运动病诊断标准

此处的运动病是指人的物理运动诱发的运动病症状，而视觉诱发的运动病是指由于视觉运动诱发的运动病症状，两者共用一个诊断标准。诊断需要满足下述1～4条件：

1. 人的物理运动或视觉运动诱发的下列一个方面的严重的而非轻度的体征和症状。

1）恶心或胃肠紊乱。

2）体温调节混乱（出冷汗或皮肤苍白）。

3）觉醒改变（嗜睡、疲劳）。

4）头晕和（或）眩晕。

5）头痛或眼部不适感。

2. 体征/症状在运动过程中出现，并随着运动时间增长而逐渐增强。

3. 运动停止后体征/症状最终停止。

4. 体征/症状不能用其他紊乱或疾病更好地解释。

（二）运动病疾患/视觉诱发性运动病疾患诊断标准

运动病疾患的刺激为人体的物理运动，视觉诱发的运动病疾患的刺激为视觉运动，两者共用一个诊断标准。诊断需要满足下述1～5条件：

1. 至少出现过5次在同样的或相似的运动刺激触发下出现的运动病/视觉诱发的运动病发作。

2. 体征/症状的出现依赖于相同的或相似的运动刺激。

3. 反复暴露在同样的或相似的运动刺激条件下，体征/症状并不显著减弱。

4. 体征/症状导致下列一个或多个行为反应：

1）改变运动以终止运动病体征/症状。

2）躲避触发运动病的运动刺激。

3）在暴露于运动刺激之前就出现逃避冲动。

5. 体征/症状不能更好地用其他的疾病或失调解释。

六、治疗

运动病是周围性眩晕的一种常见类型，患病率很高，对易感人群的日常生活影响极大。随着对运动病认识的深入，目前运动病的治疗方法也有很大进步。行为干预、药物治疗、心理疗法是当前提高该病总体疗效的主要途径。必要时还可以选择电前庭以及心理治疗方法，这些方法各有优缺点，在临床工作和日常生活中可以根据实际情况择优选用。

（一）药物治疗

抗运动病药物大致可以分为10类：抗胆碱类药物、抗组胺类药物、哌嗪类、烃胺类、吩噻嗪类、拟肾上腺素类药、镇吐药、钙拮抗剂类药、中药、其他药物。每类药物分别有其常用代表药物（表8-1）。

表8-1 抗运动病代表药物及剂型

药物类型	药物名称（剂型）
抗胆碱类药物	东莨菪碱（普通片，贴剂），盐酸苯磺酸壬酯（普通片），阿托品（普通片，注射剂），山莨菪碱（普通片，注射剂），苯海索（普通片）
抗组胺类药物	乙醇胺类：茶苯海明（普通片，缓释胶囊），苯海拉明（普通片，软胶囊）
哌嗪类	塞克力嗪（普通片），布克利嗪（普通片），美克洛嗪（普通片）
烃胺类	氯苯那敏（普通片）
吩噻嗪类	异丙嗪（普通片，注射剂）
拟肾上腺素类药	苯丙胺（普通片），安非他明（普通片），麻黄碱（普通片，注射剂），可卡因（普通片，注射剂），甲基苯丙胺（普通片），苯甲吗啉（普通片），苯丁胺（普通片），哌醋甲酯（普通片），苯妥英（普通片）
镇吐药	多潘立酮（普通胶囊），甲氧氯普胺（普通片，注射剂），盐酸地芬尼多（普通片）
钙拮抗剂类药	桂利嗪（普通胶囊），氟桂利嗪（普通胶囊）
中药	生姜（合剂，姜粉胶囊），丹参（饮片），天麻（普通片，注射剂）
其他药物	阿片受体激动剂（洛哌丁胺）

（二）辅助治疗

1. 电前庭刺激 空间适应综合征（SAS）或太空病（GVS）是一种与MS有关的疾病，但在地球上有50%的人都会经历。SAS有多种危害，会危及乘客、机组人员和地勤人员，也会导致飞行员过早退出职业生涯。目前知道，内耳道离子通道紊乱可能会导致SAS，而GVS可以通过调节内耳中GABA相关电道神经传递，恢复由于运动障碍引起的步态、平衡和异常运动，以及重力转换产生的空间定向障碍，当然这还需要更多大样本的研究进一步证明。

2. 心理疗法 心理疗法目前是治疗MS的研究热点，已经有多种方法被证明是有效的。认知行为疗法在减轻MS的症状方面是可行的。自动反馈训练练习可以缓解MS症状，且效果较肌注异丙嗪更好。此外提高感知控制和可预测性等社会心理变量可以削弱MS的应激反应。分散注意力也可以减少低频运动引起的MS症状。但目前来说，心理治疗的过程相当耗时，对大多数人来说不切实际。

（金占国）

第二节 气 压 伤

一、定义

气压伤是由于人体内部或与人体接触的气体空间与周围的气体或流体之间的压力差而对人体组织造成的物理损害。其中气压损伤性航空病包括耳气压伤、鼻窦气压伤、变压性眩晕、肺气压伤、高空减压病等，是影响飞行人员训练和作战能力的一组最常见疾病，是造成停飞、危及飞行安全的最重要原因之一。

二、病因

（一）耳气压伤

飞行因外界大气压力发生骤然变化，耳气压功能不能适应此变化而引起的航空性中耳炎，严重时可引起内耳的气压性损伤即耳气压伤；气压变化时耳气压功能异常是耳气压伤的发病基础。有的飞行人员患耳气压伤用现有的检查手段难以找到确切的病因，而有的则可发现鼻咽部的炎症、变态反应、增生、畸形和肿瘤等，故将前者称为原发性耳气压伤，即由咽鼓管本身的隐性病变所致；将后者称为继发性耳气压伤，即由咽鼓管咽口周围病变所致。

（二）鼻窦气压伤

飞行中由于外界气压发生骤然变化时，鼻窦功能不能适应此气压变化而引起的航空性鼻窦炎即鼻窦气压伤。多发生在下降或俯冲过程中，有的同时出现耳闷、耳鸣和耳压痛等耳气压伤的表现。鼻窦气压伤主要发生在额窦，其次是上颌窦。课题组认为，像耳气压伤一样，有的飞行人员患额窦气压伤是由鼻额管的隐性病变所导致，称为原发性鼻窦气压伤，而有的则由窦口周围的炎症、变态反应、增生、畸形和肿瘤等病变引起，称为继发性鼻窦气压伤。

（三）变压性眩晕

飞行气压的剧烈变化，在耳气压功能障碍时不仅引起耳气压伤，还可造成变压性眩晕，是因飞行过程中双侧中耳压力不对称且超过一定水平后出现的短暂性眩晕发作。

（四）肺气压伤

肺气压伤是指当肺内压相对于外界环境压力过高或过低时，肺组织和肺血管被气体撕裂，肺泡内气体沿撕裂空隙进入肺血管和破损后的组织间隙，产生气泡栓塞及气肿等变化而造成的疾病。

（五）高空减压病

在高空飞行环境，当外界压力下降速度和幅度超过一定限度，致使机体组织内原来溶解的惰性气体（主要为氮气）析出在血管内及组织中形成气泡。气泡在组织和体液中分布或聚集于某一部位，压迫该处的神经末梢，或堵塞血管形成气栓，则可引起的一组特殊病症，即高空减压病。气泡的第一个致病作用包括气泡的机械性压迫和机械性阻塞。细胞内气泡的膨胀可使细胞破裂、血管外的气泡可压迫、刺激局部，引起组织变形、皮肤瘙痒、关节痛等。血管内气泡则可通过机械性阻塞各器官血管而引起各类栓塞症状。由于气泡主要产生于静脉系统，因此容易栓塞的器官是肺脏。轻者可以引起刺激性干咳、胸骨后疼痛等气哽症状，重者则会因严重肺气肿或气栓进入动脉系统导致肺血管、冠状动脉栓塞而猝死。

气压伤相关疾病主要出现以上疾病，需根据患者的临床症状及辅助检查结果进行综合分析和诊断。

三、临床表现

气压伤相关疾病的临床表现可以根据受损部位不同出现不同的临床表现。以下是常见气压伤的临床表现：

（一）耳气压伤

即航空性中耳炎，是军事飞行员气压损伤中最常见、也是发病率最高的一类气压损伤性疾病，飞行中气压改变是耳气压伤的主要原因，感冒、飞行高度、飞行科目、飞机下降速度、间断飞行、疲劳和注意力分配不当等为诱因，临床上主要表现为飞行过程中或着陆后出现耳压痛、耳闷胀、耳鸣、耳聋等不适症状。

（二）鼻窦气压伤

即航空性鼻窦炎，好发于额窦和上颌窦，多为气压快速变化环境长时间工作后出现额部疼痛，或者面颊部出现麻木感。可出现鼻塞，少数患者可出现鼻出血，严重者可出现休克症状。程度较轻者1～2d后症状可自行缓解。严重者可出现血性分泌物，如果继发感染，可发展为慢性鼻窦炎。

（三）变压性眩晕

多见于军事飞行人员，主要症状为机体周期气压迅速变化过程中由于双侧中耳气压不对称且达到一定水平后出现持续数秒到数十秒的一过性眩晕症状。

（四）肺气压伤

引起临床症状的主要原因是肺泡过度膨胀和肺泡破裂，造成气胸则表现为呼吸困难、胸痛、单侧呼吸音减弱；造成纵隔气肿则引起胸部饱胀感、颈部疼痛、胸膜炎性胸痛，放射至肩部出现呼吸困难、咳嗽、声音嘶哑和吞咽困难等。肺气压伤最常见的形式是纵隔气肿，纵隔空气进入颈部，可引起皮下气肿，表现为爆裂声和声音变化；造成张力性气胸虽然在气压伤中少见，但可导致低血压、颈静脉怒张、叩诊过清音和气管偏移等临床表现。

（五）高空减压病

在高空飞行环境，当外界压力下降速度和幅度超过一定限度，致使机体组织内原来溶解的惰性气体（主要为氮气）析出在血管内及组织中形成气泡。气泡在组织和体液中分布或聚集于某一部位，压迫该处的神经末梢，或堵塞血管形成气栓，则可引起的一组特殊病症。气泡的第一个致病作用包括气泡的机械性压迫和机械性阻塞。细胞内气泡的膨胀可使细胞破裂、血管外的气泡可压迫、刺激局部，引起组织变形、皮肤瘙痒、关节痛等。血管内气泡则可通过机械性阻塞各器官血管而引起各类栓塞症状。由于气泡主要产生于静脉系统，因此容易栓塞的器官是肺脏，轻者可以引起刺激性干咳、胸骨后疼痛等气哽症状，重者则会因严重肺气肿或气栓进入动脉系统导致肺血管、冠状动脉栓塞而猝死。

四、并发症

（一）耳气压伤

鼓室内外压力失衡导致鼓膜穿孔；中耳继发感染产生化脓性中耳炎；鼓室积液、积血产生传导性聋；上鼓室高负压，松弛部内陷成囊袋，形成中耳胆脂瘤并可能破坏中耳骨质。

（二）鼻窦气压伤

严重者可出现鼻窦黏膜渗血，鼻腔出现血性分泌物，如继发感染，则可发展成为慢性鼻窦炎。

（三）变压性眩晕

复发性变压性眩晕应排除单侧前庭功能低下、低频感音神经性聋及听神经瘤的可能。

（四）肺气压伤

肺泡过度膨胀和肺泡破裂可继发胸膜炎、纵隔气肿、张力性气胸等并发症，此外合并肺大疱、马方综合征、慢性阻塞性肺疾病或以前的自发性气胸者在气压迅速变化的环境中易患肺气压伤。

（五）高空减压病

肺部气栓引起刺激性干咳、胸骨后疼痛等可引起气哽症状，重者则会产生肺气肿或气栓导致肺血管、冠状动脉栓塞而猝死。

五、诊断标准

（一）耳气压伤

病史：耳部压痛，伴或不伴其他症状均为气压变化过程中产生。体格检查：发现鼓膜Ⅱ度以上充血。缓解期进行低压舱模拟飞行，低压舱前后进行纯音测听和声导抗对照检查可进一步明确诊断。

（二）鼻窦气压伤

病史：鼻窦区疼痛或流泪等症状是否是在气压变化过程中产生，尤其是飞机下降过程中或潜艇上升过程中出现眼部胀痛、流泪、结膜充血、视物模糊或上颌牙痛、眶下区疼痛等症状。体格检查：可见患者流泪、结膜充血、鼻腔分泌物增多或可见血性分泌物，或眉弓、上颌窦区有压痛的表现。缓解期进行低压舱模拟飞行，低压舱前后进行鼻窦CT扫描对比可进一步明确诊断。

（三）变压性眩晕

病史：典型短暂眩晕症状多于飞行上升、下降等气压显著变化的过程中，持续时间数秒到数十秒，可伴随听力下降、耳鸣及恶心、呕吐等前庭自主神经症状，发病诱发因素多为感冒未愈飞行或鼻腔、鼻窦、鼻咽部或中耳及内耳潜在病变的情况下发生。辅助检查：包括前庭功能检查及听觉功能检查，明确有无器质性疾病，此外可进行低压舱模拟飞行，并在飞行前后进行鼻内镜、耳内镜、听觉功能及前庭功能等对照检查。影像学检查：耳部CT及磁共振、颅底鼻咽部增强CT可排除中耳、内耳及鼻咽部、咽鼓管病变可能。

（四）肺气压伤

病史：呼吸困难、咳嗽、咳粉色分泌物等均发生于呼吸道气压损伤后。体格检查：胸部X线用于检查是否存在气胸或纵隔积气（沿心脏边缘透亮影）。如果胸片检查阴性但临床高度怀疑，行胸部CT检查可能有诊断意义，它比X线平片更敏感。超声对气胸的床旁快速诊断也是有用的。当存在没有腹膜体征的气腹时，应怀疑没有内脏破裂的气腹。如果患者在神经系统检查中发现任何神经功能缺损，应怀疑脑动脉气体栓塞。

（五）高空减压病

在高空暴露后出现特征性症状和体征，依据确切的航空飞行等气压变化暴露史、临床和实验室检查，必要时低压舱检查，结合职业卫生学调查资料，进行综合分析，排除其他原因所致的类似疾病后，再进行职业病诊断。高空减压病应排除缺氧、过度换气、高空胃肠胀气、肺气压伤等其他因素所致类似病症。职业病高空减压病分为轻度、中度、重度三级。根据《GBZ 93-2010职业性航空病诊断标准》，各级诊断标准如下。轻度：皮肤瘙痒、刺痛、蚁走感、斑疹、丘疹和肌肉关节轻度疼痛等，下降高度、返回地面后症状明显减轻或消失。中度：肌肉关节疼痛明显，甚至出现屈肢症，返回地面后症状未完全消失。重度：出现下列表现之一者：

1. 神经系统：站立或步行困难、偏瘫、大小便障碍、听觉障碍、前庭功能紊乱、昏迷等。

2. 循环系统：虚脱、休克、猝死等。

3. 呼吸系统：胸骨后吸气痛及呼吸困难等。

4. 减压无菌性骨坏死。

六、治疗

（一）耳气压伤

急性期治疗：鼓膜充血、疼痛，外耳道用2%苯酚甘油滴耳剂点耳，鼻腔减充血剂1%呋麻滴鼻剂等滴鼻，然后行咽鼓管吹张；鼓膜破裂者，用乙醇消毒外耳道，用无菌棉拭子擦净外耳道内血性分泌物，再用无菌棉球置于外耳道口，勿行外耳道滴药或点药，全身应用抗生素预防中耳感染治疗。缓解期治疗：如出现鼻咽部咽鼓管咽口黏膜肿胀、增生或肥厚所致的咽鼓管管腔狭窄，可进行咽鼓管球囊扩张术进行治疗；继发或伴发中耳气压伤的应排除鼻咽部肿瘤，并进行听力学及前庭功能检查，并给予相应治疗。

（二）鼻窦气压伤

1. 由继发性病变引起者，针对病因治疗，解除窦口周围病变，以适应恢复飞行后的气压改变，如鼻息肉摘除术、鼻中隔偏曲矫正术、下鼻甲部分切除术、中鼻甲切除鼻额管开放术等，常可获得满意的疗效。有感染性鼻窦炎者也应一并治疗，方可取得最佳效果。

2. 短暂而可逆性的鼻窦气压功能障碍可采取保守治疗，如感冒、飞行下降速度过快和鼻窦的轻度感染性炎症等，均可导致鼻额管肿胀而出现鼻窦气压功能障碍的症状，但经保守治疗鼻窦气压功能多可恢复正常，一般不需进行有创治疗。

3. 患者曾有症状，但入院后鼻科学检查包括功能性鼻窦镜检查正常、鼻窦X线检查无感染征象、低压舱检查鼻窦气压功能正常者无须特殊处理。

4. 合并耳气压伤者也应积极予以治疗。

（三）变压性眩晕

变压性眩晕的治疗以预防为主：①告诫飞行员采取主动的应对措施，即在飞行过程中，尤其在上升期间不断地通过吞咽等动作平衡中耳较小的压力变化，使中耳腔难以建立较大的压力差。②避免感冒或感冒未愈参加飞行。③飞行过程中尽量避免采用瓦尔萨瓦动作平衡中耳压力。④对发生变压性眩晕者要想到排除早期梅尼埃病、一侧前庭功能异常、内耳前庭系统的先天畸形和迷路漏等所致的可能性，对此类飞行员果断地临时停飞进行有关耳气压功能、听力学、前庭功能的检查及低压舱模拟气压变化检查，必要时进行中耳和内耳的CT等影像学检查和手术探查，以明确是否有器质性变压性眩晕的存在，这是减少变压性眩晕再次发生的必要措施。⑤最根本的预防措施是航空医学知识培训和指导，即将变压性眩晕的普遍性和其潜在的危害性告知医务人员和飞行员，共同为预防变压性眩晕的发生而努力。

（四）肺气压伤

怀疑张力性气胸时应进行针刺减压，紧接着予胸腔闭式引流。如果存在少量气胸（如10%～20%），没有血流动力学或呼吸不稳定，通过给予高流量100%纯氧24～48h气胸能自行吸收。如果该治疗无效或存在大量气胸，需进行胸腔闭式引流（使用猪尾形导管或细胸管引流）。纵隔气肿不需特殊治疗；症状通常在数小时至数天内自行缓解。观察数小时后大部分患者可以门诊治疗；对于这些患者，推荐给予高流量100%纯氧促进肺泡外气体的吸收。很少数患者需要进行纵隔切开术来缓解张力性纵隔气肿。

（五）高空减压病

发生高空减压后，应立即下降高度，并快返回地面；轻度高空减压病降至地面后症状消失，用面罩呼吸纯氧观察2h，然后在不吸氧条件下继续观察24h后，无症状或体征出现者，可恢复一般性工作。中、重度高空减压病患者，或高空减压病观察期间症状复发者，均立即送加压氧舱治疗。在运送过程中吸纯氧，出现休克者给予抗休克治疗。对症治疗：根据具体病情还可给予补液扩容、改善微循环、呼吸兴奋剂、强心剂、镇静剂、肾上腺皮质激素等药物治疗。发生高空减压病，经治疗症状消失者，在恢复一般性工作至少48h以后，才可恢复飞行或体育活动；重度高空减压病治疗后有后遗症或低气压暴露反复出现高空减压病者，应终止飞行。

（金占国）

第三节 高空缺氧

一、什么是高空缺氧

（一）概念

氧气是人体进行新陈代谢的关键物质。正常机体内氧的储备量只有1.5L左右。当呼吸停止，即使体内储氧充分利用也只能维持几分钟的生命活动。机体必须依赖于外界氧的供给和通过呼吸、血液、循环系统不断地完成氧的摄取和运输。高空缺氧是由于高空大气压力降低引起肺泡内吸入气体中氧分压降低，机体组织得不到正常的氧气供应，而产生的一系列生理及病理改变。肺泡气氧分压的降低是最本质的原因。

（二）发生率

尽管随着现代航空技术的迅速发展，高空缺氧的防护问题已经得到基本解决，但是由急、慢性高空缺氧所导致的飞行事故及事故症候始终难以杜绝。1981—2003年，美国空军和海军共发生1055例军用飞机座舱减压事件，其中221例出现高空缺氧，4例导致致命事故；2011年，由于机载制氧系统故障，美国空军连续发生5起F-22飞机高空缺氧事故症候。1990—2001年，澳大利亚国防部报道了27例缺氧事件，2例报飞行员意识丧失，其中1例死亡。国内也有报道因高空缺氧引起的飞行事故症候占医学原因事故症候的6%～17%。以上飞行事故资料表明：高空缺氧迄今为止仍然是航空飞行活动中的一个严重问题，对于目前的军事飞行仍具有潜在的威胁，每位航空医学工作者都必须充分认识到此问题的严重性。

（三）分类

高空缺氧按照发生原因和发展过程可分为3种类型：

1. 暴发性高空缺氧 主要指在呼吸空气条件下突然暴露于10 000m以上高度，或者在呼吸纯氧条件下突然暴露于14 000m以上高度所引起的极度严重缺氧。多发生在高空、超高空飞行时增压座舱突然失密封或氧气供应突然中断的情况下。其主要特征是：发生突然，没有明显先兆；有效意识时间短，在呼吸纯氧条件下迅速减压时的意识时间，14 000m为1min左右，15 000m为20s左右，16 000m为12～15s。

2. 急性高空缺氧 主要指急性暴露在高空低压环境，持续时间为数分钟到数小时的缺氧。多发生在7000m以上高度供氧装备故障或增压座舱失密封时。值得注意的是，初发急性高空缺氧时人的主观感觉往往很轻微，几乎没有明显的、特异的痛苦感，致使飞行员容易低估其危险性，而丧失及时采取应急补救措施的时机。

3. **慢性高空缺氧** 主要指长期暴露在缺氧环境导致的作业能力、体力和脑力活动下降的缺氧。多发生在高原生活者。也可出现在无供氧系统或供氧装置数量少于机组人员的直升机飞行中。

二、高空缺氧的发生原因

（一）供氧装备发生故障

供氧装备故障是高空缺氧发生的常见原因之一。主要有氧调器和面罩活门故障、供氧软管脱开、氧调器与面罩之间软管连接处有破损等。

（二）供氧装备使用不正确

飞行人员对供氧装备的不正确使用是高空缺氧发生的另一个重要原因。如飞行员未戴紧氧气面罩或面罩与面部密合不良，以及面罩未正确与氧调器接通等都可能导致缺氧。氧气面罩与面部密合不良，部分原因是面罩设计存在缺陷，但更多的是不正确使用，飞行员长时间佩戴面罩会不适感，常常下意识地摘掉或放松面罩，导致面罩漏气。由于战斗机采用的是低压差制座舱，即使在座舱密封良好的情况下，座舱压力仍要大大低于海平面高度的，必须使用供氧装备以防止缺氧，所以，在较高高度飞行时，当面罩漏气时就有可能发生高空缺氧隐患。

（三）密闭增压座舱失密封

密封增压座舱的广泛使用，使高空减压病和缺氧的威胁大为降低，但密封增压座舱破裂或爆破等失密封的危险性始终存在。增压座舱故障将使飞行员直接暴露在高空低压缺氧环境，导致高空缺氧。在座舱迅速减压条件下，飞行员暴露在极低的压力环境时，缺氧导致飞行员有效意识时间只有短短的十几秒。在缓慢减压条件下飞行人员也有可能意识不到缺氧的发生而造成危险。

（四）在非密封座舱环境中飞行

多发生在没有供氧设备的直升机。直升机飞行高度虽然较歼击机、运输机低，但仍会受到不同程度缺氧的影响，尤其是在飞行员在进行一定的体力负荷时，缺氧的影响会进一步加重，直接影响到飞行操作能力。据国外报道，77.5%的军用直升机机组人员曾经历过不同程度的缺氧影响。

三、高空缺氧对飞行工作能力的影响

缺氧对人体的生理影响涉及呼吸、循环、神经等多个系统。从航空任务与飞行安全的角度讲，缺氧对机体大脑智力活动和工作能力的影响有更大的实际意义，主要表现在以下3个方面：①夜间视力下降。一般自1200m高度开始出现夜间视力障碍，平均每升高600m，夜间视力下降5%，可出现视野变小，周边视力丧失、盲点扩大等。②智力功能障碍。缺氧可严重影响人的智力，记忆、计算、理解、判断、注意能力等均可发生障碍。一般1500m以上出现影响，3000m高度已出现多方面影响，5000m障碍已达明显程度。③运动协调功能下降。平时已经熟练的精细技术操作，在3000～3500m即开始变得笨拙，缺氧继续加重，会出现运动迟缓、震颤、抽搐及痉挛等表现。除以上对飞行活动影响严重的症状外，还会出现情绪障碍、脑电图、心电图改变等现象。但在不同高度各种症状表现会存在较大差异：

在3000m高度以下，除夜间视觉功能自1500m高度起开始下降外，人体并无明显的缺氧不适症状，非常熟练的智力活动和工作能力也没受到影响，但执行新任务的能力已开始受到损害，需经过明显较长的时间才能在新任务中获得最佳的工作能力，其强度随高度和任务的复杂性而增加。

在3000～5000m高度，人体呼吸循环系统的代偿反应使短时间、静止状态下的缺氧症状并不严重，但是进行复杂、精细工作的智力功能已明显降低，进行繁重体力劳动的能力也已显著减退。

在5000m高度以上，机体呼吸、循环系统的代偿反应虽已充分发挥，但仍不足以补偿缺氧的严重影响，在静坐状态下即可出现明显的功能障碍，如头痛、眩晕、视物模糊、情绪异常等症状，智力功能的障碍则更加突出，如思考迟钝、记忆力减退以致丧失等。

暴露于7000m以上高度范围，循环代偿反应随时可出现衰竭，暴露一定时间后很快会出现意识丧失，也称缺氧性晕厥。其特点是在不知不觉中发生，无特异的痛苦感觉。

不同个体对缺氧的耐受能力差异性很大。因此，上述几个高度划分只是相对的，总的趋势是高度越高、停留时间越长，机体出现缺氧症状和发生晕厥的时间越短。根据5000m缺氧耐力检查经验，耐力不好的多在10～20min就出现血压下降、面色苍白、出冷汗等晕厥前症状。7000m以上大多在3～5min出现晕厥，12 000m以上基本在12s左右就出现晕厥。

四、高空缺氧的症状特点

(一) 症状特点

人体对高空缺氧影响的自觉症状表现复杂多样且具有明显的个体差异性和个人特点，即使相同的缺氧条件下，不同人的缺氧症状和体征表现也不尽相同。一般来说，3000m以下，缺氧对机体的影响较微弱，除夜间视力障碍外，机体处于静止状态一般察觉不到不适反应。从3000m高度开始，缺氧的影响在大多数健康个体中可以观察到，最初的缺氧症状包括呼吸加快、头痛、头晕、眼花、身体发热、欣快症等，随着高度的上升，缺氧程度的加重，最终导致嗜睡，语言模糊，视觉功能减弱，记忆、判断和思维能力减低，直至自我控制能力和意识的丧失。

需要特别强调的是，上述缺氧症状往往是轻微而不明显的，有时甚至没有任何不适症状，这种主观缺氧症状表现与客观缺氧严重程度不相一致的特点，是高空缺氧对飞行安全的最大威胁，致使飞行员容易低估其危险性，尤其是当飞行人员专注于复杂的飞行任务时，更容易忽视缺氧所引起的不易察觉的症状和体征，从而丧失采取应急措施的时机。

（二）有效意识时间

缺氧发生时，留给飞行员采取紧急措施的时间是十分短暂的。自缺氧暴露开始，人能继续操纵飞机并能采取有效措施的时间可以用有效意识时间来表示。唯有在此时间内，飞行员才能够判断所面临的问题并采取适当的措施，例如：戴紧氧气面罩或下降飞行高度。如未采取适当措施，有效意识时间一过，飞行员不可避免地发生意识丧失。有效时间的长短主要与暴露的高度、个体的功能状态等有关。

飞行暴露的高度越高，有效意识时间越短。在7500m高度，留给飞行员采取必要措施的有效意识时间只有3～5min，10 000m高度有效意识时间为30～60s，12 000m高度以上的有效意识时间则更短，只有10s左右的时间。此外，需要注意的是，飞行上升的速度越快，有效意识时间也会变得更短，例如在座舱迅速减压时，短时间内飞行员暴露于外界大气压环境下，其缺氧的程度要比在同等高度中断氧气供应时严重得多，其有效意识时间约为在同等高度中断氧气供应时的50%。飞行员只有在有效意识时间之内及时识别出缺氧的症状和体征并迅速作出决定，进行必要的紧急措施，才可能避免由缺氧导致的意识丧失。

五、影响机体缺氧耐力的因素

缺氧耐力一般指人体耐受缺氧的能力，包括暴露高度和耐受时间两个参数。我国1991年颁布的国军标《急性缺氧耐力的综合评定》（GJB 1092—191）规定，低压舱模拟上升到5000m高度停留30min不出现明显缺氧症状者适合飞行。不同个体或同一个体在不同条件下的缺氧耐力都有差别。

（一）客观环境条件

飞行上升的高度越高、高空停留的时间越长，缺氧的影响就越重，机体对缺氧的耐受能力就越低。

（二）人体机能状态

除缺氧条件外，个体的缺氧耐受能力还和自己的身体功能状态有关。健康状况较差，如发生胃肠道感染、上呼吸道感染、疲劳、病后未完全恢复均可使缺氧耐力降低。此外，休息不好、吸烟过多、饮酒、空腹或饱腹等因素也会对缺氧耐力造成一定的影响。

（三）其他因素

在急性缺氧时，如同时由其他合并因素影响，也会降低机体的缺氧耐力，例如，当高温、寒冷、正加速度作用时，机体的缺氧耐力也会下降。

六、高空缺氧的处置方法

飞行员在飞行过程中，如果出现呼吸加快、头痛、头晕、胸闷、眼花、身体发热和思考能力减退等症状，要考虑到可能发生高空缺氧，应按照以下程序进行处置：

（1）立即向指挥员报告，请求指挥员和航空卫生人员帮助分析原因，暂时中止原定飞行计划，并下降高度。

（2）打开供氧系统应急供纯氧开关，呼吸纯氧1～2min后，缺氧症状会得到明显改善。

（3）下降飞行高度到3000m以下，检查供氧系统及座舱环境控制系统，确认工作正常并且症状消失，说明缺氧问题已经得到有效缓解。

七、高空缺氧的防护措施

（一）正确使用防护装备

目前，通风式增压座舱和供氧装备是防护缺氧的最有效的两种装备。对于飞行员来说，就是要严格遵守飞行用氧规定，正确佩戴氧气面罩，防止漏气。

（二）缺氧体验训练

这是预防飞行缺氧事故、保证飞行安全的一项重要措施。缺氧体验训练是指通过地面模拟高空缺氧环境，使飞行人员体验高空缺氧对机体的影响，熟悉自己在缺氧环境中的症状和自我感觉，对其加深印象，提高认识，使其在实际飞行中当出现缺氧意外情况时能够及时准确地判断和采取措施，并在实际体验中熟悉和掌握供氧防护装备的性能及使用方法。

（三）消除各种不良因素

主要是积极消除各种降低缺氧耐力的不良因素，如呼吸道疾病、循环系统疾病等。另外，加强心肺功能锻炼，保持正常缺氧耐力。低氧习服和体育锻炼可提高人体的缺氧耐力。飞行员在平时要避免影响机体缺氧耐力的下列因素：休息不好、睡眠不足、饮酒、空饱腹、上呼吸道感染、过度疲劳、病后未痊愈等。飞行员要知道当合并高、低温环境和有加速度作用时也会使缺氧耐力降低。

（四）缺氧耐力检查以及医学鉴定

结合高空生理训练对飞行员特别是患病或受伤痊愈恢复飞行的飞行员进行高空缺氧耐力检查和医学鉴定。

（薛利豪）

第四节 高原习服训练

一、高原习服

（一）高原习服的机制

平原人移居高原后，机体对高原环境所出现的代偿适应性反应是逐步发生的，表现为器官水平的适应性反应及组织、细胞水平的适应性反应。

进入高原后，肺通气量立即增加。肺通气量的增加，主要是潮气量增加，潮气量上升50%，肺泡通气量增加70%，而呼吸频率一般在15～20次/分钟，很少超过20次/分钟。低氧引起的通气量增加称为低氧通气反应。进入高原后，低氧性通气反应与在高原居留时间的长短有关。进入高原早期，肺通气增加，但增加较少，在海拔4000m肺泡通气量比原来增加20%～100%，数日后，肺通气量进一步增加。随着在高原居留时间的延长，肺通气量逐渐回降，至仅比海平面者高15%左右。

低氧性通气反应是机体急性缺氧时最重要的代偿反应，其意义在于：①呼吸加深可把原来未参与换气的肺泡调动起来，以增大呼吸面积，提高氧的弥散，使氧分压和动脉血氧饱和度升高；呼吸加深使更多的新鲜空气进入肺泡，从而提高肺泡气的血氧分压，降低二氧化碳分压；呼吸加深时胸廓动度增大，胸腔负压增加，促进静脉回流，回心血量增多，促使肺血流量和心排血量增加，有利于气体在肺内的交换和氧在血液的运输。②进入高原后，低氧能引起肺血管收缩，长期持续性低氧或长时间的间断低氧，在肺血管收缩的同时伴有肺血管壁增厚等结构改变，导致持续性肺动脉高压，称为低氧性肺动脉高压。低氧所致的肺血管收缩和肺动脉高压，可增加肺上部的血流灌注，使上部肺血流摄氧量增加，在一定程度上起到代偿意义。

平原人进入高原后，红细胞和血红蛋白（hemoglobin，Hb）增多，使血氧容量增加，血液的运氧能力加强，这是机体习服高原低氧环境的另一重要机制。刚进入高原数小时即可见血红蛋白增加，这是血液浓缩和脾脏等储血器官释放红细胞之故，随后的增加则是红细胞生成增多。除与移居高原的时间有关外，进入高原后红细胞和Hb增多还与海拔高度有关。随着海拔高度增加，低氧程度加重，红细胞和Hb增加越明显。

平原人移居高原后，机体对急性缺氧的代偿适应主要通过心、肺功能增强和血红蛋白增加，提高对氧的摄取和加强血液的携氧能力。随着在高原停留时间的延长，氧向组织、细胞的弥散能力和细胞对氧的利用率也会提高，并可通过缺氧相关基因的表达提高组织、细胞对缺氧的耐受能力。

大气中的氧通过呼吸进入血液，通过血液循环到达周围组织。研究表明，长期生活于高原环境的人和动物组织毛细血管密度增加。毛细血管密度增加可缩短氧从毛细血管到细胞的弥散距离，是机体在组织水平上对高原低氧环境代偿适应的重要机制。长期慢性低氧还可使肌肉细胞的肌红蛋白（myoglobin，Mb）含量增加。Mb与Hb结构相似但比Hb对氧的亲和力大得多。因此，Mb含量增加，可增强细胞从氧分压很低的组织间液摄取氧，增加细胞氧的储备，促进氧在组织内的弥散，也是机体在组织与细胞水平上对低氧适应的重要机制之一。

线粒体是细胞用氧和产生能量物质的主要场所，其结构和功能的改变直接影响到细胞的能量输出过程。急性缺氧时细胞线粒体功能降低，随着缺氧时间的延长，线粒体氧化磷酸化功能逐渐恢复甚至增强，线粒体数目增加。线粒体数目增加可缩短氧的弥散距离，增加细胞氧的摄取，而线粒体功能恢复，可相对增加能量的产生，弥补因缺氧造成的能量供应不足，是细胞提高缺氧条件下氧利用效率、增强高原低氧适应的重要机制。

进入高原后，机体对高原环境所出现的代偿适应性反应是全身的综合性反应。研究表明，这些反应大多与机体的氧感知有关。氧感知是指组织、细胞感知氧分压的降低，通过各种信号传导系统引起组织、细胞做出相应的反应，以对抗氧分压的降低，使组织、细胞以致机体能在缺氧环境中得以适应并生存的过程。

（二）影响高原习服的主要因素

1. 个体差异 机体对高原的习服能力存在明显的个体差异。

2. 海拔高度 海拔越高缺氧越重，因此海拔高度是影响习服的首要因素，海拔越高，机体的适应能力越差。

3. 在高原的居留时间 对高原的习服时间也主要取决于海拔高度，海拔越高，需要的时间越长。

4. 气候 高原地区气候恶劣，特别是寒冷使外周血管收缩，机体耗氧量增加，诱发或加重高原病，降低机体的习服能力，注意防寒保暖能增强机体对高原的习服能力。

5. 机体状况 在同一个海拔高度时，凡能加重心、肺负荷或增大机体耗氧量的因素均可降低机体对高原的习服能力，反之则可促进机体对高原的习服。

6. 精神心理因素 精神因素影响高原习服机制的建立。进入高原前，要进行针对性的健康教育，消除紧张、恐惧情绪将有助于提高机体对高原的习服能力。

7. 登高速度 进入高原的速度越快，习服越差。

8. 劳动强度 平原人在高原的劳动能力均有不同程度的下降，劳动强度过大常可诱发高原病的发生。

9. 营养状况 营养状况对高原习服也有重要作用。应以高糖、高蛋白、低脂肪饮食为主，适当补充多种维生素，以提高对高原的习服能力。

（三）评价高原习服的指标与方法

可选用基础生理指标和体能评价指标作为高原习服的指标。基础生理指标包括呼吸、脉率、血压、红细胞计数和血红蛋白含量（表8-2）。体能评价指标包括最大摄氧量（maximum oxygen consumption，VO_2max）和1000m跑成绩。

表8-2 高原移居者的呼吸、脉率、血压、红细胞和血红蛋白

指标			范围
呼吸（次/分钟）			16～20
脉率（次/分钟）			50～90
血压	收缩压	kPa	12.0～17.33
		mmHg	90～130
	舒张压	kPa	6.67～12
		mmHg	50～90
红细胞（$\times 10^{12}$/L）			＜6.50
血红蛋白（g/L）			＜200

1. 高原习服程度的判断标准及方法

1）初步习服：进入高原7d以上，并满足下列条件时为初步习服。

（1）高原反应症状基本消失按国家军用标准GJB 1098-91第3章的要求进行。

（2）安静状态下呼吸、脉搏（心率）明显下降并接近表8-2的范围，血压基本恢复。

（3）轻度劳动作业后无明显不适。

2）基本习服：进入高原1个月以上，并满足下列条件时为基本习服。

（1）安静状态下呼吸脉搏（心率）恢复至表8-2所列范围，血压稳定。

（2）红细胞计数及血红蛋白增加到一定数量后已趋于稳定。

（3）中度劳动作业后无明显不适。

（4）VO_2max、1000m跑成绩达中等以上水平，按国家军用标准GJB 2559-96中4.1、4.2的规定。

3）完全习服：进入高原6个月以上，并满足下列条件时为完全习服。

（1）红细胞计数及血红蛋白稳定于正常水平。

（2）重度劳动作业后无明显不适。

（3）VO_2max、1000m跑成绩达良好以上水平，按国家军用标准GJB 2559-96中4.1、4.2的规定。

二、高原习服训练的措施和方法

（一）阶梯习服

为了加快高原习服过程的建立，最好先在较低的高原上居留一定时期，使机体对较低海拔有一定的习服后，再上达中等高度地区并停留一段时间，最后到达预定高度。

（二）适应性运动锻炼

对低氧环境的适应性锻炼是预防急性高原病、促进缺氧习服适应的有效可靠的措施。在进入高原的过程中，结合阶梯习服，特别是组织好在海拔2000～2500m地区的适应性体格锻炼，则促习服效果更为显著。适应性运动锻炼促进缺氧习服的机制可能在于增强心、肺功能，改善机体对氧的摄取、运输和利用，提高机体最大有氧能力。

（三）气功和深呼吸运动法

研究表明，进入高原前、后坚持做深呼吸运动、呼吸操锻炼和某些气功（如启元气功）也能加速对高原的习服。深慢呼吸能增加肺通气量，增加氧的吸入量。每日可进行3～5次，每次约10min。

（四）预缺氧

预缺氧是指机体经短暂的缺氧后，对后续更长时间或更严重缺氧性损伤具有强大的抵御和保护效应。可通过减压舱、反复呼吸器等方式引起机体出现预缺氧效果。

三、飞行人员高原低氧预习服训练

笔者所在研究团队从2012年起，形成了“人体自组织环境适应性”习服理论，建立了低氧习服训练模型，并针对空军驻藏部队急进高原快速形成战斗力的迫切需求，系统开展了高原空勤人员低氧习服训练理论技术和方案研究。

（一）人体自组织环境适应性理论

人是具有高级意识活动的开放复杂巨系统，具有强大的自组织能力。从系统科学角度看，人是一个与环境协调共存的系统。高原反应的本质是人对高原环境变化的应激反应，是人体自组织功能的体现，因此，它一定具有多层次性。按照Cannon的内稳态理论、Seyle的应激反应概念、维纳的负反馈系统、昂萨格（Onsager）线性非平衡定态稳定性原理，以及普利高津定态最小熵和远离平衡态的非线性有序功能结构产生的原理，综合众多高原反应的实情，提出人体适应低氧环境与发生疾病自组织过程的四层结构。

第一层结构：对空气中氧分压降低已经适应或习服的人来说，机体已处在线性稳态的非平衡定态。正像Cannon所描述的内稳态那样，它是稳态的，又是对称的，不存在应激，因此，是低耗散状态。通常海拔2000m以下属这一层次，但通过恰当的适应性训练，也可以在更高海拔上建立定态性稳态区，或低耗散状态。

第二层结构：内稳态范围的另一个区域是空气中氧分压低于人体的线性定态性稳态范围，而进入内稳态的非线性区，使原有的对称性开始破坏，属于Seyle所称的应激反应区。这时，机体会产生普遍性适应综合征（general adaptation syndrome，GAS），会在反应之后表现为全面的回归。这时正如普利高津所说的那样，机体在远离平衡态，进入非线性区之后，会产生新的适合低氧的有序功能和有序结构，并产生较高的有序性耗散。但生命体的自组织功能存在自发地走向低耗散、恢复低耗散下的对称性的能力，并在新的环境下，重新建立起上述的线性稳态区，达到再一次的低功耗状态。人体对新环境的习服，一定存在两个阶段：①功能习服阶段，或称耗散性习服阶段；②结构重建阶段，或称低耗散习服阶段。这种应激反应所引发的是新的有序结构，一般不会产生不利于整体有序运动的新的无序结构。因此，称这类反应是生理性应激反应，是人体适应新环境所必须经历的应激反应，可使它成为促进人体稳态水平提高的主要途径。

第三层结构：如果空气中的氧分压进一步下降，离开了内稳态非线性范围，而进入机体深层次代偿范围，进入深层次的非线性区。这时，机体的自组织的效能会因为睡眠障碍的出现而显著下降，会在产生有序结构的同时，形成新的无序结构，属病理性重建，在机体内形成“拆东墙补西墙”的效果。这是一种超负荷应激反应，是产生慢性高原病的主要途径。过去的所谓“高原自然适应论”产生的就是这种反应，高原健康问题的主要原因也就是在这里。由此可见，应该设法避免这类应激反应。

第四层结构：如果氧分压进一步下降，超出了自组织功能可发挥作用的范围，机体失去发挥自组织功能的机会，机体会单向地进入反应衰竭状态，也无缘进入慢性病状态。这就是急性高原病状态，如不采取措施，会危及生命。

（二）渐进型间歇性低氧暴露训练方案

从上述分析中可发现，由于机体对低氧存在内稳态非线性区（生理性应激），因此，人体适应性低氧环境与发生疾病自组织过程的四层结构模型中的A_0值（空气中的氧分压值），可向更高的海拔变化。如A_0的变化速率用V_{A0}表示，则人体具有最优可接受的环境变化速率值：V_{A0}。从这个观点看，高原低氧习服在理论上的主要任务是寻找人体对低氧的V_{A0}值；在技术上是创建与V_{A0}相匹配的渐进型间歇性低氧暴露（progressive intermittent hypoxia exposure，PIHE）习服训练方案。

此方案的其核心在于进入高原低氧环境之前，在平原地区营造人工的低氧环境，通过渐进式提高环境等效生理高度，采用间歇式低氧暴露的方式，实现PIHE，使人体提前暴露在低氧环境之中，充分利用人体的自组织功能，在内稳态非线性区引发生理性应激反应，逐渐地使人适应越来越低的氧分压的环境，提高机体对低氧环境的习服能力，增加机体对低氧的耐受能力。

PIHE的核心要素是渐进式和间歇性。间歇性指低氧暴露的频次，主要考虑两次暴露之间要有充分的休息和恢复时间。渐进式主要指低氧环境等效生理高度提高的方法，也就选择最优环境变化曲线、营造最优环境变化速率V_{A0}，要与人体在低氧环境中生理变化的曲线和速率相匹配。具体训练方法步骤如下：

1. 受训人员就座于房间内，保持清醒静息状态。可以在训练中同步开展思想政治教育、安全教育、高原健康教育、战术技术讨论等工作。

2. 单次训练中，房间内等效生理高度保持不变；各次训练之间，等效生理高度遵循离散指数型阶梯上升原则。

3. 训练分为一天一训和一天两训两种方式。一天两训每天训练两次，上、下午各训练一次。

4. 训练次数、时间以及高度设置如下所示：

1）进驻海拔3500~4000m地区，一天一训方式下，训练天数为5d；一天两训方式下，训练天数为3d。训练等效生理高度由3600m递增到4600m，单次训练之间等效生理高度梯度由400m递减到100m。

2）进驻海拔4000~4500m地区，一天一训方式下，训练天数为7d；一天两训方式下，训练天数为5d。训练等效生理高度由3600m递增到5000m，单次训练之间等效生理高度梯度由350m递减到50m。

3）进驻海拔4500~5000m地区，一天一训方式下，训练天数为10d；一天两训方式下，训练天数为7d。训练等效生理高度由3600m递增到5400m，单次训练之间等效生理高度梯度由300m递减到50m。

4）一天一训方式下，每次训练150min；一天两训方式下，每次训练120min。

5）一天一训方式下，要保证充足的夜间睡眠；一天两训方式下，在保证充足夜间睡眠同时，要保证午休良好。

5. 训练中应进行密切进行主观观察和客观生理指标监测，满足下列指征之一的，立刻中止训练。

1）人员有强烈不适症状（如呕吐、强烈恶心、面色苍白，视物模糊或者难以忍受的头疼、头胀、头晕、胸闷、大面积出虚汗等至少一种反应）或虚脱前体征，主诉不能耐受。

2）出现严重心律失常。

3）心率持续高于150次/分钟或高于常氧环境下基础值的2倍。

4）血氧饱和度持续低于70%。

6. 训练期间人员的要求

1）训练期间避免过度劳累，保持良好睡眠，避免或减少熬夜。

2）训练宜安排在饭后30min后进行。

3）训练中保持良好心态，充分沟通，注意防寒保暖；训练前后足量饮水，合理膳食，严禁饮酒。

四、高原习服最新进展

陈勇等研究了不同运输方式下赴高原驻训人员的急性高原反应差异，第一组方式为从出发地（海拔200m）乘飞机到拉萨（海拔3680m），休整后公路运输到目的地（海拔4400m）；第二组从出发地乘火车沿青藏铁路至拉萨，休整后公路运输到目的地。研究结果表明，前一组高原反应发生率高于后一组。Katayama等让受试者在氧含量为12.3%的低氧帐篷中，每天1h或每天3h，连续7d，均可以显著增强受试者的低氧通气反应。黄庆愿等对进藏新兵的研究也表明，进藏新兵在进藏前进行低氧预适应训练，可显著减轻进入3700m和4300m高原急性高原反应症状，改善进入高原新兵的体能。

Fiore等推荐应该尽量避免乘飞机、火车和汽车进驻高原，步行是高原习服的最佳方式；应在中海拔地区（如2000～2500m）宿营至少1晚；抵达3000m以上高原后每天宿营的海拔高度不应高于前夜500m。有研究显示，在进驻更高海拔前，在中海拔地区宿营6～7d能降低急性高原反应发病率，改善通气和氧合作用，缓解到达海拔4300m地域的肺动脉压力的升高。针对阿富汗部署任务，美军研发了累计海拔暴露量（accumulated altitude exposure，AAE）指标，用于预测到达4000m海拔后的习服状态，并发现AAE是预测高原习服的连续独立变量。

Dehnert等发现，低氧帐篷预缺氧暴露能够降低AMS发病率。但是，该训练要求受试者每天长时间暴露于低氧环境（超过8h），短期暴露达不到预期效果。Molano Franco等的循证医学分析认为，模拟高原和远程缺血预适应不能改善随后高原暴露的高原病发病风险。呼气末正压通气能降低高原病风险，但是相关文献的样本量太小（仅8例），相关干预的不良反应证据还不充分。

（曹征涛　田　甄）

第五节　飞行加速度

本节主要包括四部分内容：高性能战斗机加速度（又称载荷）特点及其对飞行员的影响、提升高性能战斗机飞行员自身抗荷能力的方法、高性能战斗机抗荷装备以及推拉效应等问题的防护。

一、高性能战斗机加速度特点及其对飞行员的影响

（一）高性能战斗机加速度特点

随着科学技术的飞速发展，战斗机的机动性能显著提高，使飞行员置身于日益复杂

化的加速度环境中。现代高性能战斗机进行空战机动飞行时所产生的持续性$+G_z$具有高G值、高G增长率、作用时间长、与持续性$-G_z$交替作用等特点。我军三代机所产生的$+G_z$增长率达到3G/s，最大可达8～9G持续10～15s，6.5G持续30～45s，并可反复出现；四代机的$+G_z$增长率达到6～10G/s，最大可达9G持续15～20s，6.4G可持续120s，超音速巡航时可达7G。

（二）持续性高加速度对飞行员的影响

快增长率的高$+G_z$及$-G_z$与$+G_z$的交替作用于飞行员的血液循环系统、呼吸系统及骨骼肌肉系统，会产生许多航空医学问题，如，$+G_z$导致的意识丧失（G-induced loss of consciousness，G-LOC）、推拉效应（push-pull effect，PPE）、加速度性肺不张，以及颈腰部损伤、疲劳等问题。

1. $+G_z$导致的意识丧失 当战斗机做盘旋、斛斗、俯冲改出等机动或特技飞行时，飞行员会受到持续性$+G_z$作用。持续性$+G_z$作用于人体，会引起眼和大脑水平动脉血压逐渐下降，当眼水平动脉血压下降至25mmHg时发生周边视力丧失，即灰视，当眼水平动脉血压下降至20mmHg时发生中心视力丧失，即黑视。随着$+G_z$进一步增高，大脑水平动脉血压显著降低，脑血流量进一步减少，当减少到临界值时，所出现的突然丧失对客观现实感知觉和反应能力的状态，称为G-LOC。

据美军报道，1982—2002年共发生559起G-LOC事件，其发生率为每百万架次25.9起，G-LOC致死共20例，致死率为每百万架次0.9起。美国空军在1980—1999年发生G-LOC的F-16飞行员中有31%造成A等事故（49起G-LOC中有15起），而F-15飞行员中有16%造成A等事故（25起中有4起）。在引发G-LOC的因素中，不良的抗荷动作（anti-G straining maneuver，AGSM）占首位。美军报道，在74起G-LOC报告中有53起（占72%）因不良的AGSM所致，疲劳与抗荷服故障各为14起（占19%）。F-15飞行员往往在第2次攻击中发生G-LOC，而F-16飞行员则大多数在第3次攻击中发生。

2. 推拉效应 当战斗机进行垂直斤斗（先外斤斗后内斤斗）、半滚倒转、俯冲攻击、散开、武器规避等战斗特技飞行时，飞行员先是经历小于$+1G_z$或$-G_z$的加速度，然后迅速转入大于$+1G_z$的飞行动作，称为推拉动作（push-pull maneuver，PPM）。PPM导致飞行员$+G_z$耐力明显下降的效应，称为PPE。许多战斗特技动作均可产生PPE，如果预先经受-1.8～$-1G_z$的作用，继而暴露于$+G_z$时，$+G_z$耐力约下降40%，即于较低G值即可发生G-LOC。

PPE的一种生理机制为心血管功能的失代偿。在“推”阶段由于血液的头向转移使得颈动脉窦处血压升高，从而产生反射性心动徐缓和血管舒张；这种启动于“推”阶段的降压反应一直持续到“拉”阶段，从而导致$+G_z$耐力下降，甚至G-LOC的发生。作者发现PPE另一种生理机制为脑血管收缩保护机制，即在$-G_z$作用时脑血管产生快速保护性收缩效应，而这种效应一直持续到$+G_z$阶段，加重了$+G_z$作用阶段脑供血不足，导致$+G_z$耐力的下降。

3. 加速度性肺不张 战斗机飞行员在采用纯氧或高浓度氧、穿抗荷服进行$+G_z$机动飞行时，其肺基底部出现的一时性萎陷状态，称为加速度性肺不张。我军某型飞机装备部队后，因装机使用的是机载分子筛制氧系统，中低空产氧浓度偏高，部分飞行员在机动飞行中出现了加速度性肺不张典型症状。通过改进抗荷正压呼吸（pressure breathing for G, PBG）的启动时机和压力梯度，已经基本解决了加速度性肺不张问题。但在使用PBG时，不能一直憋气，否则仍会出现加速度性肺不张典型症状。

4. 飞行疲劳 在加速度作用下，血液比重随加速度增大呈倍数增加。如在$+7.5G_z$时，血液比重为7.95，比铁的比重还大，意味着心脏泵出的血液如同铁水一样重。因此，加速度大大加重了心脏的负担。另外，由于机动飞行中不断出现较高加速度，且加速度持续时间相对较长，故飞行员做AGSM的频率增高且持续时间延长，这就使得做AGSM时用力收紧的全身肌肉，特别是频繁持续用力的下肢肌肉感到疲劳、酸痛等不适。

5. 呼吸肌疲劳 高性能战斗机普遍采用PBG作为高$+G_z$防护的措施之一。在$+G_z$作用下，呼吸肌既要对抗惯性力的牵拉作用，又要推动重量增加数倍的胸廓，并且为提高抗荷耐力，还需要做AGSM并进行PBG，都需要呼吸肌进行强有力的收缩。此外，由于PBG改变了正常呼吸习惯，变为吸气被动呼气主动，必须用力呼气，明显加重了呼吸肌的负担，容易引起呼吸肌疲劳。

6. 颈部和腰部损伤 空战中，在进行基本战术动作时，飞行员经常需要向侧后方或后上方转头、转体，身体在较大载荷作用下，颈部和腰部更加容易失稳而前倾，造成颈腰部损伤，颈腰椎相关疾病成为导致永久停飞的重要原因。有研究表明，高性能战斗机飞行员高$+G_z$致颈部疼痛的发生率高达70%，高$+G_z$暴露可导致急性颈部软组织损伤，如颈肌拉伤、颈椎韧带撕裂伤等；长期慢性$+G_z$暴露可导致脊椎营养不良、退行性改变、椎间盘突出症等。

二、提高高性能战斗机飞行员自身抗荷能力的方法

几十年来，国内外航空医学界在G-LOC等问题的防护措施上进行了持续探索，在不断研发新型抗荷装备，努力提高抗荷装备性能的同时，努力研究建立提高飞行员自身抗荷能力的新技术、新方法，主要在飞行员抗荷耐力选拔、空战体能训练、AGSM及其训练、离心机训练方法与标准上取得了显著的技术进步。

（一）抗荷耐力选拔

美国空军的$+G_z$耐力选拔方法和标准为，离心机$+G_z$增长率为1G/s，穿标准抗荷服做AGSM，通过7G持续15s为合格。俄罗斯的$+G_z$耐力选拔方法和标准为，飞行员穿新型抗荷服通过8G持续15s。我军高性能战斗机飞行员的基础$+G_z$耐力选拔方法与标准为，在离心机增长率为1G/s的条件下，飞行员不使用任何防护措施通过4.25G持续10s为合格。

（二）空战体能训练

提升飞行员的空战表现首要条件是飞行员需具备优良的空战体能。飞行员体能有别于健身大众或竞技运动员的体能，围绕现代高性能战斗机作训需求，如反复冲击的高过载、贯穿全程的激烈对抗等自由对抗特点及其对人体的影响，高性能战斗机飞行员必须具备良好的对抗持续高载荷、预防颈腰部损伤以及抗疲劳的能力。高性能战斗机飞行员的体能训练已经得到许多国家的重视，强调良好的全身肌肉力量与力量耐力是高载荷飞行人员能力的重要支撑，举重、类举重等无氧训练能够增强抗荷能力，而过度有氧训练会损害抗荷耐力，并应注意加强颈腰部力量训练。增强飞行员G耐力的体能训练方案是美国空军针对高性能战斗机飞行员的特殊要求研究制订的训练方案，通过科学指导飞行员开展肌肉力量、力量耐力的训练，以增强G耐力，确保飞行员在空战格斗中处于优势地位，并强调了核心力量训练对抗荷动作的重要性。

目前，我国已对飞行员体能训练进行了深入研究，将HP抗荷动作的要领与体能训练运作技巧进行融合，提出了“强泵健链”空战体能训练法。所谓“强泵”是指通过训练打造臀腿、腰腹、胸背、颈肩等部位强大的肌肉泵；所谓“健链”是指通过肌肉训练打造强健的颈腰膝关节链。体能训练动作均结合HP动作的呼吸方式进行，将HP呼吸动作融入训练更有利于形成与保持自然的AGSM，这有利于提高飞行员对AGSM和PBG的适应能力，提升HP动作的抗荷效能。另外，当身体带动负荷开始动作训练时，HP呼吸方式是核心肌群紧缩状态下的用力呼气，这有利于保持核心稳定、保证动作质量，比如在深蹲蹲下的过程中，收紧核心的用力呼气有助于保持躯干的刚度和脊柱中立位，防止发生训练伤。

进行空战体能训练应注意以下事项：

1. 训练方案 提高$+G_z$耐力的体能训练在许多方面与短时、高强度的体能运动项目相似，相关肌群需要在短时内提供大量的能量，这种急速的能量需求只有采用肌内无氧释放方式（无氧代谢）才能满足。另外，长时运动项目需要氧气供应能量（有氧代谢）。飞行员健身项目中应该优先考虑无氧训练，而不是过多的有氧训练。

对于增加$+G_z$耐力的空战体能训练方案的设计需要考虑以下几点：

1）训练的特异性：为了更有效地增加$+G_z$耐力，训练方案必须注重做AGSM时使用的骨骼肌与呼吸肌的运动。为了模仿HP抗荷动作，在负重运动的上下端点均需要先快速（持续0.5s）吸一口气，在下蹲和再次站起过程中，应维持对着半关闭嘴唇用力慢（持续2s）吐气。

2）训练强度：为了最有效地增加肌肉力量，训练负荷应该是最大负重能力的65%～75%。当飞行员可以超过指定重复次数时，需要增加配重重量或阻力。在提高肌肉力量的抗荷体能训练方案中，不同项目进行3～5组训练，每组重复进行8～12次。

3）休息时间：根据方案特点，在训练组数之间须有休息时间。休息的持续时间非常重要，因为它会影响到训练负荷及训练前的生理应激。休息时间应在2～3min，最少应等于一组训练所需时间。

4）训练频率：两次训练之间间隔48～72h，一星期不得多于4次训练。对于提高$+G_z$耐力的体能训练，建议肌肉力量与肌肉耐力的训练都要进行。例如，隔天换方案，星期一力量训练，星期二耐力训练，星期三休息，星期四力量训练，星期五耐力训练。有氧训练与力量训练交替进行。

5）训练顺序：做AGSM最有用的肌群应先训练。肌肉耐力训练具有配对特征。一组首次训练过后，中间不要休息，做第二组配对训练。例如，10次俯卧撑训练后，紧接着10次耸肩训练，这种阻力对抗训练称为"大组"。一大组训练后休息30～60s，然后做第二大组训练。每种配对训练需要2～3大组训练。每组训练中重复动作次数为10～20次，根据训练部位的不同而不同。

6）热身拉伸与放松：每次训练需以逐渐的热身开始，即经过5～10min热身拉伸阶段。每次训练结束，需要进行5～10min的全身放松，以减少肌肉酸痛。

2. 训练与飞行时间安排 在进行高$+G_z$飞行任务之前3h内不得进行训练，因为训练对心血管及代谢系统的消耗大。剧烈训练可导致暂时的疲劳，这时肌肉能量储备枯竭，肌肉出现明显的颤抖，并可能发生训练后低血压，降低的动脉血压可能持续一段时间，从而降低$+G_z$耐力。

3. 方案的维持 在完成12周力量及耐力训练方案后，应该引起力量及耐力30%以上的增加。然而，要维持这个训练效果，训练应结合其他方案，每周至少进行一次训练。连续两天不应重复同样的训练，强度与方案完成时相同。

4. 有氧训练要适度 有氧训练如跑步，要与无氧力量训练方案结合进行，有氧训练过量则会降低$+G_z$耐力，应该避免。

5. 呼吸肌训练 飞行员进行专门的呼吸肌训练非常必要。采用根据AGSM呼吸特点制订的呼吸肌训练方法进行训练后，可明显提升呼吸肌力量与耐力，并且有助于提升$+G_z$耐力。呼吸肌力量的增强，使得在$+G_z$作用时做AGSM的胸内压增加得更高，更有助于血压升得更高。呼吸肌耐力的增强还可延缓呼吸肌疲劳的出现，从而增加$+G_z$耐受时间。

（三）AGSM训练

AGSM是以收紧肌肉、升高血压、提高飞行员$+G_z$耐力为目的的某种特定的对抗载荷的动作。正确而有力地实施AGSM是提高飞行员$+G_z$耐力的一项重要措施，也是飞行员自身抗荷技术方法中最重要的一项技能。在做高载荷机动飞行时，飞行员必须做AGSM才能耐受持续性高$+G_z$的作用，从而避免黑视或G-LOC的发生。我军目前采用的是HP动作，其要领为，全身肌肉持续紧张用力，强调腿、腹部持续用力为主，并配合进行吸气0.5s、呼气2s的用力呼吸。吸气时，口张开至最大限度的2/3左右，发出较轻的汉语拼音"H"而进行中等量的快速吸气，此时腿、腹部肌肉持续用力；吸气后立即以口发出较重的汉语拼音"P"而用力呼气，此时腹、胸部肌肉更加紧张用力，双唇微张形成呼气节门，提供建立较高胸内压所必需的阻力。

AGSM提高$+G_z$耐力的机制包括：下肢及腹部肌肉用力缩紧可以减轻或防止血液向下肢和腹腔转移及在这些部位淤积，有利于静脉血回流，并可加强小动脉的紧张度，使外周阻力增加；通过部分/全部关闭的声门/口唇用力呼气时，胸内压升高，由于压力传递作用，升高的胸内压直接作用于心脏及胸内大血管，使心水平动脉血压升高，从而使眼水平动脉压相应升高；在用力呼气过程中，已升高的胸内压逐渐下降，而腹内压则始终持续升高，使腹腔与胸腔间的压差逐步增大，这有利于下体静脉血液的回流。

做AGSM时需要全身肌肉协调用力，并与呼吸动作紧密配合，具有较高的技巧性，其效果与飞行员掌握动作是否正确及熟练程度有很大关系。美国早期在F-15、F-16飞机上没有装备PBG，主要采用抗荷服与L-1动作联合防护高$+G_z$，但结果并不理想，因G-LOC损失了20多架飞机，18名飞行员牺牲，直接经济损失达16亿美元，其原因主要是L-1动作与抗荷服没有联合使用好，也与L-1动作不易掌握、效果难以保证有关。2008年美军一名F-16飞行学员在高$+G_z$机动训练中发生G-LOC而撞到沙漠中丧生，原因即是AGSM不正确。因此，各国都很重视AGSM训练，这对于保证飞行员掌握正确的动作要领和充分发挥AGSM的抗荷效果十分重要。目前，AGSM训练已经成为飞行员航空生理训练的一项重要内容。从理论到实践，AGSM训练内容可以分为三部分，即AGSM理论教育、抗荷训练器上的AGSM训练、离心机上的AGSM训练。

（四）PBG训练

PBG训练是现代高性能战斗机抗荷综合防护中普遍采用的通过正压呼吸提高飞行员$+G_z$耐力的一种防护措施，其目的在于防止持续性加速度对飞行员产生的不良影响，特别是G-LOC。PBG的呼吸方式不同于人的正常呼吸习惯，要求自主用力呼气并控制吸气量，呼吸动作有较高的技巧性。进行PBG时，以全身肌肉训练，尤其是呼吸肌训练为基础，按照HP动作的节奏进行用力呼吸。

（五）离心机训练

载人离心机是在地面条件下模拟飞行中持续性加速度的大型设备，可模拟出不同G值、增长率和作用时间的$+G_z$环境。在载人离心机上进行$+G_z$暴露，可训练飞行员正确掌握和实施AGSM和PBG动作，熟悉抗荷装备的使用，增强机体对$+G_z$的适应和代偿能力，提高$+G_z$耐力，对防护G-LOC以及缩短G-LOC的相对失能期都有重要作用。离心机训练是建立在抗荷体能训练、AGSM训练和PBG训练基础上，在地面进行的最高级的抗荷能力训练。因此，要求参训人员在离心机训练前必须经过良好的体能训练，即进行离心机训练的飞行员应该具备良好的空战体能。

三、高性能战斗机抗荷装备

抗荷装备包括抗荷服、抗荷调压器、抗荷正压呼吸、后倾座椅，以及G-LOC监测与防撞系统等。

（一）抗荷服

抗荷服是战斗机飞行员采用最普遍，也是最基本、最重要的一种抗荷装备。抗荷服的防护机制包括：通过对下体施以高压增加动脉系统外周阻力；通过支撑腹壁，防止$+G_z$作用时膈肌下降，限制心眼垂距加大；通过施压限制血液在腹部和腿部血管系统的淤积。

（二）抗荷调压器

抗荷调压器（简称抗调器）是通过对抗荷服充气而为飞行员提供$+G_z$防护的抗荷装备。抗荷服的抗荷性能与抗调器为之提供的充气速度和压力密不可分，抗调器必须在恰当的时机为抗荷服提供恰当的压力，即决定抗调器性能的关键在于其充气速度与压力制度，才能实现对$+G_z$的有效防护。

（三）PBG系统

正压呼吸（positive pressure breathing，PPB）是通过氧气调节器对呼吸气体加压所进行的呼吸，通常用于12km以上高空急性缺氧的防护。为满足第三代战斗机9G防护的需要，将本用于防护高空缺氧、具有显著提高血压功能的PPB，开发为PBG系统，目前已是防护高$+G_z$的主要抗荷措施之一。PBG系统提高$+G_z$耐力的机制主要是基于PPB的抗荷防护理论。当进行PPB时，首先直接使肺内压升高，通过压力直接传递作用使胸内压升高，升高的胸内压直接作用于心脏和主动脉大血管，通过压力传递作用使主动脉血压升高，大脑和眼水平动脉压随之升高，从而提高$+G_z$耐力。

美国在F-16和F-22飞机上PBG系统的压力制度均为：从4G开始，以1.6kPa/G的压力梯度递增，9G时达到最大值8kPa。美、英、法等国均采用机载分子筛产氧系统（onboard oxygen generating system，OBOGS）作为PBG系统的氧源，明显优于气氧与液态氧源，可大大减轻后勤支援需求。我国在新型战斗机上了采用了国产OBOGS。采用较高氧气压力的PBG系统通常需要在胸部施加代偿压。

（四）后倾座椅

后倾座椅通过缩短心眼垂直距离而提高$+G_z$耐力，其设计思想是利用现代高性能战斗机在产生$+G_z$过载时一般都有10°～15°的攻角，两者相加可获得45°左右的实效背角。既可提高约1G的$+G_z$耐力，又不占舱内空间，工程实现上也不增加难度，弹射救生不受影响。

（五）G-LOC监测与防撞系统

尽管通过采取综合抗荷措施能够显著提高飞行员的抗高$+G_z$能力，但尚不能完全消除G-LOC。因此，美国曾对具有监测意识丧失与自动恢复功能的人工智能系统进行了大量研究，该系统能够监测飞机状态和飞行员状态。机上专家系统对监测到的各方面信息进行识别和综合分析，如果确认发生了G-LOC，在飞机处于有利状态时不作反应，如果飞机处于不利状态，且对语音合成系统的提问无反应，则飞机进入自动驾驶，同时给予一定刺激促进意识恢复。研究证实，与触觉、视觉刺激相比，发生G-LOC时给予听觉刺激，对缩短G-LOC恢复时间更有效。研制G-LOC监测与自动恢复系统的主要技术难点在于飞行环境中可靠的生理监测。因此，美国转向了防撞系统的研制。

鉴于G-LOC往往引起机毁人亡的事故，美国对防撞地系统（Auto GCAS）的研制较早，完成了大量试验工作，已达到装机水平。Auto GCAS可防止撞地，但不能防止与其他飞机相撞。而后美国用4年时间完成了防空中相撞系统（Auto ACAS）的研制和飞行试验。Auto ACAS可防止与其他飞机相撞，但不能防止撞地。因此，把这两种技术融合为防撞系统，可防止发生空地、空空相撞事故。美国已在部分F-16飞机上安装了Auto GCAS与Auto ACAS系统，成功挽救了78起人机事故。在美国空军各飞机中，F-16飞机发生空中相撞率是最高的，其将随Auto ACAS的使用而下降。美国空军认为应该用防撞系统改装F-16飞机。

四、推拉效应等问题的防护

（一）PPE的防护措施

PPE的防护措施主要包括理论培训、AGSM、防护装备、飞行员选拔和训练。通过理论培训，了解PPE的影响及危害，提高对PPE的认识，有助于提高飞行员对PPE的警觉性和正确处置的能力。掌握好做AGSM的时机，有利于发挥其对PPE的有效防护作用。我们建立的PPE的防护方法是，在$-G_z$转换为$+G_z$即刻开始做HP动作，对PPE的防护效果显著。

（二）加速度性肺不张防护措施

加速度性肺不张的防护措施包括降低吸入气氧浓度、PBG、AGSM等。降低吸入气氧浓度，能使VC的降低程度和相关症状减轻，而吸入气氧浓度大于70%时，VC的降低程度和症状的严重性明显加大。采用PBG与AGSM进行肺不张防护时，我们通过改进PBG启动时机，采用HP动作实现了对加速度性肺不张的有效防护。

（三）颈部和腰部损伤防护措施

①指导部队积极开展飞行员颈椎、腰椎疾病预防工作，加大航卫宣教力度，使广大飞行员了解飞行环境对颈椎、腰椎的影响，掌握主动预防颈椎、腰椎疾病的方法，进一步提高飞行员对加强颈部、腰部肌肉力量训练重要性的认识。指导飞行员纠正飞行坐姿，前后舱飞行员密切协同，积极做好飞行员的卫生保护工作。②加强飞行员颈部、腰部肌肉力量

与力量耐力的训练与评估，力量训练动作设计中不但要包括屈伸动作，还要强化旋转动作，使得训练动作贴近实际需求。③积极开展疾病矫治。进行航卫人员颈椎、腰椎疾病预防治疗技术培训，进一步提高飞行员在队矫治水平，确保疾病得到早诊断早治疗。

（徐　艳）

第六节　飞行疲劳

一、飞行疲劳的定义与分类

（一）疲劳的定义与分类

疲劳是指工作过程中人体工作能力和绩效下降、造成错误和事故发生率增加的现象。作为主诉，可能被描述为睡眠不足、中断或剥夺，存在主观疲倦感、注意力分散和短时间丧失、心理运动能力降低等表现。

按照不同的分类原则，疲劳一般分为整体疲劳与局部疲劳，生理疲劳与心理疲劳，急性疲劳与累积性疲劳等。从工效学角度疲劳又可表现为“工作任务的需要”与“厌恶再努力”间的矛盾状态，这既适用于生理疲劳，也适用于心理疲劳。例如，在感到疲劳时或疲劳到一定程度后可能无法坚持工作，却仍有活力进行某种体育活动，或是在长时间工作中被告知很快可以结束工作得到休息时工作效率出现提升。另外，阶段疲劳是指需要长时间保持觉醒的工作中，注意力不集中使操作中断或减慢，误差增加或为了保持准确性而降低速率等现象。

（二）飞行疲劳的定义与分类特征

飞行疲劳是持续或重复飞行任务造成飞行人员飞行能力下降、操作错误和事故发生率增加，而且物理、生理或心理应激使之加重的现象。

上述疲劳分类适用于飞行疲劳，从飞行疲劳的发生进程还可分为急性疲劳、慢性疲劳和过度疲劳，或者按程度分为轻度疲劳、中度疲劳和极度疲劳。

1. 按发生进程划分的飞行疲劳分类特征

1）急性疲劳：急性疲劳是由短时但强度大的飞行活动造成。例如，复杂特技飞行后或一个飞行场次中多次飞行后出现的疲劳感、反应迟钝，在飞行过程中常常被神经情绪紧张所掩盖。飞行员发生急性疲劳时，外在表现可出现步态晃动、动作失准、迟缓、皮肤苍白或发红、呼吸困难、排汗过多等现象；客观表现则可有心率和每分钟呼吸量增加、脉搏和动脉压不稳、工作绩效指标下降等。

2）慢性疲劳：慢性疲劳是由于飞行人员多次受到沉重的工作负荷作用，导致飞行前和飞行中有疲乏感、全身虚弱、萎靡不振、筋疲力尽、头痛、头部有沉重感和噪声感、食欲下降、难以入睡和觉醒、断续睡眠。客观特征可能是肌力和肌耐力降低，手指、眼睑和舌头出现震颤，皮肤明显划痕现象、多汗，视觉敏感性和临界闪光融合频率下降，反应时增加，工作操作显著减缓、错误动作增加，只有持续（达数日）休息才能使机体的功能状况和工作能力得以恢复。

3）过度疲劳：过度疲劳是由于长时间高强度的工作负荷造成的飞行人员病理性功能状态，特点是生理功能的明显变化和活动效率的急剧降低。其特征是出汗过多，呼吸困难，体重下降，心率加快，注意力、记忆力和思维障碍，有时出现腱反射加强，肩部疼痛加重，心血管系统对体力负荷的适应能力下降，立位稳定性、视听觉反应能力、触觉及平衡功能下降，前庭器官兴奋性提高，迷路功能失衡。心电图可能出现冠状动脉供血不足的特征，大脑血管的充盈有所下降，会增加晕厥状态、降低过载的耐力。

2. 按程度划分的飞行疲劳分类特征 按疲劳程度分类，轻度疲劳时工作能力和生理心理功能变化不明显；中度疲劳时工作能力降低，主观乏力，思睡，精神萎靡，注意力不够集中，注意力分配不够合理，反应能力降低；极度疲劳时工作能力明显降低，感到头痛、胸闷，心率加快，自主神经功能失调，注意力不集中，注意力分配不合理，反应迟钝。

二、飞行疲劳的原因与发生机理

（一）飞行疲劳的原因

造成飞行人员疲劳的原因可归纳为以下三类：①工作任务，如飞行工作负荷大、紧张度高、持续时间长等；②工作环境，如噪声、振动、狭小的座舱环境和不适宜的照明等；③个体因素，如飞行人员自身身体素质下降、情绪恶化、处于疾病前期、飞行前睡眠不足、飞行前体能消耗过大、不当的作息和饮食等。

1. 飞行任务因素

1）飞行时间：执行飞行任务的时间安排及重复飞行任务的间隔时间不同，飞行人员的身心负荷也有差别。一般来说，持续飞行时间越长对飞行人员身心机能的影响越明显，研究表明持续飞行超过4h，飞行员的飞行能力显著下降，表现为疲劳感明显，对仪表信息的视觉感知和处理减慢，警觉性下降，易发生错觉和幻觉，有时还会短时入睡等。夜间或跨昼夜飞行以及突发的紧急任务，对飞行人员的身心功能影响明显大于日间飞行与常规任务飞行；重复执行长航时飞行任务的间隔时间较短，也可能导致疲劳累积，影响飞行作业能力。

2）任务性质：飞行空域特点、航线气象条件以及任务背景、复杂程度等，对飞行人员身心功能的影响存在一定差别。在陌生空域完成任务难度较大的飞行任务，以及在复杂气象条件下飞行与战斗飞行时，飞行人员的心理压力更大，疲劳出现的时间更早，阶段性疲劳的特征更为明显。例如在飞行的重要阶段（起飞、着陆、空中加油、战术机动）飞行员紧张度升高，心率和血压快速上升，研究显示轰炸机空中加油对准时心率可达150次/分钟，接触时可高达170次/分钟。而在重要阶段过后，飞行员很快进入疲劳状态。

3）机种特点：不同机种之间航空环境、任务特点、机上条件差别较大，对飞行人员的身心机能影响也有所不同。一般来说，歼击机机动飞行多、载荷大、座舱狭小，飞行人员执行相同时间的飞行任务，较之轰炸、运输机飞行人员的身心负荷更大，疲劳程度更高。

2. 航空环境因素

1）座舱设备：座舱平显、下显内容复杂、信息量大，长时间飞行增加认知负荷，引发精神性疲劳表现；座舱照明及显示器的亮度、色度、散射光和对比度等影响飞行人员仪表认知，易发生视觉疲劳；座椅及背带舒适性欠佳，长时间飞行易产生颈腰腿部疼痛与不适，产生强烈的疲劳感，影响作业能力。

2）加速度环境：在持续反复高过载作用下飞行人员连续做抗荷动作，体力消耗大，肌肉易疲劳，肌力和肌耐力明显降低，抗荷耐力下降，此时进行高载荷机动飞行容易引起脑部供血不足，影响视觉功能和认知能力，出现灰视和黑视；飞行人员个体防护装备如头盔、供氧面罩的重量也会加大颈肌负荷，易引发颈部损伤，抗荷服反复加压也会造成身体不适增强，增加身心负荷。

3）噪声和振动：长时间处于噪声环境会影响听觉，干扰注意力，诱发不良情绪，降低作业效率；持续的横向和纵向振动长时间作用于人体，会引起骨骼肌肉、心血管和胃肠道不适，影响飞行操作；受噪声和振动环境影响，在长时间持续飞行中，即使具备睡眠条件，飞行员也难以入睡和充分休息，易产生疲劳。

4）座舱压力：为保证身体对能量的需求，进行长时间飞行的飞行员必然要在空中进食，较低的座舱压力环境可引起胃肠胀气、消化功能不良、腹痛等症状，进食后易发生高空胃肠胀气。高空胃肠胀气压迫膈肌使之升高，通过机械性作用和神经反射性影响，使呼吸循环功能降低，可引起自主神经功能失调，进而诱发和加重疲劳。

5）温度环境：飞机座舱较冷或较热时对飞行人员的工作效率产生不良影响。长时间冷环境中，外周血管收缩，手部皮肤温度降低，手指动作灵巧性降低；长时间热环境中，出汗增多，心血管系统的紧张性下降，主观不适感增加，心情烦躁，易产生疲劳。

3. 个体差异因素

1）身体素质：飞行人员的身体素质主要包括健康状况、体质体能状况等，也与年龄相关。一般来说，身体健康、体质体能和飞行技能良好的飞行人员，飞行耐力会更好，长时间飞行中的疲劳程度更低。

2）心理素质：飞行人员的心理素质主要包括意志品质、性格特点、行为能力以及人际关系等。一般来说，意志坚定、性格开朗、情绪稳定、人际关系良好，以及家庭、机组关系和谐的飞行人员，飞行中的心理状态更好，心理调节能力更强，飞行中的疲劳感较低。

3）准备情况：包括任务前飞行人员的饮食、睡眠、体能储备和任务熟悉程度等情况。一般来说，飞行人员保持良好的个人卫生习惯、合理饮食、充足睡眠、适当加强有氧训练以及充分熟悉任务程序和计划，做好任务准备，有助于提高飞行耐力，减轻疲劳程度。

（二）飞行疲劳的发生机理

飞行疲劳的发生机理可从三方面来理解：

1. 飞行任务和生物节律对睡眠觉醒功能的影响 睡眠和觉醒是人类基本和必需的生理活动，两者对立而又统一。从人的角度分析，飞行疲劳主要与下列因素有关：睡眠剥夺或睡眠不足、睡眠觉醒的昼夜节律紊乱、飞行任务对睡眠和昼夜节律的影响。因此睡眠不足和睡眠觉醒的昼夜节律紊乱是造成疲劳与工作能力下降的主要生理心理机制。研究表明，睡眠剥夺影响工作能力的显著特征是操作的不连续性和出现“脱漏”。而睡眠觉醒节律紊乱的直接后果是导致完成飞行操作需要的睡眠不足。

2. 持续飞行任务对脑功能及其他生理机能的影响 飞行劳动的基本特点是以多任务综合决策为主的脑力劳动，长时间的连续操作可致脑功能疲劳并对其他相关生理心理功能产生影响，表现为主观疲劳感（尤其是精神疲劳感）明显增加、客观认知工作绩效显著降低，而且难度较大的任务测量客观指标变化更加明显。研究表明各项能力在连续模拟飞行操作2～4h后显著降低。

3. 飞行劳动造成体内能源物质消耗和代谢产物堆积 航空应激因素使飞行人员经常受到持续的动力负荷和其他应激刺激，运动系统、循环系统、呼吸系统和其他功能系统对这些应激因素不断作出反应，易于造成飞行人员的躯体疲劳。因体内产生的乳酸等物质代谢不完全，进而出现身体酸痛等躯体疲劳症状。

三、飞行疲劳的评价方法

（一）主观量表评定

主观量表评定是疲劳测评中被广泛使用且简便易行的方法。通过对疲劳量表的分级赋值，如7分制分级，1分表示精力非常充沛、7分表示极度疲劳，即可进行疲劳程度的主观定量评估。此外，多维疲劳量表-20（multidimensional fatigue inventory-20，MFI-20）、疲劳评定量表（fatigue assessment instrument，FAI）、斯坦福嗜睡量表（Stanford sleeping scale，SSS）、主观疲劳量表（rating of perceived exertion，RPE）等均被广泛应用。但缺乏客观性是此类评价方法的主要缺陷。

（二）作业绩效测定

疲劳的重要特征和重要影响是工作能力的下降和作业绩效的降低。因此，作业绩效测定是疲劳测评的重要方法之一。作业绩效测定的项目包括作业完成的数量、速度、质量、准确率和错误率等。较常用的方法是以作业初始的绩效水平为基准，将工作过程中作业绩效的下降比例作为衡量疲劳积累程度的指标。以模拟飞行双重任务操作系统和飞行模拟器为代表的模拟飞行作业能力测定测试准确度较高，客观性较好，是较重要的飞行疲劳评价方法。但不同飞机机型和飞行任务类型难以确定统一的评价指标，且对设备要求高、测试时间较长，受试者需具备熟练操作能力并保持熟练状态，测试成绩稳定才有参考价值，因此实际操作要求高、难度较大。

（三）生理生化指标测定

1. 反应时测定 反应时是受试者对呈现的声、光等刺激或信息的反应时间，可分为简单反应时、选择反应时以及运动反应时。可结合具体情况选用合适的刺激种类和反应方式。反映警觉性的视跟踪操作任务主要测定对目标刺激的反应时和正确率。在疲劳时，个体反应时表现为反应时间延长、正确率降低。

2. 临界闪光融合频率测定 当人眼受到断续的光源刺激时，会引起闪烁感。随着光源闪烁频率的不断增加，闪烁感就会逐渐消失，这种现象称为光的融合。临界闪光融合频率（critical flicker fusion frequency，CFF）是受试者把闪烁光看成连续光时的最低闪光频率，是国内外较公认和普遍采用的疲劳评价方法之一。人疲劳时CFF会有所降低，但降低的幅度因工作不同而有较大差别。一般来说，该方法比较适合于中枢疲劳的测评。有研究表明，当精神高度集中、视力紧张和从事单调枯燥作业时，个体的CFF明显下降，工作前后相差可达3～5Hz。

3. 眼动跟踪测量 眼动跟踪测量技术可自动采集、检测和分析可控光照条件下双眼瞳孔大小（直径）、对光反应情况（瞳孔收缩幅度和收缩潜伏期）和扫视速率。在饮酒、疲劳时，瞳孔的调节能力明显减弱。美军针对直升机飞行员的研究表明，飞行后瞳孔直径明显扩大、对光刺激的瞳孔收缩幅度明显降低、对光刺激的瞳孔收缩潜伏期延长、扫视速度明显减慢，而且视疲劳、心理疲劳和体力疲劳的主观评分均明显增加。另外，有研究发现，通过眼扫视速率和瞳孔直径的变化可有效预测睡眠剥夺导致疲劳的工效变化。

4. 心脑生理功能测定 对作业过程中个体的脑电、心电等生理功能指标进行检测，可了解和掌握疲劳积累的状况。在针对地面和空中脑电监测结果的研究发现，随着睡眠剥夺时间的延长，θ功率明显增强、δ功率呈一定程度的增强，P_{300}潜时明显延长，具有较好的敏感性。飞行中的心电监测显示自主神经变化与昼夜节律和任务阶段相关。在跨时区飞行中心率变异性显示飞行员的昼夜节律性显著降低；在飞行的前2～3h自主神经功能以交感神经调节占优，机体表现为比较兴奋的状态，5～6h后副交感神经兴奋性逐渐增强，机体逐步转为抑制状态，在实际远程飞行中，平飞阶段交感神经兴奋性通常不高。

5. 生化功能测定 疲劳会引起神经内分泌系统及免疫系统的改变。高强度军事作业时免疫功能降低、肾上腺皮质功能降低及下丘脑-垂体-性腺轴抑制。对作业过程中个体体液中应激激素、乳酸水平、唾液皮质醇和唾液淀粉酶活性等生化功能指标进行检测，有助于了解疲劳积累的状况和评价飞行作业负荷。

（四）疲劳监测系统

针对不同的疲劳表现，如头部和眼部的异常运动、面部表情、皮肤电阻率的变化等，国内外均开发了多种监测设备。如利用红外眼动记录的方法，测量眨眼过程中眼睑闭合与睁开的频次、闭合持续时间进而评估嗜睡状态和疲劳，在飞行模拟器上经过验证，可监测评估疲劳状态。另外，利用智能化的面部表情识别系统也可以实现嗜睡状态监测，但需通过飞机平台加装专用设备进行实现，兼容性工作难度较大。

四、预防和缓解飞行疲劳的卫生保障措施

（一）宣传教育

只有重视对飞行人员疲劳问题的宣传教育，使大家对疲劳有正确的认识，了解疲劳的影响和应对方法，才能有效地预防和缓解飞行疲劳。开展专题卫生教育，内容包括睡眠管理、心理卫生、营养卫生、合理用药以及飞行疲劳预防缓解等知识，保证飞行人员养成良好的卫生习惯和自我防护意识。

（二）合理安排作息

人体生理心理功能呈昼夜节律性变化，飞行工作能力也受生物节律的影响，生物节律的下降相在夜间，低谷在3:00～4:00，正是生理睡眠期，如在生物节律低点安排飞行，飞行人员容易出现疲劳。因此，应对飞行人员的工作任务和时间安排进行总体把握和统筹协调。尽可能缩短夜间和凌晨时段的工作时间，若实际安排有困难则应在工作之余保证较充足的睡眠。高质量的睡眠是保持充沛体力和精力所必需的，也与飞行安全密切相关。对大多数人而言，维持机警状态应保持每天8h左右的睡眠。实际工作安排中还可根据任务情况采用工作-休息交替进行的方式。当作战与训练任务繁重时，航空军医应建议指挥员合理安排睡眠，不要将一些关键飞行阶段安排在昼夜节律低谷和工效的最低点。

（三）合理膳食营养

合理膳食营养，避免空饱腹飞行，远程飞行4h应进餐一次。食物中的营养素成分对睡眠与觉醒功能具有一定的调节作用，富含碳水化合物和色氨酸的食物，可增加体内5-羟色胺和褪黑素水平，有助于睡眠；富含蛋白质和酪氨酸的食物可增加体内儿茶酚胺水平，有助于觉醒。与低脂、高碳水化合物相比，食用高脂、低碳水化合物使胆囊收缩素水平升高，主观嗜睡感和疲劳感加重。另外，通过饮茶、咖啡或含咖啡因饮料也有一定的促醒效果，尤其是平时不嗜浓茶或不饮咖啡者。

（四）保证充足睡眠

睡眠是确保良好的身心状态、消除疲劳、促进机体恢复的最为自然、最为有效的措施。要获得最佳的工作效果，睡眠专家的建议是每天睡眠8h。而且，只要有可能，睡眠应安排在夜间进行，因为这符合人体的昼夜生物节律。美国空军和海军均明确规定在执行飞行任务前应保证充足的睡眠，每24h要离岗12h，任务前12h保证10h的休息时间包括至少8h不受干扰的睡眠时间。同时还规定飞行人员不应持续保持觉醒状态或执行飞行任务超过18h，如果超出，则任务后应有持续15h的离岗休息时间，包括不少于8h的连续睡眠时间。飞行员的睡眠环境应当舒适、无光并且安静。必要时也可使用耳塞和眼罩。由于大多数作息规律的人在异时、异地睡眠都易受到影响，复合环境和心理应激将加重睡眠紊乱，所以，战时或应激条件下应尽可能为飞行人员营造相对合适的睡眠时间和环境。此外，对于多座飞机，还应考虑飞行中的睡眠。长航时飞行中适当的床铺睡眠是飞行中抗疲劳的最重要措施之一，研究表明飞行中有计划地安排睡眠时间，可保持48h以上的连续飞行能力。完成飞行任务后应适当增加睡眠时间，如需连续安排飞行任务，应确保飞行前夜8h的睡眠，必要时可在飞行前补充1～2h短睡。

（五）座舱小睡

在睡眠节律频繁打乱或不能长时间睡眠时，安排小睡或打盹是充分睡眠以外的最佳抗疲劳方案。研究表明，如果不能进行充分有效的睡眠，航段之间有计划的小睡也可延缓由于睡眠剥夺所致的疲劳。座舱小睡策略已在民航和军事航空卫生保障中广泛应用。小睡是指持续20～120min之内的短时间睡眠，它有助于减少睡债，预防警觉性降低和过度疲劳，有益于脑力和生理功能的快速恢复。研究表明，小睡和警觉性之间存在一定的相关性，2h小睡的效果优于45min的小睡，45min短暂的小睡优于没有小睡；40min的座舱小睡可使飞行人员生理意识和精神运动绩效显著提高；10～30min的小睡会使人恢复警觉性3～4h。美军飞行手册规定安排小睡时应注意三个方面：适宜的环境；适宜的时段，在昼夜节律的低谷期小睡效果更明显；一般安排40～120min，并应注意15～20min的睡眠惰性期，因此，在安排座舱小睡后停留约30min后再恢复控制飞行。

（六）加强体能训练

一般来说，保持经常性的体育锻炼和开展针对性的体能训练，可增强飞行人员的肌肉力量、改善心肺功能和提高飞行耐力，从而达到预防飞行疲劳的目的。运动医学研究表明，有氧耐力训练可有效提升人持续工作能力，对于经常执行长时间、高强度飞行任务的飞行员而言，任务前准备阶段应适当增加有氧耐力训练。飞行任务结束后，主动开展适度的体育活动可改善局部血液循环、有效缓解疲劳。但应注意动静结合，飞行前、飞行间隙应充分休息、节省体力，有助于预防疲劳的发生；飞行后应善于休息，避免过重的家务劳动和体育活动，积极准备下一次飞行任务。根据不同飞行机种和任务特点，进行专项体能训练，有针对性地开展颈肩、腰背、核心及下肢肌肉力量训练，合理安排有氧耐力及平衡功能训练，提高抗疲劳和抗荷体能储备。

（七）积极心理训练

飞行人员积极的情绪可以提高耐力，减少疲劳。开展针对性的不良情绪、认知负荷和心理压力调控训练，掌握心理放松技巧和心理能量控制技巧，提升飞行中自我心理调控能力。飞行任务结束后，适时对飞行人员进行心理放松训练，评估心理状态，恢复心理能力。生物反馈放松训练，不仅有助于缓解压力，促进身体状态恢复，还可提高飞行人员在工作生活中自我控制情绪的能力。

（八）综合理疗与疗养康复

飞行后，采用热水浴、推拿按摩、超短波理疗、中频电放松肌肉、高频电消炎止痛等方法可有效缓解飞行疲劳、恢复体能；结合健康疗养，适时开展热水或温泉泡浴、综合物理治疗、生物反馈放松疗法以及中医药疗法可有效促进飞行疲劳相关病症的康复。

（九）合理使用药物

合理应用中枢兴奋与抑制药物调节飞行人员的睡眠-觉醒功能是非常重要的航空卫生保障措施。为对抗紧张焦虑情绪和生物节律紊乱以及环境因素对睡眠的不良影响，必要时可服用起效快、代谢迅速的镇静催眠药物（如替马西泮、唑吡坦、扎莱普隆等），以促进快速入眠，提高飞行人员的睡眠质量，进而有效预防和延缓飞行疲劳。在执行长时间连续飞行或在生物节律低谷期执行任务时，必要时可服用中枢兴奋药物保持和提高中枢觉醒水平、振奋精神，进而提高持续飞行和应急处置能力。目前中枢兴奋剂莫达非尼因其起效快、效果明显、持续时间长、成瘾性低已成为外军飞行人员广泛应用的抗疲劳药物。其使用原则是服用间隔期较长时，应于飞行前至少48h口服200mg观察不良反应，飞行中出现疲劳感时首次口服200mg，之后每隔8h口服100mg，每24h服用不超过400mg。由于中枢兴奋与抑制药物的特殊性，飞行员应根据航空军医指令，严格遵照有关规定合理用药。

（邓 略 吴 峰）

第七节 飞行错觉

飞行错觉是飞行员在飞行活动中经常会遇到的一种航空生理心理现象，是飞行空间定向障碍的最主要类型，它是指在飞行中飞行员对自身与飞机的状态、位置、运动以及飞行环境中客观事物所产生的不正确知觉。飞行错觉是危及飞行安全的一个重要问题。科学认识飞行错觉对飞行安全的危害，掌握及时正确的应对方法，对保证飞行安全具有十分重要的现实意义。

一、飞行错觉特点

（一）普遍性

表现为一是几乎所有的飞行人员都可能发生飞行错觉，即使是很有经验的飞行员也毫无例外；二是所有的机型都有可能发生，但以单座歼击机为多。

（二）特发性

错觉虽然非常普遍，但是其发生具有一定条件，主要与气象条件，机型特点（特别是座舱设计特点和飞机机动性能），飞行科目特点以及飞行员自身的生理和心理状况等有关。

（三）危害性

错觉发生后，如果飞行员意识不到或处置不当，会导致严重事故，各国严重飞行事故的20%～30%与错觉有关，如美国1990—2000年发生的323起A级飞行事故中，65起与错觉有关，占20.2%，美国陆军和海军2000年所报道同期的SD事故比例与此相当，分别为27%和26%。

（四）可防性

随着飞行时间的增加，飞行技能提高，特别是仪表视觉空间定向能力强化，地面与空中模拟各类飞行错觉进行对抗性训练，以及飞行前各方面充分准备等可使空间定向障碍事故发生减少，甚至不发生，即使发生了，因飞行员可迅速识别，及时采取措施，可防止飞行事故发生。

二、飞行错觉的类型

飞行错觉（空间定向障碍）分为三类：

（一）认知不到型飞行错觉（Ⅰ型飞行错觉）

是指飞行员发生了飞行错觉，而未意识到，以错误信息操纵飞机，即使他/她具有按仪表或其他真实信息重新定向的技能，也会很快丧失操纵飞机的能力。很多学者认为这是由于飞行员情景意识丧失所致。

（二）认知到型飞行错觉（Ⅱ型飞行错觉）

飞行员意识到发生了飞行错觉，同时体验到与实际飞行空间状态或仪表视觉空间状态之间的矛盾冲突。

（三）不可抵御型飞行错觉（Ⅲ型飞行错觉）

飞行员意识到发生了飞行错觉，但身心失能，失去对飞机操纵的控制能力。

另外，飞行错觉按形态和表现形式可分为倾斜错觉、俯仰错觉、倒飞错觉、方向错觉、翻转错觉、滚转错觉、速度错觉、距离错觉、时间错觉等。按感觉分析器分类可分为前庭本体性错觉、视性错觉、中枢性错觉等。按是否由病理因素导致可分为病理性飞行错觉和生理心理反应性飞行错觉。

三、飞行错觉的发生机制

飞行错觉的发生受多种因素影响，机制较为复杂。但概括讲，主要与外界环境因素和飞行员自身因素有关。外界因素主要包括飞行中所遇到的复杂气象、特殊飞行环境（如海上、沙漠、雪地等）、飞行中的加速度刺激等。自身因素主要指人体感觉器官生理心理功能和大脑处理空间定向信息的局限性等。在这些外部和内部因素作用下，错误的感觉信息传入大脑（输入错误）、大脑对正确感觉信息知觉错误（中枢错误）和两者相互作用引起飞行错觉。

（一）飞行环境因素

每个飞行员都是在三维空间中操纵飞机，随时受到各种加速度，以及缺氧、低气压、噪声、振动、气象条件和光线的作用。但是，在这些外界因素作用下并不是每一个飞行员都会发生飞行错觉，就是同一个飞行员也不是每次在飞行中都发生飞行错觉。这说明外界环境因素只是发生飞行错觉的条件，而不是其根本原因。

（二）飞行员自身因素

飞行错觉发生的根本原因是人体自身感觉器官生理心理功能和大脑处理空间定向信息的局限性。飞行员在飞行中的空间定向是非常复杂的生理心理活动，它是由包括视觉、前庭觉、本体觉、听觉等在内的完整的感觉功能系统来完成的，其中视觉发挥最重要作用，飞行员80%～90%的空间定向信息来自视觉，前庭觉和本体觉则处于次要地位，最后所有的定向信息还要在大脑中枢经过处理才能形成完整的空间定向知觉。这些感觉系统在特殊的飞行环境条件下，都有产生错误定向知觉的可能。

1. 视觉系统产生错误空间定向的主要原因

1）由于人们在地面日常生活中形成的固定的视觉认知模式，如“上明下暗”“远小近大”等，在空中飞行时以这些模式去进行空间定向可能会导致产生各种错误感觉。如在云中飞行时，由于云层透光差异，可能会造成座舱左右明暗不一致，飞行员按照“上明下暗”的感觉定式去判断，就会引起倾斜错觉。

2）一些错误的视觉线索会诱使飞行员产生各种错觉，如夜间飞行时可能误将海面的渔船灯光或星光的影子当作天上的星光而产生倒飞错觉。

3）日常地面进行空间定向赖以参照的一些线索缺乏会导致空间定向产生困难，最常见的是云中、夜间飞行时，飞行员赖以进行空间定向的天地线“消失”，产生空间定向困难。

2. 前庭本体感觉系统产生错误空间定向的主要原因

1）前庭本体系统的适宜刺激是加速度，知觉反应与加速度有关，而运动方向一般与速度方向有关，与加速度方向不一定一致，这样就有可能产生知觉的运动方向与实际运动方向不一致的情况。如加速旋转时，人的知觉方向与运动方向一致，在匀速和减速旋转运动时则不一致。

2）前庭本体系统不能区分物理性质一样的重力与重力惯性力合力，只对重力与加速度惯性力的合力进行反应，常将重力与惯性力的合力当作“垂直重力方向”，这样可产生各种躯体重力性错觉。如水平加速时可产生上仰错觉，减速时产生下俯错觉。

3）感觉阈值以下的刺激不会引起知觉反应，即对阈值以下的运动常知觉不到。

由于上述特点，当飞行中出现各种加速度作用时，前庭和本体系统可能产生与实际运动、位置、状态不符的知觉，发生飞行错觉。不过，前庭本体感觉系统存在的局限性只有在一定的条件下才会表现出来，这是因为前庭觉与视觉之间存在复杂的相互作用关系。一般情况下呈现出视觉优势，即视觉信息可以抑制前庭本体信息，简单气象条件下飞行，虽然有加速度作用，但是正确的天地线视觉可以使各种错误的前庭感觉受到抑制，这是为什么此时很少发生飞行错觉的原因。反之，在视觉受限等情况下，在各种加速度作用下错误的前庭信息会凸显出来，在定向系统中处于优势和主导地位，产生各种前庭本体性的飞行错觉。

平时飞行中虽然由于一定的外部因素和飞行员自身内部因素会使飞行员产生各种飞行错觉，但是如果依靠可靠、正确的定向信息源——仪表和简单气象条件下的天地线进行飞行，可有效防止飞行错觉发生。仪表视觉空间定向是飞行中最可靠的定向信息来源，但是相对于天地线、地标等视觉定向信息，仪表视觉空间定向具有间接性、不稳定性等特点，如果仪表飞行技术不熟练，仪表视觉空间定向难以发挥有效作用，会发生飞行错觉。

四、几种典型的飞行错觉

（一）倾斜错觉

也称坡度错觉，是最常见的一种飞行错觉。常见的表现形式和原因是：飞行中由于某种原因（如气流颠簸），飞机以非常慢的速度偏离平飞状态（如带左坡度），这种偏离的加速度刺激在飞行员感觉阈值以下，常觉察不到这种变化，观察仪表时才会发觉，如按仪表修正为平飞时，由于修正时的加速度在感觉阈值以上，飞行员会出现相反方向（向右）带坡度的错觉。飞行中还可以发生相反的情况，即当大的剧烈的气流扰动使飞机急速向一侧倾斜，加速度刺激在飞行员感觉阈值以上，所以飞行员感觉到了倾斜状态变化，当扰动气流等影响因素消失后，由于飞机本身所具有的横侧安定性，飞机自动缓慢地恢复到了平飞状态，但由于此时坡度恢复变化非常缓慢，在飞行员的感觉阈值以下，所以飞行员感觉不到这种变化，如果不注意仪表，不知道飞机已经恢复了平飞，就出现了仍然感觉飞机在带坡度的错觉。

此外，倾斜错觉还可以由各种错误的视性线索引起。如由于“上明下暗”的感觉“定势”，当在暗舱仪表飞行时，若未把暗舱罩遮严，可能会造成座舱一边稍亮，另一边较暗，飞行员会感觉飞机在向暗的一侧倾斜。云中飞行时，也可能造成座舱两侧明暗不一的类似情况，同样会诱发倾斜错觉。在云上飞行时，大片的倾斜的云面也会使飞行员出现倾斜错觉。再如，夜间飞行飞机一侧有地面灯光点、沿着云团斜的云缘飞行、夜间沿海岸线飞行、海上飞行顺机翼俯视海面、对着由雾气构成的“天地线”飞行等，都可以引起倾斜错觉。

（二）视性错觉

由于光线明暗不同，太阳、月亮在空中的方位以及外界环境、景物状况（如海、湖、江河水面，云层，树木，地貌等）等通过视觉通道引起的各种形态的飞行错觉，属视性飞行错觉。

1. 透视错觉 在雾、雨、雪或其他原因所致大气能见度降低条件下，常出现高度、距离判断偏大。反之，当大气对光线的衰减作用较飞行员已习惯者为小，如高原上空飞行时，因空中透视非常清楚，高度和距离判断偏小。

2. 视觉单调引起的错觉 在雪地上空、原野上空、海面上空等飞行时，由于缺乏地物和地形等的视觉相对运动刺激，飞行员判断高度时易“误高为低”，判断距离时易“误远为近”。此外，尚可产生“飞行速度减低”或“时间过得很慢”的错觉。

3. 认知错误 在飞行中对所见物体进行判断时，因受习惯印象的影响所产生的视觉性错觉。例如，当飞机对着斜坡状云层飞行而不见地面时，飞行员可能认为云层是水平的，而产生“倾斜错觉”；或误认为向地面下滑而产生“下滑错觉”。又如，夜间飞行时可能将地面散在灯光和天上星光混淆而产生“倒飞错觉”。此外，着陆时易于发生事故，除技术原因外，由空中俯瞰有坡度的机场跑道，因受平日习惯印象的影响，易发生错误判断，也是造成着陆事故的原因之一。

4. 相对运动错觉 指实际上没有任何运动的时候产生的错误运动知觉。日常生活中最典型的相对运动错觉的例子是：当我们驾车停在交通信号灯前，而身边的汽车却继续前进时，我们的大脑会将这个周边视觉信息解释为自身似乎正在后移，即产生相对向后运动的错觉。在驾驶飞机时也会发生类似的错觉，飞行中相对运动错觉可以表现为：转弯中感到地面上翘，上升、下滑时感到天地线沉浮，海上飞行下滑时感到海面上翻，在运动的云团中飞行感到飞机速度加快、减慢，或横向移动，入海飞行时感到飞机速度减慢，深海上空飞行感到飞机不动，由海上飞入陆地时感到飞行速度加快等。

5. 黑洞错觉 又称黑洞着陆（进场），常发生在夜间飞机着陆，而周边的地貌没有灯光或灯光参照线索稀少的情况下，这时地平线一般不清或不可见。在这种缺乏周边视觉线索情况下，飞行员会产生错误的定向，感觉跑道在运动或处于错误的位置状态（如感觉跑道向一定方向倾斜，感觉跑道立起来等），这样就有可能发生着陆下降高度的时机和下降高度判断错误。

（三）变压性眩晕

亦称“压力性眩晕”，也是与前庭系统相关的一种特殊错觉。其发作是由于中耳腔内压力突然增加产生的，中耳腔内增压发生在飞行上升阶段，正常情况下当增压至某种程度时，中耳腔内的气体就能冲开咽鼓管单向阀门逸出，与外界气压平衡。在某些影响咽鼓管通气的情况，如上呼吸道感染，中耳骤增的气压不能及时地从咽鼓管逸出，就会导致飞行员呈现一过性的眩晕，为数秒到数十秒。当中耳压力与外界平衡后，这种眩晕就不再发生。另外在飞行下降阶段，当中耳出现负压，若用Valsalva吹张法平衡中耳内外气压时，亦可因气体突然进入中耳腔，中耳压力骤增而出现眩晕。对于变压性眩晕，重在预防，应严禁感冒飞行，并建议飞行员在飞行下降过程中连续不断地做通气动作，使中耳压力及时获得平衡，不能等到中耳出现较大的负压时再做通气动作。另外要加强体检，以及时发现引起咽鼓管通气功能的疾患，及早予以解决。

五、飞行错觉的预防与处置

（一）飞行错觉的预防

飞行员有效预防飞行错觉应当做到：

（1）认识和了解飞行错觉知识，接受有关理论教育。

（2）在地面和飞行中有计划地开展模拟飞行错觉体验、控制训练。在地面可利用转椅、飞行错觉模拟器等，在空中可在双座机上通过设置特定的飞行科目，一人操纵飞机，一人体验。

（3）加强对仪表认读和仪表飞行状态综合判读能力的训练，提高仪表视觉空间定向能力。

（4）每次飞行前要保持良好的身心状态，当身心健康状况不良时应及时报告，不要勉强参训。

（5）飞行前充分了解气象、环境、课目等与错觉发生有关的因素条件。特别是在复杂气象条件、夜间、海上等飞行前，要有充分的思想准备，飞行前要详细了解天气等影响因素，看清太阳或月亮的方位，了解云中能见度、云层厚度等，进入座舱后要调节好有关装备，座舱内照明要均匀，椅垫要平，肩带两侧松紧一致。

（6）要在看不见天地线、地标条件下，尽早转入仪表飞行，不要仪表、目视混合飞行。

（7）飞行中要警惕和尽量避免可引起飞行错觉的各种因素，如海上飞行时不顺机头、机翼俯视海面以防止发生视性俯仰、倾斜错觉；转弯、螺旋等复杂机动动作时不要大幅度活动身体和动头，以防止刺激前庭系统发生前庭本体性错觉。

（8）飞机进云前应提早转入仪表飞行，云中视线不应长时间离开仪表，至少5s观察一次地平仪等关键仪表。

（二）飞行错觉的处置方法

飞行中，飞行员应不断注意姿态变化，综合判断飞机状态，及时发现自身感觉与仪表指示的偏差和错觉。一旦在飞行中发生飞行错觉，必须做到：

（1）保持镇静，立即转入仪表飞行。根据相关仪表指示迅速判明飞机姿态，并坚信仪表、按仪表进行操纵，确保飞机处于“安全状态”，切忌凭感觉操纵飞机。

（2）如情况许可，可暂时放弃非关键性的任务，将飞机改为平飞状态，保持好高度。

（3）在按仪表保持平飞状态下可调整好伞带、坐垫和座舱内照明亮度，通过活动身体、动头、口述仪表指示，与队友、地面塔台通话等方式消除错觉。

（4）如是在云中发生的错觉，可根据云顶、云底高度向上或向下穿出云层；如是在大的机动动作中发生的因动头或飞机在两个轴向运动引发的翻、滚、转错觉或感到仪表板在晃动等前庭性错觉，一定要稳杆平飞，一般经20～30s可自行减轻或消失。

（5）在外界视觉信息没有达到满意的程度之前，不要做仪表、目视的混合飞行。

（6）有自动驾驶仪转入自动驾驶，或双驾驶员时把操纵交给另一驾驶员。

（7）要向地面塔台报告，与他机取得联系，以便及时取得帮助。

（8）实在无法控制住自己的感知觉，完主失去定向能力、判断能力，无法再操纵飞机时，要报告指挥员，在高度允许时果断跳伞。

（姚　钦）

第九章 航空卫勤保障

第一节 常见心理问题及干预

一、航空心理卫生保障概述

（一）航空卫生保障的任务

航空心理卫生保障的任务，是在平时航空心理卫生保障的基础上，在符合特殊需要的前提下，迅速补充至任务所在地和部队，为航空兵部队提供心理卫生保障支援，对飞行人员实施心理疏导及矫治，进行心理应激对抗，诊治精神心理训练伤，降低心理疾病减员率。

（二）航空飞行心理卫生保障的特点

军事任务卫勤保障具有与平时卫勤保障不同的特点。航空兵部队在担负军事任务时要依据军事任务的需要昼夜值班、随时准备升空完成军事计划。

1. 军事任务期间值班的飞行人员要求标准高，穿戴飞行防护装备，影响休息，增加疲劳。

2. 执行军事任务时飞机出动频繁，对抗科目复杂特技转换频繁，体力与心理负荷强度大。

3. 军事任务进行中，不断地搜索“敌”机位置，还要及时与地面指挥沟通，语言沟通需注意力高度集中，加重了心理疲劳。

依据以上特点，军事航空心理卫生保障要提供军事任务前心理调节、军事任务间隙心理放松训练，以及返回后心理应对辅导等工作。

（三）航空心理卫生保障的主要措施

航空心理卫生保障，要依据军事任务实际情况因地制宜地选择适合军事任务环境特点的方式，进行有效心理卫生防护的系列工作。有以下几个方面需要注意的问题：

（1）军事任务前飞行团队心理训练。

（2）军事任务飞行间隙心理放松指导。

（3）军事任务心理问题的观察与辅导，含应激反应的矫治；军事训练神经症的矫治。

（4）军事任务精神病的诊断与后送。

（5）军事任务后心理损伤飞行人员的恢复。

二、航空心理卫生保障体系的建构

航空心理卫生保障体系按照确立其理论框架，落实“军事任务前的预防”“军事任务中的三快一接近”“军事任务后的防PTSD”模式构思，即建立三级预防、三级鉴定、二级治疗的“3-3-2”航空心理卫生保障体系。

（一）三级心理预防体系

三级预防分为军事任务前预防、军事任务中预防、军事任务后预防。

1．军事任务前预防 指军事任务前针对参加军事任务飞行群体进行的一切心理工作。旨在有效改变可能成为应激源的认知，提升抗应激反应的各种方法技能，减少军事任务应激反应及心理疾病的发生，促进飞行人员在军事任务中能够内心平静安适，并维护其心理健康。

2．军事任务中预防 主要目的是使轻度军事任务应激反应的人员不出现严重的应激反应，以致心理疾病的急性发作或转化为慢性疾病。军事任务间隙的团体心理训练，心理医师的“靠前、迅速、鼓励归队”三项原则的落实，以及所有一切给予“社会支持”“合理发泄”“不贴标签”的努力都可称为军事任务中预防措施。

3．军事任务后预防 预防PTSD机能障碍的危害和后遗症。主要针对军事任务发生的慢性应激反应出现的重性心理障碍，使患者尽可能地保留人际交往和生活能力。

（二）三级心理评估体系

三级心理评估系统分为军事任务前心理评估、军事任务中心理评估和军事任务后心理评估。

1．军事任务前心理评估 军事任务前心理数据库的建立，在飞行人员年度体检时，随大体检进行的心理评估为一级心理鉴定。其目的是评估被检测人员的心理健康活动水平，记录军事飞行人员心理数据，为军事任务快速心理诊断提供依据。

2．军事任务中心理评估 军事任务中快速诊断鉴定所有出现心理应激反应的类型，以及出现的各种重度心理障碍，及时提供治疗。对各种军事任务应激反应的诊断原则就是“不贴标签”，不轻易诊断心理障碍名称。对可能是“崩溃”的心理障碍及时给予诊断并后送。

3．军事任务后心理评估 军事任务结束后数月仍然不断闪现军事任务意外场景，影响正常展开的人员，要依据程度的轻重，对创伤后应激障碍者给予完整心理分析诊断。

（三）二级心理治疗体系

1．一级治疗 在一级鉴定中筛选的那些“心理健康状况不良”的人员，表现不安、焦虑，应进入“一级治疗系统”接受心理治疗（或心理辅导）。

2. 二级治疗 在鉴定中被诊为“心理障碍”和“严重心理障碍”的人员，也就是具有心理、情绪和行为异常表现、自述症状比较多、患有较多心身疾病的人员，进入二级治疗系统，接受心理治疗。

三、常见心理问题及干预措施

（一）军事任务心理危机干预

1. 情况和依据 心理医师在军事任务期间为执行任务人员提供心理保障服务，减少因心理危机造成的心理伤病。

2. 任务与要求 将需要进行心理危机干预的军人筛选出来，保障对象主要是指因突发事件等因素引起的一些情绪不稳定者、有冲动倾向者、有心理障碍者等人群。实施心理疏导及矫治，进行心理应激对抗，降低心理疾病减员率。

3. 干预措施

1）心理咨询：鼓励对象向心理工作者倾诉压抑的情绪和各种想法，承诺保密和理解，不贴诊断疾病的标签，暗示或保证他们的情况只是短暂的，并将很快过去，给予充分的心理支持。

2）行为治疗：适用于有轻度心理问题者，包括放松训练、自生训练、情绪疏导等。

3）个体或集体催眠：取舒适体位，坐卧皆可，衣着宽松。要求注意力集中于一点如脚尖等，指导语：“你（们）将感觉眼皮很沉很沉，视物模糊了，已经很模糊了，很想闭上眼睛，睁不开了，那就闭上吧……。”接下来全身逐步放松，“身体变得很轻松，像羽毛一样飘浮飞舞，那么睡吧，睡吧，但我的声音一直都在”。然后暗示：“我是勇敢的……我是坚强的……我很自信……我有能力克服困难……我能完成任何任务……我对战况充满乐观……我们一定会胜利……。”持续40min左右后：“现在我已经休息好了，醒来后将精力充沛，信心十足，心情愉快，乐观轻松；当我数到3时，你（们）就睁开双眼，突然醒来，1、2、3。”每周可进行2～3次，要注意有精神病症状者不进行催眠。

4）药物治疗：适用于重度心理危机者。

兴奋状态：可选用地西泮10mg肌内注射，或氟哌啶醇5～10mg肌内注射。

谵妄状态：可选用氟哌啶醇5～10mg肌内注射，或氯甲噻唑。

精神错乱：可选用氯丙嗪50mg肌内注射，或奋乃静、氟哌啶醇。

5）生物反馈治疗：每日1次，利用生物反馈技术给患者进行放松训练以对抗焦虑。好转后可延至3日1次巩固效果。

6）治疗注意事项：轻度心理危机可期在短时间内痊愈并恢复战斗力，重度心理危机用药治疗时应同时注意舌咬伤、坠床、低血压、呼吸抑制、微循环衰竭、电解质紊乱等情况，并要采取有针对性的生理护理措施。

7）转诊：轻度心理危机治疗效果不佳、不能立即恢复战斗力的和重度心理危机患者应立即安排转诊后送。

（二）军事任务应激障碍

1. 情况和依据 军事任务中的未知因素多、应激源多。军事任务中特殊的环境刺激、对事故的恐惧、社会支持的缺乏、对自身和团队信心的不稳定、睡眠的剥夺、食物和营养的不足等因素都将给参加军事任务人员带来极大的心理冲击，容易发生军事任务应激障碍。表现为一系列情绪和行为上的异常或反常，是造成减员的主要原因之一。能及时、就近、快速进行干预，大部分患者可期迅速恢复正常。

2. 任务与要求 密切观察出现异常情绪和反常行为的人员，及时了解、掌握其心理情况，筛选可能患有应激障碍者，明确诊断，及时、就近、靠前干预，防止出现不良行为，迅速矫正其心理危机，恢复军事任务能力。

3. 干预准备

1）明确诊断：该障碍往往在强烈精神刺激后几分钟至几小时后发作，症状内容与精神刺激有明显联系，往往发生于弱型人格者，即具有敏感脆弱、胆小怕事、优柔寡断、内向矛盾、体验深刻等特点。患者的表现可以差别很大。

（1）精神运动性兴奋：行为和情绪激越，谵妄，亢奋难抑，乱喊乱跑，偶见极不理智的冲动行为，事后不能回忆。

（2）精神运动性抑制：意识障碍，注意狭窄，失语，行为退缩，木僵等。一旦发病，判断力、执行力、理解力都会大幅度损害，军事训练力几乎完全丧失。

（3）自主神经功能障碍：如出汗、口干、头晕、失眠、尿频、尿急、呕吐、腹泻、胸闷气短、呼吸困难、双腿无力等。

2）鉴别诊断

（1）军事任务恐怖症：患者的焦虑反应强烈，到达恐惧的程度，内容有明确指向而非泛化，并伴有对刺激目标的回避和退缩行为。军事任务应激障碍的恐惧情绪常为弥漫性，无特殊指向，表现为对任何轻微刺激都不能耐受。

（2）军事任务焦虑症和军事训练抑郁症：焦虑与抑郁情绪往往也出现在军事任务应激障碍中，但焦虑和抑郁都不持久，往往和当时环境和情境有关，一般不超过3天。当患者的心境低落、悲伤、欲望降低等症状比较突出时可诊断抑郁症；当焦虑、不安和躯体化症状比较突出时可诊断焦虑症。

（3）军事任务反应性精神病：存在幻觉或妄想、思维异常等重性精神病症状，自知力不完整或丧失。若有情感淡漠、思维贫乏、意志缺乏则应鉴别是否为精神分裂症阴性症状。

（4）军事任务癔病：癔病患者的症状具有表演性和戏剧化色彩，内容与应激事件有间接联系而不是直接反映。

（5）创伤后应激障碍：经历过军事任务创伤数月以上，经常重温精神创伤事件，回避与创伤有关的刺激，持续存在觉醒程度较高症状。

（6）英勇行为：个别激越行为可能会被贴上“勇敢”的标签，但实际上是一种失去理智的、鲁莽的病态行为。

4. 干预措施

1）心理治疗：首先要安抚患者，必要时可限制患者行为，以免发生不可预测冲动行为。然后运用心理支持方法，可以握住患者的双手，直视其目光，以坚定和温和的语气保证其安全，防止患者心理失衡，帮助患者从自己内心中寻找克服紧张感的力量。

2）社会支持治疗：群体的社会支持对军事训练应激障碍的康复很重要。榜样的作用和他人的关心都是必要的。如果应激障碍发生时不得不限制活动，等情绪和行为稳定后应尽快回到集体中，要叮嘱他人不得轻视、嘲笑或疏远患者。

3）药物治疗：对激越行为可临时给予镇静药物如地西泮、氯丙嗪、氟哌啶醇等肌内或静脉注射，同时应限制活动。

4）转诊：及时和得当的处理措施可使大部分应激障碍患者在数小时至数天恢复正常，若1周内仍不缓解或效果不佳，应考虑发生延迟性心因反应和创伤后应激障碍的可能，要组织安排后送，不得继续执行任务。有自责自罪观念和自杀倾向的患者应重点看护，医师要交代严重性和看护细节，有必要时应陪同后送。

（三）军事任务心理损伤评估

1. 情况和依据 参与任务人员心理素质和心理健康程度的参差不齐，必然导致个别军人在军事任务来临，或进行时发生心理疾病和心理障碍，及时准确地筛选心理伤员，是进行心理干预治疗的现实基础。在军事任务后的心理损伤评估也将成为我军航空兵心理卫生状况的宝贵资料，具有科研上的重大意义。

2. 任务与要求 将军事任务有心理损伤的军事人员筛选出来，按严重程度和急缓程度分为轻重两个等级，然后分别有针对性地进行干预。

3. 评估准备

1）明确诊断

（1）量表评估：必备心理测评工具有焦虑自评量表，抑郁自评量表，症状自评量表，简易精神病评定量表，明尼苏达多相人格测验，艾森克成人人格测验，卡特尔16种人格因素问卷，特质应对方式问卷。

评定结果等级划分：心理医师以档案为基础、结合量表和经验评估，把心理损伤军人分为轻症与重症两大类。属于精神病性质为重症；属于神经症、癔病和应激障碍为轻症。轻症者可实施就地干预，视干预效果决定是否后送或二次干预；重症者应立即转诊。

（2）档案评估与经验评估：心理医师调取查阅个体的心理卫生档案，将档案记录内容作为参考，给出初步评价。

凭借临床经验，通过简单的检诊、查体，结合他人评价，可基本粗分心理正常者和异常者。要重点关注具备以下特点的参训人员：①遭遇突发事件而出现心理或行为异常的；

②既往有自杀未遂史或家族中有自杀者的；③身体患有严重疾病或军事训练伤、个人很痛苦、治疗周期长的；④压力过大、训练、军事训练、执行任务困难的；⑤个人感情受挫的；⑥人际关系失调的；⑦性格过于内向、孤僻、缺乏社会支持的；⑧严重环境适应不良的；⑨家境贫困、经济负担重、顾虑多、自卑感严重的；⑩由于身边的战友出现个体危机状况而受到影响的。

经验评价标准包括：离奇怪异的言语、思想、行为；过度反常的情绪体验和表现；自身社会功能的不完整；影响他人的正常生活；主观世界与客观世界不统一；知、情、意等各种心理活动的内在不协调；人格不稳定；内感不适。

2）分诊：分诊原则按以下顺序优先处理，有生命危险者→有生理军事训练伤者→心理重症损伤急性发作者→心理轻症损伤者→心理重症损伤者及心理轻症损伤干预失败者（后送）。

（四）军事训练抑郁症

1. 情况与依据　当事人遭受到强烈的心理打击后，可能会对军事任务的意义和性质产生怀疑，继而否定自身的行为和价值，甚至否定自身的存在意义，诱发军事任务抑郁症。

2. 任务与要求　密切观察有情绪消沉、士气低落、行为迟缓、悲伤绝望的军人，及时了解、掌握其心理情况，筛选可能患有抑郁症的军人，明确诊断，及时干预，防止出现不良行为。

3. 干预准备

1）明确诊断：抑郁症临床表现主要是以持久的情绪低落为主要特征，同时多伴有思维和动作的迟缓，兴趣、欲望和意志的减退，感觉疲乏，注意集中困难。可继发于精神活性物质滥用、精神分裂症、器质性脑病、癫痫。患者往往充满悲观和绝望，主动性差，寡言少语，不饮、不食、不眠，回避军事任务，疏远集体，无法体验情感，可出现自杀观念和行为。连续一周情绪低落且影响正常社会功能的军事人员应引起重视。心理测验：90项症状清单（symptom checklist 90，SCL-90）测验结果中，抑郁因子（depression）＞2分，抑郁自评量表（self-rating depression scale，SDS）标准分＞53分则支持本诊断。

自杀危险的识别：大多数抑郁发作较长的患者都至少有潜在的自杀危险，军事人员由于容易获取武器，危险性更高。尤其要注意的是，一旦患者作出要自杀的选择时，反而会平静下来，决心很大且很难动摇。不可看作是抑郁好转的标志，应深入了解其心理动态，加强看护措施。

2）鉴别诊断

（1）军事任务恐怖症：患者的焦虑反应强烈，到达恐惧的程度，内容有明确指向而非泛化，并伴有对刺激目标的回避和退缩行为。

（2）军事任务焦虑症：焦虑与抑郁情绪往往伴发，当患者的心境低落、悲伤、欲望降低等症状比较突出时可诊断抑郁症；当焦虑、不安和躯体化症状比较突出时可诊断焦虑症。

（3）军事任务反应性精神病：存在幻觉或妄想、思维异常等重性精神病症状，自知力不完整或丧失。若有情感淡漠、思维贫乏、意志缺乏则应鉴别是否为精神分裂症阴性症状。

4. 干预措施

1）心理治疗：一般来说，轻度抑郁症患者不太反抗与医师交流，但在患者眼里，其他人很难理解自己。所以首先要给患者以充分的理解，尽快建立彼此信任的治疗关系。不得对患者嘲笑、讽刺。即使重度抑郁患者对治疗毫无反应甚至拒绝接受，也要反复向患者保证他的病肯定能好，态度要坚决而毫不迟疑，但不要盲目承诺时间。这种治疗关系的意义实际上要大于治疗技术，等于给患者开启了希望之门。

2）行为治疗：任何形式的体力运动都对抑郁的缓解和社会功能康复有积极作用，但安排体力活动要慎重，不得强制或限制时间，对活动结果要鼓励和肯定。

3）药物治疗：SSRI类5-HT重吸收抑制剂（选择性5-羟色胺重吸收抑制剂）的毒性小，安全程度高，副作用相对较小，大多数患者可边服药边工作，依从性好，对抑郁伴发的焦虑情绪也有良好作用，是最合适的军事任务抑郁症一线药物。可采用的有盐酸舍曲林每日50mg，盐酸帕罗西汀每日10mg，艾司西酞普兰每日10mg，盐酸氟西汀每日20mg，文拉法辛每日75mg起逐渐增至有效剂量。严重抑郁者可合并用苯二氮䓬类镇静药物治疗，常用地西泮5mg或阿普唑仑0.4mg口服，用量视焦虑程度、耐受程度、副作用程度而定，一般地西泮不得超过每日20mg，阿普唑仑不得超过每日8mg。SSRI类药物起效时间为1～3周，首次发病应至少连续服用6个月，复发则应服用1～3年。副作用多为恶心、呕吐、食欲减退等胃肠道反应，一般来说坚持服用可以耐受或减轻，不必特殊处理。

4）自杀干预：若发现有自杀倾向的患者，应毫不回避地与患者讨论关于自杀的问题，进行深入的治疗性谈话，即使他拒绝听、拒绝讨论，也要不停地交流。一些限制措施来阻止患者可能发生的异常行为也是必要的，例如不再执行任务，限制接触武器和其他危险物品，不得独处等。要注意的是，军事任务抑郁症患者一旦决定自杀，死志非常坚决，临床常有病情好转的患者乘人不备立即寻死的案例。所以仅靠限制措施还很不够，需要医护人员和军事管理者有高度的责任心。

5）转诊：重度军事任务抑郁症患者经所有治疗措施无效或效果不佳者应安排后送，不得继续执行任务。有自杀倾向的患者应重点看护，医师要交代严重性和看护细节，有必要时应陪同后送。

（五）军事任务焦虑症

1. 情况与依据 军事任务焦虑产生于参加军事任务者所面临的各种潜在性杀伤威胁，表现为束手无策的无助感和精神紧张不安，当出现在敏感、胆小、能力不足、自卑感强的弱型人格军人身上时，容易出现调节能力失灵而诱发军事任务焦虑症。在长期处于应激压力下容易被诱发，常有睡眠障碍、情绪低落和神经疲劳，严重的焦虑可导致恐怖情绪，并伴有抑郁倾向。在军事群体中，焦虑、恐惧和抑郁都有一定的感染力，具备传播特征，对士气和军事训练有很大影响。焦虑症可在军事任务各个阶段发生，高强度军事任务条件下任务前待命时最容易出现。早期干预效果较好。

2. 任务与要求 密切观察有烦躁不安、精神紧张、士气低落的军人，及时了解、掌握心理情况，筛选可能患有焦虑症的军人，明确诊断，及时干预，防止出现不良行为。

3. 干预准备

1）明确诊断：首先适度的焦虑对提高应激能力是有益的，毫无焦虑的状态反而是不正常的。焦虑症的焦虑往往没有明确目标，持久存在，无法通过休息或事态变化而缓解平息。区分正常焦虑和病理性焦虑应该评估其焦虑情绪是否与处境相称、社会功能是否受损。心理测验：SCL-90测验结果中，焦虑因子（anxiety）标准分＞2，焦虑自评量表（self-rating anxiety scale，SAS）标准分＞50分则支持本诊断。焦虑症的症状学特点包括：

（1）与处境不对称的痛苦情绪体验：如“杞人忧天”式担忧，小刺激大反应。或无确定客观对象和主观内容的提心吊胆。

（2）精神运动性不安：情绪烦躁、坐立不安、不知所措、来回走动无法平静，甚至奔跑呼叫，也可表现为不自主震颤或发抖。

（3）自主神经功能障碍：如出汗、口干、头晕、失眠、尿频、尿急、呕吐、腹泻、胸闷气短、呼吸困难、双腿无力等。

2）鉴别诊断

（1）军事任务恐怖症：患者的焦虑反应强烈，到达恐惧的程度，内容有明确指向而非泛化，并伴有对刺激目标的回避和退缩行为。

（2）军事任务抑郁症：焦虑与抑郁情绪往往伴发，当患者的心境低落、悲伤、欲望降低等症状比较突出时可诊断抑郁症。

4. 干预措施

1）心理支持治疗：首先运用共情技术，给患者以充分的理解，迅速建立彼此信任的治疗关系；然后是心理支持，稳定其惶恐不安的情绪，给予鼓励和保证。尽量使其认识到焦虑是一种正常现象，来源于对未知的不确定和信心不足，是可以克服的。

2）生物反馈治疗：每日1次，利用生物反馈技术给患者进行放松训练以对抗焦虑。好转后可延至3日1次巩固效果。疗效较好。

3）行为治疗：让患者平卧，全身放松，然后在医师指导下，从头到脚数十个部位依次绷紧肌肉-放松肌肉。绷紧时深吸气，然后屏住，放松时缓缓呼出。吸气、屏气、呼气的时间比例为1∶1∶2。整体完成3次左右即可收到很好的疗效。

4）药物治疗：焦虑症多采用苯二氮䓬类镇静药物治疗，常用地西泮5mg或阿普唑仑0.4mg口服，用量视焦虑程度、耐受程度、副作用程度而定，一般地西泮每日不得超过20mg，阿普唑仑每日不得超过8mg。此类药物大剂量可引起呼吸抑制、精细操作能力下降和认知损害。SSRI类药物，即选择性5-HT重吸收抑制剂，如盐酸氟西汀、盐酸帕罗西汀等也有较好效果，可用于治疗伴有抑郁症状的焦虑症患者，副作用相对轻微，胃肠道反应较为突出。

5）转诊：经所有治疗措施无效或效果不佳者应安排后送，不得继续执行任务。

（六）军事任务癔病

1. 情况和依据 当军人处于紧张激烈的军事任务意外情境中或情境后，个别军人易在应激作用下发作癔病。军事任务癔病是指在军事任务特殊环境下和艰苦条件下，因精神因素所致的一种以情绪反应或躯体化障碍为特征的一种神经症。发病因素包括受到强烈精神刺激，心理承受能力低下，具备癔病性人格障碍等。癔病性人格障碍具有以下突出特点：①富于表演性和戏剧化的表达；②以自我中心不能为他人着想；③渴望获得关注和赞赏；④暗示性高。该病一旦发作，个体将完全丧失军事训练能力和正常社会功能，经过及时有效的干预后，大部分癔病患者可迅速恢复，预后较好。癔病有传播的特征，一旦个体癔病发作而又得不到及时干预，可能在极短时间内将病情扩散至整个军事任务单位。

2. 任务与要求 心理医师的任务是尽早尽快对癔病患者作出明确诊断，进行救治，以控制症状、稳定情绪为干预目标。不能快速诊断、救治的要立即转诊。

3. 干预准备

1）明确诊断：癔病患者可表现出不寻常的、戏剧性的、无生理病理基础的躯体和精神症状。其临床表现丰富多样，规律性不高，主要表现包括：

（1）情感暴发：表现为神经过度兴奋，如哭笑失常、吵闹、捶胸顿足、撞头打滚、歇斯底里等，情感内容与心中的矛盾不满有明显联系。

（2）意识不清：表现为神经过度抑制，觉醒程度降低，如昏睡不醒、反应迟钝、交流困难、方位感和时间感降低或丧失，理解力、记忆力和识别力降低或丧失，以及身份识别障碍、暂时性人格解体等。

（3）感觉障碍：感觉过敏、感觉减退或消失，如耳聋、失语、失明、视野改变、失聪等。

（4）运动障碍：为无神经系统损伤的肌无力、痉挛或瘫痪症状，如双下肢瘫或单侧肢体瘫，四肢、颈部、面部乃至全身的痉挛和震颤。

（5）自主功能障碍：如无病理基础的呕吐、呃逆、腹泻、大汗、心动过速、过度换气、发热等。

2）鉴别诊断

（1）有病理基础的躯体疾病：生理检查尤其是神经系统的检查必不可少，脑、脊髓以及其他脏器的内外伤也可诱发大部分类似癔病的症状。

（2）反应性精神病：症状内容与客观环境及心中矛盾有明显联系，自知力下降或丧失，出现幻觉、妄想、异常观念、思维破裂等精神病症状。如目睹亲密战友阵亡后不悲反喜，坚持认为战友仍在身边正常活动，坚信只要不埋葬就可以使战友起死回生等。

（3）诈病：症状不明确且有游走性，症状轻重程度与被人关注程度成正比，拒绝或逃避心理测验、借故不完成测验、测验结果提示过度夸大，没有自主神经症状或症状轻微。

4. 干预措施

1）心理治疗：可选用暗示治疗和行为矫正等方法。

暗示治疗：从言语和态度上承认患者确实患有疾病，但不告知其疾病的性质和病情程度，向其保证治疗快速有效、简便易行、手到病除。过程中注意利用医师的威信安抚其情绪和控制其表演性行为，并给予必要的心理支持。

2）行为矫正：使用钢针或其他能引起强烈疼痛的用具，刺激患者指间、人中或身上其他痛点，转移其注意力的同时令患者执行丧失的正常功能，可达快速治愈的目的。

3）药物治疗：安慰剂暗示，如葡萄糖酸钙注射液20mL静脉推注，称之为特效药物，当喉咙发热时起效（葡萄糖酸钙注射时喉咙发热为正常药物反应，无特殊作用）。

抗焦虑药物，可选用地西泮5mg或阿普唑仑0.4mg临时口服，用量不宜过大，否则会影响反应速度和操作灵活性。

4）转诊：在无法脱离应激环境的情况下，或在1h内不能达到快速治愈、期待归队的目的时，就应迅速安排后送。另外，患者在激越状态时不得不应用较大剂量抗焦虑或抗精神病药物后，短期内可能会有锥体外系副反应和过度镇静、呼吸抑制、平衡性下降、记忆损害等副作用，此时应留置观察，不得飞行或执行其他任务。

（七）军事任务恐怖症

1. 情况与依据 军事任务的紧张激烈与意外事故场景和由此伴随的不利联想会引发人的恐惧感，过于强烈的恐惧则有可能诱发军事任务恐怖症。恐怖症是神经症的一个亚型，表现为不合情理的恐惧情绪和回避行为，若不能回避，则伴有强烈的焦虑情绪和自主神经症状。在军事任务中以回避军事任务场景、军事训练甚至一切与军事任务相关的信息为主要特点。敏感胆小、心理耐受阈值狭窄、意志薄弱、挫折感强、优柔寡断的军人，在体验到恐怖刺激后容易被诱发。在军事任务环境下，由于受到集体心理的影响，该病可能不易被发觉，一旦失去群体心理支持则症状更为显著。早期干预效果良好，若拖延救治可能使症状固化，迁延难愈。

2. 任务与要求 密切观察有异常回避行为的军人，及时了解、掌握心理情况，筛选可能患有恐怖症的军人，明确诊断，及时干预。

3. 干预准备

1）明确诊断：恐怖症的突出特点是明知不应害怕，但仍避免不了、控制不住地害怕，对刺激物或场景有明显而强烈的回避行为，可伴有自主神经症状。例如恐惧且回避武器、飞机、军事训练内外场等，严重者甚至不敢听到这些字眼。恐惧实际上是一种更严重的、有指向性的焦虑情绪，所以在接近刺激物或场景时，心悸、流汗、颤抖、运动性不安等焦虑症状常见。心理测验：SCL-90测验结果中，恐怖因子标准分＞2分则反应本诊断的趋势。

2）鉴别诊断：军事任务焦虑症的患者往往意识不到自己是焦虑的，其症状和情绪并不涉及具体的某一对象，没有固定目标。惊恐发作时以胸痛、头晕、气短、濒死感等躯体症状为主。

4. 干预措施

1）心理支持治疗：充分理解患者的苦衷，不要误认为患者是逃兵和懦夫，不得嘲笑、讽刺，也不要盲目鼓励、淡化危险。否则不但于病情无补，反而会破坏治疗关系，加重其恐惧感。应说明恐惧并不一定意味着害怕军事任务，害怕牺牲；恐惧是每个正常人都会有的情绪。理解、安慰、同情是干预恐怖症的合理入手方式。

2）行为矫正：可让患者与参加军事任务的战友结成三人小组，共同模拟携手作军事任务情景，在军事任务情景中互相给予支持、安慰和保证。

3）系统脱敏：将恐惧场景分为5级，让患者想象最初级的场景，当体验到恐惧情绪时，利用生物反馈技术进行放松训练以对抗焦虑。等到可以耐受初级场景后，升级为2级场景，直到第5级最令其恐惧的场景仍能耐受为止。疗效较好，不足之处是治疗周期较长，适应不良者最长可达数月。

4）满灌疗法：在与患者沟通好的基础上，由其信任的人员陪同，强制性使其接触引起恐怖情绪最强烈的事物或情境。任由其体验最强烈的恐惧情绪，到达极限，不允许逃避。在躲无可躲、退无可退的情况下，患者将发现原本认为很恐惧的事情也不过如此，会逐渐平静下来，达到治愈的效果。疗效立竿见影，但失败率高，一旦失败则可能加重病情，患者依从性差。实施此疗法时要准备急救措施。时间紧迫、其他疗法无效时可以考虑采用。

5）转诊：经所有治疗措施无效或效果不佳者应安排后送，不得继续执行任务。

（八）军事任务强迫症

1. 情况与依据 在军事任务期间紧张且高负荷的训练情景中，由于焦虑和对任务不能胜任的担心，参加军事任务者的观念、行为和情感可能自发产生一种以仪式化症状为主要临床表现的军事任务神经症，即军事任务强迫症。其特点是有意识的自我强迫和反强迫并存，两者尖锐冲突使患者备受痛苦，虽极力抵抗，但无法控制。往往发生于具有强迫型人格的军人身上。强迫型人格障碍具有以下特点：

1）过分的谨小慎微、严格要求和完美主义。

2）严重的内心不安全感。

3）反复核对的行为特征，对细节的过分注意导致忽视全局。

4）刻板、固执、不够灵活、因循守旧。

应当指出，军人群体的特殊性使得强迫型人格的某些方面存在一定的积极意义，例如一丝不苟的执行力、做事尽善尽美不留瑕疵的态度等。

2. 任务与要求 密切观察出现反常仪式化行为和强迫性思想的军人，及时了解、掌握其心理情况，筛选可能患有军事训练强迫症的军人，明确诊断，及时干预，防止出现不良后果，不能快速诊断、处置的要安排转诊。

3. 干预准备

1）明确诊断：军事任务强迫症的强迫观念和行为主要来源于焦虑，也就是无法承受假想中未来不利情境和后果的担忧，便以仪式化的动作和反复的无意义思想来对抗焦虑，每做一次焦虑便减轻一点。严重的患者尽管知道这是无用的或无理由的，但由于无法忍受的焦虑而抑制不住强迫冲动，造成很大精神负担。心理测验：SCL-90测验结果中，强迫因子（obsessive）＞2分则考虑本诊断，SAS标准分＞50分也有意义。其临床表现主要有：

（1）强迫观念：制止不住的思维活动，对毫无意义或不可能发生的事情穷思竭虑，反复没完没了的思索，企图找到答案。例如禁不住推测任务失败，飞机失事，人员伤亡，军事任务失利等。

（2）强迫行为：主要是不断重复强迫性仪式化动作，总是刻板地重复自己规定的行为，如必须擦枪械100次，否则无法继续进行任何事。

2）鉴别诊断

（1）军事任务恐怖症：患者的焦虑反应强烈，到达恐惧的程度，内容有明确指向，并伴有对刺激目标的回避和退缩行为。

（2）军事任务焦虑症：焦虑症的焦虑、不安和躯体化症状相对突出。强迫症则以强迫和反强迫交织为特征。就焦虑这一共性来说，强迫与焦虑之间是一种互补关系，强迫越多，焦虑就越少。

（3）精神分裂症：自知力受损或完全无自知力，行为和观念无逻辑性，不认为自己有问题，不感觉精神痛苦。而强迫症自知力完好，对强迫行为多持反感态度，认为是不必要的，有反强迫行为，往往精神苦闷。

4. 干预措施

1）心理治疗：应首先以核心倾听技术取得与患者的共情，建立彼此信任的治疗关系。然后引导其回忆强迫症状的始发时间，评估当时重大事件对患者造成的持续影响。帮助患者分析自身性格弱点，鼓励其寻找健康积极的、有建设性的应对方式去处理不利状况。根据森田疗法的原则，提示患者不必特意去反抗强迫，给其足够的时间充分满足强迫行为，直至筋疲力尽或对强迫行为产生厌倦为止，在最大限度上降低患者的焦虑水平。

2）行为治疗：待建立起融洽治疗关系后，让患者置身于能引起他焦虑的环境中，鼓励患者与强迫冲动对抗，有必要时可以采用转移其注意力的方法，或主动阻止强迫行为，通过意志力锻炼耐受性。

3）生物反馈治疗：利用生物反馈技术，结合系统脱敏计划，有规律地逐步进行放松训练以对抗焦虑。训练可每日1～2次，每次15～20min。并要求其尽量掌握放松原则和放松过程，学会自我对抗焦虑。好转后可延至3日1次巩固效果，疗效较好。

4）药物治疗：可采用氟哌啶醇片每日2mg，1周内用量可增加至每日10mg。1个月后维持每日6mg的治疗量。用药期间若出现锥体外系副作用，可服用盐酸苯海索（安坦）。

5）转诊：相对于其他军事任务神经症而言，军事任务强迫症治疗效果不甚理想，但若以控制症状为目标，短期内仍可见效。若一周内仍不缓解或效果不佳，部分患者会进入慢性病程，要组织安排后送，不得继续执行任务。

（九）军事任务自动症

1. 情况与依据 军事任务能给个体造成强烈刺激和巨大的心理压力，在白天活动期间，由于受到群体心理、行为规范和超我力量的制约，这种压力可能无法从意识层面找到合适的疏解渠道，被压抑进入潜意识，反过来在夜间以多语、多梦、惊恐发作甚至梦游等形式释放出来，成为军事任务自动症。本病是一种睡眠障碍的极端现象，往往与精神活性物质使用过量和过度焦虑有关，发病率约为1.5%。军事任务自动症可能伴随神经疲劳，使个体的生物节律紊乱，影响休息质量，不利于军事训练力保持和发挥。

2. 任务与要求 积极走访排查有夜间异常言语和行为的军人，及时了解、掌握其心理情况，筛选可能患有军事任务自动症的军人，明确诊断，及时干预，防止出现不良后果。疗效不佳、无法控制严重症状的要安排转诊。

3. 干预准备

1）明确诊断：军事任务自动症是一种以无目的、无秩序、多彩的精神运动性、情感性或言语性发作为主要表现的睡眠障碍。发作后大都意识恢复，对发作过程和经历大都遗忘。多见于男性年轻军人。可伴有入睡困难、醒后乏力等其他睡眠问题，过度使用精神活性物质如烟、酒、茶、咖啡、麻黄碱等可能诱发。常见的有夜惊症、夜语症和夜游症等。

（1）夜惊症：一般在睡后1h左右突然惊醒，意识呈朦胧或梦样状态，惊叫，哭泣，多汗，双目直视，攻击或逃避表现，体验出惊惧、恐怖的感情和行为，但不下床。症状表现常反应出军事任务中曾体验过的恐怖和惊慌的经历，在梦中重现。一般持续时间10～15min，发作后又复入睡。翌晨不能回忆。

（2）夜语症：一般在入睡后10～120min出现自发言语或诵读诗词，歌唱小调，呼叫人名或向人问话，或叙说军事任务中的经历，不做其他活动，一般3～5min。醒后问及夜语事，往往不能回忆。

（3）夜游症：一般在睡后1～2h突然下地，意识蒙眬，在室内无目的地徘徊走动，似乎在摸索什么，或做一些似乎可以理解的日常动作，如整理衣物、打扫、洗涤等。一般持续10～15min。发作后又自动上床入睡，次晨醒后不能回忆。

2）鉴别诊断

（1）军事任务恐怖症：患者意识清晰，恐惧反应强烈，内容有明确指向，并伴有对刺激目标的回避和退缩行为。

（2）惊恐障碍：难以解释原因的焦虑或恐惧发作，进展迅速，数分钟到达高峰。以躯体症状为主诉，如心悸、胸痛、头晕、窒息感、濒死感等，但患者意识清楚。

（3）军事任务癔病：癔病患者的症状具有表演性和戏剧化色彩，症状内容是为了引起他人的关注和表扬，被注意越多，症状表演越充分。而自动症则是无意识的，无外界联系。

4. 干预措施

1）心理治疗：首先建立双方相互信任的医患关系，了解并掌握患者睡眠障碍的心理-社会事件方面的原因（与军事任务强度、军事训练伤、灾难性事件、经历过恐怖情境或人际关系等相关）。鼓励其讲出令其情绪苦恼的问题，帮助其找出问题的核心所在或焦点性矛盾冲突，并帮助患者找到实际的、可操作的、积极有建设性的解决方法。鼓励其通过合理有效的渠道进行负性情绪宣泄，最后用仪式化行为向过去的不愉快告别。

2）行为治疗：有精神活性物质依赖的患者，应尽早用厌恶疗法帮助戒除，如戒酒、戒烟。依赖严重的至少可以控制用量，或用其他物质如口香糖替代。

3）生物反馈治疗：利用生物反馈技术，进行放松训练以对抗焦虑和不快情绪。常规每天1次。对睡眠质量提高有比较明显的作用。

4）药物治疗：可采用苯二氮䓬类镇静药物治疗，常用地西泮5mg或阿普唑仑0.4mg睡前口服，用量视疗效、耐受程度、副作用程度而定。SSRI类选择性5-HT重吸收抑制剂如盐酸氟西汀、盐酸帕罗西汀等也有较好效果。

5）转诊：经所有治疗措施无效或效果不佳者可继续观察，有严重影响日间工作和执行任务能力者应安排后送，不得继续执行任务。

（十）军事任务反应性精神病

1. 情况和依据　在军事任务中各种主客观因素（残酷场景、噪声、强光、睡眠剥夺、难以耐受的温度湿度、药物滥用、烟酒咖啡或其他精神活性物质滥用）的作用下，突如其来的急剧精神刺激或持久的慢性精神刺激都可以引起反应性精神病。值得注意的是，并非只有恶性和负性的精神刺激才会导致发病，胜利的狂喜、获救的渴望、出乎意料的茫然等情绪也有相似的作用。该病以一过性幻觉、妄想、行为或情绪异常为主要表现。一般来说，敏感、内心体验丰富、心理耐受阈值狭窄、难以面对现实、自卑人格的军人容易被诱发，有重性精神病史或重性精神病家族史的军人是易感人群。该病发作迅速，患者容易失去控制，判断力和执行力损害严重。

2. 任务与要求　心理医师的任务是尽早尽快对反应性精神病患者作出明确诊断，尽早尽快进行人员控制和救治，以缓解症状、限制异常行为（防止自杀自伤、不分目标地伤人毁物等）为干预目标。应严格管理患者，帮助其脱离应激环境并组织后送。

3. 干预准备

1）明确诊断：反应性精神病在发病时间上与精神刺激有密切关系；精神症状在内容上多围绕创伤性体验，往往主动倾诉自己的不幸遭遇或委屈、怨愤，以求得周围人的支持；精神因素消除或脱离精神创伤情境后，症状可以迅速缓解；临床可有意识障碍、兴奋状态、木僵状态、抑郁状态等不同表现。

（1）反应性兴奋状态：常在急剧精神刺激下突然发病，哭笑无常、言语错乱、打人毁物。也可呈现意识模糊、紧张恐惧，并可有幻觉和错觉体验。

（2）反应性抑郁状态：情绪低落、唉声叹气、焦虑烦闷、自责自卑，甚至产生自杀意念或行为。对精神创伤内容不因事过境迁而冲淡，常触景生情、伤心落泪。多伴随睡眠障碍和疲惫乏力。

（3）反应性木僵状态：表情呆滞，僵直不动，毫无情感反应，类似植物人。常在急剧精神创伤后出现，一般历时短暂，可恢复正常，也可转入意识模糊状态。

（4）反应性妄想状态：产生与精神因素有关的猜疑，如感到被人议论、跟踪、监视、迫害等。可出现幻觉和错觉。伤员与环境接触良好，具有生动的情感体验，怀疑的内容和对象均围绕创伤情境，无泛化倾向。

2）鉴别诊断

（1）癔病：若患者系首次发病且病前不具备癔病人格，则有助于诊断军事任务反应性精神病。若患者具备癔病人格且在轻微不快生活事件作用之下反复发作，症状多变，或伴有其他癔病性的躯体性障碍与分离性障碍症状，则支持癔病诊断。

（2）双相型情感障碍：躁狂时自高自大，心境高涨或易激惹，言语加快并随境转移，精力过度旺盛；抑郁时自我贬低，心境低落或悲伤，兴趣和欲望确实，可有自杀观念和行为。两者交替出现，但其中一种可能占优势。幻觉和妄想不常见。

（3）精神分裂症：以幻觉、妄想、情绪倒错、思维破裂、意志亢进或衰退、行为古怪不可理喻等为主要特点，自知力显著下降。症状内容与心中矛盾和客观环境无明显联系。

4. 干预措施

1）护理处置：使该患者平卧、保持患者气道通畅、协助医师固定患者四肢、吸氧、建立静脉通道、预备压舌板以防舌咬伤等。

2）药物治疗：静脉推注地西泮注射液10mg或氯丙嗪50mg，视情绪和行为兴奋程度给予地西泮20mg加入250mL生理盐水持续静脉滴注，根据症状调整滴速，并严密监测患者的呼吸频率。幻觉严重情况下可以给少量奋乃静，不能控制激越运动可以给予氟哌啶醇5mg肌内注射，2h后仍躁动可再给10mg，若有高热需要戴冰帽防止脑水肿，若有过度换气应做血气分析判断是否存在电解质紊乱，以及准备其他急救手段。

3）心理治疗：在患者脱离应激环境，进入长时间睡眠并醒觉后，判断患者的精神症状是否消失。若症状消失，询问患者是否能回忆起发病过程。若无法回忆，自知力恢复或部分恢复后，方可进行心理治疗。以心理支持为主，向患者保证其安全性并加以说明，暗示危机已经度过，不再对其有持续影响。反应性精神病是在严重的精神创伤下引起的精神障碍，由于创伤情节是患者个体所无法忍受的，应避免促使患者回忆创伤体验，可转移后送进行系统脱敏治疗，帮助患者逐渐认识、接受、克服并最终摆脱创伤体验带来的负性心理活动。

4）转诊：一旦明确诊断，控制症状后应立即准备转诊，患者即使症状暂时消除，也不得继续执行其他任务。

（十一）军事任务减员后团体心理干预

1. 情况和依据 在执行军事任务时所发生的事故及其他损失统称军事任务损失，军事任务损失的发生将不可避免地对参与人员团体产生心理干扰甚至发生心理危机。对其有针对性地开展心理干预能够有效地处理各种心理应激问题，降低应激相关疾病发病，保证在军事任务损失条件下参与群体心理损伤救治防护工作迅速展开。

2. 任务与要求 保障对象为军事训练损失后军事任务集体成员，应用心理学方法处理应激事件，进行心理应激干预，降低心理疾病减员率。

3. 实施干预 “三期”干预步骤：在突发军事事故等群体心理危机面前，有效的危机干预不应局限于反应性处理，危机干预工作应向着系统的、合作的、积极的、预防的策略方向发展。为保证干预效果，“三期”团体心理危机训练应按照以下程序和步骤进行：

1）教育期

（1）训练目标：向参训者讲解应激反应的概念、训练原理，提高参训者的信心。

（2）方法：由受过专门训练或取得从事心理测验及心理咨询资格的航卫人员主持，依据三维危机检查与评估系统对群体成员的情感、认知和行为进行评估，这有助于指导者判断危机的严重程度和需要采取的干预方式。可采用集体上课的形式，根据参训飞行人员心理测评结果，集中安排讲授心理应激反应的身心症状诊疗常识，应激预防知识及常见的飞行职业应激的识别与处理方法等，每次2～3h。对高职业风险的飞行群体提倡开展应激预防训练。

2）演练期

（1）训练目标：训练参训者学习各种应激应对技术。

（2）方法：根据参训群体不同心理应激问题，设计团体心理训练内容，每次活动都有一个主题，共分四个阶段，第一阶段为开始阶段、第二阶段为发展阶段、第三阶段为成熟阶段、第四阶段为结束阶段。每次活动包括一些精心设计的案例分析，讨论行为演练等内容。训练期间每周1次，每次2h。

3）应用期

（1）训练目标：应对技术用于真实的应激事件，也可先采用想象类似情境进行试验或采用角色扮演方式巩固学习。

（2）方法：表象训练、应激预防训练、渐进性放松训练、生物反馈训练和重建认知评价等。特别着重练习应对性自我说明，即当面临应激情境时进行自我指导训练式的练习。在训练前后进行测验评估，“三期”团体干预程序可根据评估结果反复多次使用，以取得更好的效果。

（十二）军事任务后心理能力恢复训练

1. 情况和依据 在军事任务中有一定数量的军人发生各种心理疾病和心理障碍，军事任务后将遗留部分心理损伤患者。对他们进行心理能力的恢复训练，可在短时间内快速提高军事战斗力，恢复士气，最大限度减少军事训练伤减员，避免他们发生慢性社会功能不良。

2. 任务与要求 对在军事任务中发生心理损伤的人员采取积极有效的措施进行心理

康复训练，快速恢复士气和相关人员的心理健康。

3. 实施干预

1）心理咨询：鼓励康复对象向心理医师倾诉压抑的情绪和各种想法，承诺保密和理解，不贴诊断疾病的标签，暗示或保证他们的情况只是短暂的，并将很快过去，给予充分的心理支持。

2）行为训练：焦虑愤懑者可快步行走3000m，然后躺在床上体验紧张后的放松感觉。或自身训练：让患者平卧，全身放松，然后在医师指导下，从头到脚分数十个部位依次绷紧肌肉-放松肌肉。绷紧时深吸气，然后屏住，放松时缓缓呼出。吸气、屏气、呼气的时间比例为1∶1∶2，整体完成3次左右。

悲痛压抑者可面向空旷处大声呼喊，也允许其号啕大哭，释放积郁情绪。或将悲痛情绪化作文字，写出来后烧掉。也可对着瓶子诉说，然后砸碎。也可帮其自我暗示："我的心情很放松，我的心情很平静……"反复多次可起到一定效果。

3）催眠：坐卧皆可，衣着宽松，微闭双目，深呼吸2～3min；暗示心情平静，暗示全身漂浮状态；想象"我的双臂在发麻、发木、发沉、发热……""我的双腿双脚在发麻、发木、发沉、发热……"直至全身。然后"我的呼吸很匀畅……我的心脏跳动很有力……我的腹部很温暖……"。然后"我的前额发凉……我的双脚很温暖……"。然后"我的记忆力在增强……我的想象力在翱翔……我的思维很流畅……我的情绪很安详……我很勇敢……我很坚强……"。整个过程重复3～5次。结束时双手搓脸，慢慢睁开眼睛，屈伸四肢，活动全身关节。

4）生物反馈治疗：每日1次，利用生物反馈技术给患者进行放松训练以对抗焦虑。好转后可延至3日1次巩固效果。

（十三）军事任务飞行事故后心理危机

1. 事故后对其他飞人行员的心理影响 主要的心理反应有：震惊反应、情绪大幅波动，言语活动减少、睡眠困难或容易惊醒、晨起极度疲劳。心理反应程度的高低与事故当事人关系密切程度相关。

2. 心理干预准备

1）干预对象：所有参加军事任务的飞行人员和地面勤务人员。

2）干预方式：以"小组讨论""团体授课"和"个别干预"的方式分别进行。

3）干预时间：事故发生后3天之内。

4）干预目标：消除或减轻情绪障碍，防治发生事故后应激障碍。

3. 干预方法

1）干预预案：针对发生事故后人员具体情况，制订干预计划。主要从三个方面考虑。一是召集全体本场飞行人员和地面勤务人员见面，说明心理学医师来意，阐述心理干预的重要性；二是分组以"小组讨论"方式实施心理干预，分为两次组织实施；三是放松训练。

2）组织实施心理干预：为达到良好的效果，心理干预分两次组织实施。

第一次组织实施的具体内容有：①心理危机水平评估，采用危机评估量表按照观察法予以评估。不做笔答，以免飞行员产生不满情绪。②倾听个人发言，启发他们抒发事故后自己的心理感受和事故对自己的心理影响。

第二次组织实施的具体内容有：①与牺牲者告别仪式，要求每人用发自内心的语言与牺牲者告别。②采用“情绪稳定技术”释放心理压力。具体的方法是，以讨论的方式与大家达成了如何释放心理压力，建立释放通道的共识；以启发的方式达成了“换个角度看问题”的共识，使大家从“危机”中看到对自己心理成熟发展的意义。③传授“放松训练法”，并组织实施，以降低应激反应损伤水平。

3）心理干预结束，心理医师与大家告别：心理干预的内容完成之后以总结的方式，阐述心理危机发生其危险与机遇的关系，以及明天如何做的更好的论述。同时将自己的电话和电子邮箱联系方式留给大家。其目的是以“医师的身份承诺以后继续给予心理支持”，增强大家的安全感。

4. 干预技术

1）放松训练要点：分离反应明显者不适合学习放松训练。判断是否存在分离反应：对过去的记忆，对身份的觉察、即刻的感觉乃至身体运动控制之间的正常的整合出现部分或完全丧失。

2）情绪稳定技术要点

（1）倾听与理解：以理解的心态接触重点人群，给予倾听和理解，并做适度回应，不要将自身的想法强加给对方。

（2）增强安全感：减少重点人群对当前和今后的不确定性，使其情绪稳定。运用语言及行动上的支持，帮助重点人群适当释放情绪，恢复心理平静。

（3）释疑解惑：对于重点人群提出的问题给予关注，解释及确认，减轻疑惑。

（4）重建支持系统：帮助重点人群与主要的支持者或其他的支持来源（家庭成员，朋友，社区的帮助资源等）建立联系，获得帮助。

（5）提供心理健康教育：提供事故后常见心理问题的识别与应对知识，帮助重点人群积极应对，恢复正常生活。

5. 干预步骤要点

1）确定问题：使用倾听技术，包括开放式问题。既注意大家的言语信息，也注意其非言语信息。“倾听技术”就是以投情、真诚、尊重、接受、不偏不倚和关心的态度进行倾听、观察、理解和做出反应。

2）保证安全：在干预过程中，要将保证他们安全作为首要目标，这是非常必要的。在整个干预过程中都应该将这点作为首要考虑，要评估他们躯体和心理安全威胁的程度、失去能动性的情况。告知大家出现的各种心理反应是正常人的正常反应，随时间的推移可以自愈。

3）提供支持：让大家认识到心理工作者是最可靠的支持者。强调与他们沟通和交流，使大家知道危机干预工作者是能够给予其关心帮助的人。让大家相信，组织的关心不仅是身体，也包括了心理和其他方面。同时心理工作者也必须无条件地以积极的方式接纳所有人。

4）提出并验证可变通的应对方式：事故发生后，往往会造成当事人的思维不灵活、不能判断什么是最佳的选择，有些处于危机者甚至认为自己心理会发生问题。因此，要让大家认识到，有许多可变通的应对方式可供选择，其中有些选择比别的选择更为适宜。应该从多种不同途径思考变通的方式：①环境支持，这是提供帮助的最佳资源，让大家知道上级组织现在或过去如何关心自己。②应对机制，即危机者可以用来战胜目前危机的行动、行为或环境资源等。③积极的、建设性的思维方式，可用来改变自己对问题的看法并减轻应激与焦虑水平。

5）得到承诺：给予所有人最诚实、最直接和最恰当的承诺与保证，留电话等联系方式，使大家感受到未来心理工作者还会继续帮助大家，因此，以后的心理辅导计划，大家还会继续完成。

6. 注意的问题

1）心理危机干预的时机：事故对所在部队均可能带来很大心理上的影响，一般而言，越是与事故当事人关系密切的人，所受到的心理影响越大，影响的时间随个人心理素质和自我调节能力，以及是否能在最短时间内接受心理干预有关。从理论上讲，72h内的心理危机干预效果最好。

2）迅速组建心理干预队伍：由军事任务最高长官担任总领导，以便能够及时有效开展心理危机干预工作。参加心理危机干预组织的除心理医师外，航医、单位政工领导均为小组成员。

（十四）军事任务成员经受重大灾难的心理干预

1. 确定心理危机干预对象 遭遇突然打击和受到意外刺激后出现心理或行为异常的，存在下列因素之一的官兵，应作为心理危机重点干预的高危个体予以特别关注：

1）家庭发生重大变故（亲人伤亡；父母的离异或分居；父母失业；家庭暴力等）后出现心理或行为异常的。

2）受惊吓、受辱（受到严重惊吓；当众受到羞辱；受到性伤害等）后出现心理或行为异常的。

3）与他人发生严重人际冲突（被多人排斥；受到歧视、误解等）后出现心理或行为异常的。

4）身体发现严重疾病（传染性的疾病，如肝炎、肺结核等；费用很高又难以治愈的疾病等）后出现心理或行为异常的。

5）感情受挫（失恋、单相思情绪失控等）后出现心理或行为异常的。

2. 心理危机干预前准备

1）确定干预地点。

2）确定干预对象及其单位和人数。

3）制订危机干预实施方案。

4）编制、印刷心理危机干预评估工具和相关宣传资料。

5）制订具体的干预流程和路线。

3. 干预的方法　评估、干预、教育、宣传相结合，提供心理救援服务。

ABC法：A、心理急救，稳定情绪；B、行为调整，放松训练，晤谈技术（CISD）；C、认知调整，晤谈技术，快眼动脱敏信息再加工技术（EMDR）。

1）首先要取得当事人的信任，建立良好的沟通关系。

2）提供宣泄机会，鼓励当事人把自己的内心情感表达出来。

3）对当事人提供心理危机及危机干预知识的宣教、解释心理危机的发展过程，使他们理解目前的处境，理解他人的感情，建立自信，提高应对生理和心理应激的能力。

4）根据不同个体对事件的反应，采取不同的心理干预方法，如积极处理急性应激反应，开展心理疏导、支持性心理治疗、认知矫正、放松训练、晤谈技术等，以改善焦虑、抑郁和恐惧情绪，减少过激行为的发生，必要时适当应用镇静药物。

5）除常规应用以上技术进行心理干预外，引入规范的程式化心理干预方法——眼动脱敏信息再加工技术。

6）调动和发挥社会支持系统（如家庭、社区等）的作用，鼓励多与家人、亲友、同事接触和联系，减少孤独和隔离。

4. 干预技术要点

1）心理急救

（1）接触和参与：倾听与理解，或者以非强迫性的、富于同情心的、助人的方式开始接触。

（2）安全确认：增强当前和今后的安全感，提供安全和情绪的放松。

（3）稳定情绪：使在情绪上被压垮或定向力失调者得到心理平静、恢复情绪定向能力。

（4）释疑解惑：识别出立即需要给予关切和解释的问题，立即给予可能的解释和确认。

（5）实际协助：提供实际的帮助，比如询问目前实际生活中还有什么困难，协助调整和接受生活环境及当下状态，以处理现实的需要。

（6）联系支持：帮助当事人建立支持系统，包括家庭成员、朋友、战友的帮助资源等。

（7）提供信息：提供关于应激反应的信息、关于正确应对当前状况和增强自身适应能力。

（8）联系其他服务部门：帮助当事人联系需要的帮助，甄别处理相关内容。

2）心理晤谈：通过系统交谈来减轻压力，可个别或者集体进行，自愿参加。可以按不同的人群分组进行集体晤谈。

心理晤谈的目标：公开讨论内心感受；支持和安慰；帮助当事人在心理上（认知上和感情上）消化创伤体验。

晤谈过程：正规分六期，特殊场合操作时可以把第二期、第三期、第四期合并进行。

第一期为介绍期：指导者进行自我介绍，介绍集体晤谈的规则，仔细解释保密问题。

第二期为事实期：请参加者描述事件发生过程中他们自己及事件本身的一些实际情

况；询问参加者在这些严重事件过程中的所在、所闻、所见、所嗅和所为；每一位参加者都必须发言，然后参加者会感到整个事件由此而真相大白。

第三期为感受期：询问有关感受的问题，如事件发生时您有何感受？您目前有何感受？以前您有过类似感受吗？

第四期为症状期：请参加者描述自己的应激反应综合征症状，如失眠，食欲不振，脑子不停地闪出事件的影子，注意力不集中，记忆力下降，易发脾气，易受惊吓等；询问事件过程中参加者有何不寻常的感受，当下的感受如何？事件发生后，生活有何改变？请参加者讨论此次事件对家庭、工作和生活造成什么影响和改变？

第五期为辅导期：介绍正常的反应，如提供准确的信息，讲解事件、应激反应模式；应激反应的常态化；强调适应能力；讨论积极的适应与应对方式；提供有关进一步服务的信息；提醒可能的并存问题（如饮酒）；给出减轻应激的策略；自我识别症状的方法。

第六期为恢复期：拾遗收尾；总结晤谈过程；回答问题；提供保证；讨论行动计划；重申共同反应；强调小组成员的相互支持；可利用的资源；主持人总结。

整个过程需2h左右完成。

严重事件后数周或数月内进行随访。

3）松弛技术：除了那些分离反应明显者外，对所有被干预者进行放松技术教学，如呼吸放松、肌肉放松、想象放松。

（杨 蕾）

第二节 飞行噪声损害与防治

一、定义

飞机噪声是飞机运转时各种噪声源的声输出总和。飞行噪声大致分两类，即推进器系统噪声和空气动力噪声，推进器系统噪声包括推进器噪声、排气噪声、喷气噪声、风扇噪声和压缩机噪声。空气动力噪声除了气流流过机身引起的扰动外，在高速飞行时附面层压力起伏也辐射噪声，超音速飞行时产生的冲击波会形成轰声等。飞机的噪声是复杂多变的，对飞机噪声进行降噪并不容易，所涉及的内容众多，包括空气动学、飞行力学、动力学、声学、材料学、控制技术等多门学科，是一个系统的工程问题。

二、飞行噪声引起的损害

飞行噪声污染，为特种职业群体工作环境的特定污染，噪声污染只有在噪声出现时才会对人构成损害，不像其他物质污染，容易被人忽视。一般情况下，短时间接触噪声并不会带来危害，而长期处于飞行噪声污染环境中就可能会产生相应的危害，主要包括噪声性听力损失及心理影响。

飞行环境噪声造成的听力损失，始终是一个需要长期关注的问题，也是噪声对人体所引起的最显著的损害。据调研，长期工作在85dB噪声环境中的职业人群约有10%会引起噪声性听力损失，90dB噪声环境就会导致20%的职业人群产生噪声性聋，而在140～160dB的高强度噪声环境下会使听觉器官产生急性损伤，引起鼓膜破裂或出血，甚至耳聋。

飞行环境噪声会对人心理状态产生影响，引起烦躁、焦虑等，影响程度取决于噪声响度、频率的不同。飞行相关职业人员长期处于强噪声环境下会引起头痛、头晕、自主神经功能紊乱、消化不良、高血压等心血管疾病。

总之，飞行噪声多种多样，对人体的主要体现在对听觉功能的损害上，此外还可以对心理及其他系统产生影响。

三、临床表现

飞行噪声引起的感音神经性聋常因噪声强度、暴露时间长短和个人基因易感程度，而出现很大差异。基本症状是耳鸣、听力下降、头痛、头晕，病情时间较长者可出现神经、心血管、内分泌和消化等系统症状。

（一）典型症状

1. 耳鸣 早期再出现听力损失前即可出现耳鸣症状，多为双耳高调持续性耳鸣。耳鸣响度常与听力损失的严重程度相关、耳鸣频率则与听力损失最严重的频率相近。

2. 听力损失 为缓慢进行性，最初多为高频轻度感音神经性听力损失，安静环境休息后能完全恢复、语频区受影响小、对语言交流影响不大，常不易被察觉，随着听力损害程度加重、语频区受累，语言交流则会受到影响。

3. 前庭功能障碍 长期环境噪声接触，尤其附带振动噪声，可引起前庭功能异常症状，如眩晕、平衡运动障碍等。

（二）其他症状

长期接触噪声者可引起头痛、头晕、情绪障碍、反应迟钝、记忆力减退、注意力不集中和失眠等神经系统症状。

四、并发症

飞机噪声引起的听力损失会逐渐加重，最终可形成无法逆转且随着时间拖延日而造成不可逆的感音神经性听力损失，出现不同程度的感音神经性聋。

五、诊断标准

（一）分类诊断

噪声性聋属于感音神经性聋（sensorineural hearing loss，SNHL）的一类，因此具体分类诊断及分级诊断均参考SNHL进行。SNHL是指患耳气导和骨导听觉阈值均＞25dB。根据损伤发生于耳蜗、听神经或听觉中枢等不同，可分为感音性聋（耳蜗损伤）、神经性聋（蜗神经损伤）或中枢性聋（脑干和皮质损伤）。此外，依据病因不同，SNHL还可分为遗传性和非遗传性两类。其中遗传性又分为常染色体显性遗传和常染色体隐性遗传两类；非遗传性SNHL又分为噪声性聋、老年性聋、耳毒性聋、特发性突聋、感染性聋、全身及其他系统与器官慢性疾病相关性聋、外淋巴瘘、内耳免疫性聋、听神经病等。

（二）分级诊断

我国听力诊断标准参照WHO 2021年制定的听力损失程度分级标准，双耳听力从正常到全聋分为7级，以及单侧聋，详见表9-1。

表9-1　2021年WHO听力损失程度分级标准

分级	好耳听力阈值（dB）	安静环境 多数成年人听力体验	噪声环境 多数成年人听力体验
正常听力	＜20	听声音没问题	听声音没有/几乎没有问题
轻度听力损失	20～＜35	交谈没有问题	交谈可能听不清声音
中度听力损失	35～＜50	交谈可能听不清声音	交谈有困难
中重度听力损失	50～＜65	交谈困难，提高音量后可以正常交流	大部分交谈很困难
重度听力损失	65～＜80	大部分交谈内容听不到，即便提高音量也无改善	交谈非常困难
极重度听力损失	80～＜95	交谈极度困难	听不到交谈声音
完全听力损失/全聋	≥95	听不到言语声和大部分环境声	听不到言语声和大部分环境声
单侧聋	好耳＜20 差耳≥35	仅在声音靠近较差耳，出现听力问题 可能存在声音定位困难	可能在言语声、对话和声源定位方面存在困难

六、治疗

由于导致SNHL的原因很多，加之发病机制和病理改变复杂，迄今尚无一个简单有效且普通适用的药物或疗法。目前多针对病因治疗的同时，宜尽早给予规范合理的相应处置。

（一）内科治疗

SNHL急性期，尤其是特发性突聋急性期的患者，内科治疗效果确切，治疗方法包括药物治疗和高压氧治疗等。药物治疗推荐联合用药，采用糖皮质激素口服或静脉给药，如泼尼松、地塞米松注射液、甲泼尼龙等；另外根据听力下降类型分别采用改变血液流变学的改善微循环药物，如银杏叶提取物，降低血液黏稠度药物/纤维蛋白原药物，如巴曲酶等；营养神经药物，如甲钴胺、神经营养因子等治疗听神经的继发性损伤。

（二）外科治疗

适用于双耳重度、极重度SNHL患者，尤其助听器无效时，可进行人工耳蜗植入手术；对于病变部位位于听神经之后的SNHL患者，可进行听觉脑干植入手术。

（三）佩戴助听器

适用于中度、中重度SNHL患者，根据听力损失程度、损失频率及言语功能，有望提高患者听觉功能及言语交流水平。

（四）听觉功能训练

针对残余听力患者，可制订个体化听力训练方案，培养患者听觉注意力水平，提高对不同种类声音的言语识别能力。

（五）航空医学防治要点

对于噪声所致亚急性和慢性SNHL，目前无特殊治疗方法。加强预防是最有效的措施，包括在座舱设计时提高噪声防护质量，除飞行中佩戴防护耳机、耳罩、头盔等外，外场休息、训练、打靶等噪声较高环境下也应加强防护。此外，还需防止因病就诊过程中耳毒性药物的应用。

（金占国）

第三节 航空救生

一、航空救生的概念和意义

航空器无法使用时，航空器上的乘员（包括机组人员和乘客）逃离飞机、降落地面（或水面），在恶劣环境中生存、被营救的全过程称为航空救生。在作战、飞行训练和执行任务过程中，飞机有可能发生各种故障或被敌方炮火击中而无法继续飞行，这时飞行人员必须通过各种手段迅速脱离飞机，借助降落伞安全着陆。飞机救生中又以战斗机救生为主。它研究和服务的对象主要是战斗机上的飞行人员。研究的目的是拯救飞行人员的生命和减少损伤。它研究的主要内容有三个方面，即航空救生装备的研究设计、生产制造、使用维修等；对飞行人员的航空救生训练，包括救生知识、救生技能、航空救生装备正确使用方法等；对航空救生装备使用效果的评估，如弹射飞行人员弹射成功率、弹射损伤的调查研究等。因此，航空救生技术在现代军事航空技术领域中占有特殊地位，受到各国的重视，已成为战斗机、轰炸机、侦察机等军用飞机必不可少的技术系统之一。弹射救生一般分为弹射离机、空中降落和生存营救三个阶段。

二、弹射救生基本程序

弹射救生一般大致分为弹射离机、空中降落和生存营救三个部分。弹射离机至着陆过程细致划分的话一般分为6个阶段：

（一）准备阶段

这个阶段是飞行人员决定是否弹射的关键性时刻。它的起止时间是从飞行人员确知飞机发生应急情况到启动弹射手柄，它的长短主要取决于飞行人员的心理状态和技术水平。这个阶段过去往往被人们所忽视。实际上它常常决定弹射的成败。我们将会在以后的“延迟弹射时间”一节中进行比较详细的介绍。

（二）抛盖阶段

飞行人员操纵抛盖系统，使座舱盖抛掉。对穿盖弹射的飞机则没有这个阶段。

（三）离机阶段

飞行人员启动弹射手柄，击发弹射弹，弹射机构将人和座椅弹离座舱。这个阶段的主要任务要使人和座椅获得足够的速度和高度顺利地越过飞机的尾翼。速度不够大，人和座椅难以越过飞机尾翼；速度过大可能会造成脊柱骨折。

（四）稳定减速阶段

人椅在空中作稳定减速运动，使人椅系统稳定接近最佳状态，保证旋转角速度不超过人体耐限，人椅系统减速到允许人椅分离或开主伞的速度，缩短救生时间。飞行速度超过800km/h时，如果人椅不稳定，可产生2rad/s以上的旋转角速度，这可使人失去知觉甚至丧命，故现代弹射座椅都采用稳定装置，如稳定板、稳定减速伞、稳定杆、陀螺微调火箭稳定系统等。

（五）伞降阶段

这个阶段主要完成3项任务：一是人椅分离，二是主伞打开充气，三是飞行人员乘已充满气的救生伞从空中落到地面。

（六）着陆（或着水）阶段

如果地面状况良好，着陆速度控制在6m/s以下，地面风又不大，着陆姿态规范，一般着陆是很安全的。但着陆速度太大，受伤的机会就增大。

简要概括弹射救生的基本程序为：抛掉座舱盖→拉紧束缚系统（将人固定好）→弹射出舱→自动射出稳定伞和减速伞→解脱座椅、人椅分离→开伞→降落→着陆或着水→营救。从抛盖到着陆整个过程需要8～9s。

虽然目前世界上有各种各样的弹射座椅，性能差别也很大，但这6个弹射过程基本上是差不多的。作为飞行员的最后一道生命防线，救生过程的每一阶段都必须安全可靠。

三、弹射救生中的生物动力学因素与人体损伤

在弹射救生过程中，人体将受到很多力学因素的影响，主要有以下几方面：

弹射冲击过载由弹射时产生的冲击性加速度而引起；高速气流吹袭由于弹射出舱后高速迎面气流的吹袭而引起；气动力减速过载由于人-椅系统离机后受到气流的阻力突然减速而引起；快速旋转由于弹射或自由坠落过程中，人或人-椅系统不稳定而引起；开伞冲击过载由于降落伞张开时突然减速而引起；着陆冲击过载由于着陆时下降速度骤然消失而引起。上述这些力学因素的特点是作用时间短、作用力大，当多种复杂载荷作用于人体，超过人体组织耐受限度时就会造成人体损伤。

（一）弹射冲击过载及损伤

弹射初始，弹射筒及火箭包点火形成从足到头的高G值加速度，这种高增长率的过载，谓之弹射冲击过载。弹射冲击过载的特点是G值大（20G左右）、G增长率高（200G/s左右）、作用持续时间短（0.2～0.6s）。在正常情况下，弹射冲击过载一般不会超过生理耐限。只要飞机状态正常，飞行员按照规定的姿势和操作程序进行弹射，就不会发生损伤。但在异常情况下受各种不利因素的影响，即易引起各种损伤。

1. 一般生理反应　弹射时，如过载值在可耐受范围内，机体立即出现应激反应，如弹射即刻血压升高，呼吸和心率增加等，休息3～5min后恢复正常。当弹射冲击过载超过机体耐限时，可引起血压下降、心率增快、面色苍白、出冷汗、眩晕及意识丧失等症状。据统计，被迫弹射跳伞者弹射时发生暂时性意识丧失的约占11%，一般在弹出座舱后即很快清醒。

2. 脊柱损伤

1）损伤特点：表现特点弹射冲击过载对机体最主要的影响是脊柱损伤。最常见的是脊柱压缩性骨折，尤以椎体前缘压缩性骨折为多见，椎体粉碎性骨折较少见。多为单纯性骨折，也可造成椎间盘脱出，一般不造成脊髓损伤。骨折多发部位为脊柱胸腰段，以第12胸椎和第1腰椎发生率最高。

脊柱在承受负荷时，先是椎间盘变平并向侧面突出；再继续加压时，最先受到损伤的是椎体的终板，然后椎体本身发生压缩性骨折。终板骨折损伤是可逆性的。但终板破裂有时难以发现，所以人体对弹射过载的最大耐限一般以椎体骨折或椎间盘脱出为指标。脊柱骨折可以累及两个以上脊椎骨（即多骨折）。通常发生于不相邻的椎体。但是多骨折并不一定表示损伤的严重性，有时多骨折比一个椎体骨折的损伤还要轻，因为能量系由几个椎体分别吸收。

2）致伤机制

（1）人体脊柱结构特点：人体脊柱前部由椎体、椎间盘和前、后纵韧带组成，作用是吸收压力、传递重力、减轻负荷，椎体主要成分为松质骨，易被压缩；后部由椎弓、椎间关节及韧带组成，起着稳定椎体及承受部分负荷的作用。脊柱前部约传递80%的能量，后部约20%。身体处于正常姿势时，相邻椎体面互相平行，沿脊柱方向的作用力均匀分布于椎体，所以能承受较大的负荷。如果脊柱前屈则重力集中于脊柱前部，易造成椎体前部压缩性骨折。向后伸展时脊柱后部负荷增加，由于有关节面和韧带支撑，能承受较大的负荷。尸体实验也表明，造成脊柱骨折的过载值在脊柱反张时为18.6G，而直立位时为11.6G，弯曲时为9G。但过度伸展，超过脊柱弹性限度，仍可发生骨折。

（2）弹射推力线与头胸重心不一致：由于弹射推力线与脊柱轴向形成一定夹角，同时头胸重心位于脊柱前面，弹射时产生向前移位的分力和转动力矩，致使脊柱容易向前弯曲，这是造成脊柱骨折最通常的原因。由于T12和L1是连接向后突的胸段和向前突的腰段脊椎的交界部位，具有较大的活动性，故在弹射时最容易受躯干弯曲的影响而遭到损伤。

（3）超调效应：除脊柱弯曲使耐限降低而发生骨折外，超调现象的发生也可引起脊柱骨折。超调是指人体实际受到的过载值超过座椅过载值的现象。究其原因：①在人的脊柱和座椅之间存在着软组织和椅垫，这些中间物质具有压缩性和膨胀性。在向上弹射时，座椅向上移动，起初这些物质被压缩，人的脊柱并不马上移动；随后被压缩的物质回弹，当回弹力与弹射加速度合并作用于人脊柱时，人体所受到的加速度过载及其增长率超过座椅。椅垫弹性越大，这种特殊的动态反应也越大。②共振作用人体是低阻尼的弹性系统，各组织器官都有自己的固有频率。当外力振动波含有与人体某一组织器官（如脊柱）的固有频率相一致或接近的频率成分时，就会引起该组织器官的共振，使位移量增大。一般过载增长率超过200G/s时，脊柱共振现象就可发生。③冲击性$+G_z$与持续性$+G_z$叠加作用。

在上述机制中，弯曲应变（即躯干前屈）尤为重要，是造成脊柱骨折最通常的原因。

3）影响脊柱骨折的因素：凡对过载性质和人体姿势有影响的因素，均能影响弹射脊柱伤的发生。

（1）过载方面因素：过载值越大，越容易发生骨折。过载值一定时，过载增长率越大，脊柱损伤概率越高。

过载作用时间对脊柱耐限影响很大。理论上，过载值一定时，如果作用时间越短，身体结构的位移量就越小（过载谱也可能发生变化），就可能避免身体结构中薄弱环节的损伤而提高对过载的耐力。

（2）弹射姿势因素：弹射前飞行员保持正确的弹射姿势，可使脊柱保持自然的弯曲度，或脊柱胸段略向后伸展，这时脊柱能承受较大的过载。不正确的（弯曲位）弹射姿势会使脊柱损伤率显著增高。

（3）复杂飞行状态弹射因素：弹射时飞机一般处于俯冲、螺旋、滚转、倒飞等复杂状态，如在俯冲改出时弹射，可使过载值增加，引起脊柱骨折，弹出后也容易与飞机的垂直尾翼相撞。在飞机处于螺旋、滚转和倒飞情况下，飞行员的背部和臀部往往离开座椅，只有固定带起着固定作用。倒飞时，即使固定带拉得很紧，仍会发生臀部与座椅的分离。在低速螺旋时，飞机旋转所产生的加速度把飞行员推向固定带，如果固定带的着力点很低，就会引起脊柱的大幅度前屈，若此时弹射极易引起脊柱骨折。

（4）其他因素：在实际弹射中还有环境温度、弹射者的体重、座椅、肩带和坐垫在设计上不符合生理卫生学要求等因素的影响，以及不同年龄人的脊柱耐力不同的影响。由于坐高与座舱、座椅的高度不相适应，有些坐高较高的飞行员驾驶时，只好臀部前移、上身弯曲，造成非常不利的弹射姿势，极易造成飞行员脊柱发生骨折。

3. 头颈及肢体损伤 向上弹射，当弹射过载值接近20G时，头部在向下移位的同时还向前倾斜，离开座椅的头靠，特别是飞行员戴头盔或氧气面罩弹射时，头部更容易发生向前倾斜，往往会引起颈部扭伤。因而在弹射之前头部必须用力紧靠头靠，保持正直位置，头盔应该加以固定。

机体的四肢活动性较大，弹射时容易发生移位，如果姿势不正确或固定得不好，则很容易引起碰撞伤。例如，弹射时手未握紧弹射拉环手柄，两臂未贴紧躯干，两肘外张，或单手操作弹射拉环，在弹射离机时，手臂有可能与狭窄的座舱边缘碰撞而发生损伤。下肢伤则主要是由于两脚未紧蹬脚蹬，两腿向外张开，甚至不收腿即进行弹射，离机时就可能造成碰伤。

固定安全带的两肩和髋关节地方，是人体承受向下弹射作用力的部位，如果固定得不好，弹射时的冲击力分布不均就可能改变姿势，引起损伤。

4. 内脏损伤 弹射时内脏的损伤虽不多见，但也偶有发生。在冲击力的作用下，由于各类组织对力的传导速度不同（骨骼快于内脏），就不可避免地会引起内脏与骨骼间、内脏与内脏间的相互牵拉、挤压与碰撞。根据力的性质及各类器官对力的动态响应不同，可造成不同类型的损伤。重者可发生组织器官破裂、出血。弹射时垂直方向的冲击力和横向的高速气流吹袭同时作用，可产生很大的合力，这一合力作用于心脏轴向位置，使主动脉基部后面左房室瓣上方受到的张力最大，可引起心脏出血及撕裂。

（二）高速气流吹袭及损伤

在飞行中，飞行员利用敞开式弹射座椅应急向上弹射离机的瞬间，其面部、胸部、上肢、腰部和下肢将依次受到强大的迎面气流的冲击作用，这种作用是飞行员与空气相对运动的结果。其在弹射击发后几十毫秒内迅速作用于人体，在人-椅露出座舱到离开飞机（历时0.07～0.14s）这段时间内作用最强。随着人-椅运动的减慢，其作用很快减弱。高速气流不但能吹落防护装备，而且还能引起人体损伤，其严重程度取决于速压。

1．软组织及内脏损伤 这由气流速压的直接冲击作用所致。在风洞模拟实验中观察到，当气流速度为160km/h时，可见到面部、颈部和耳部皮肤的颤动，随着气流速度的增加，颜面组织发生变形；当速度为520km/h时，颜面皮肤形成波状皱纹，并从嘴角、眼角、下颌迅速扩散到耳部，颜面显著变形，脸的横径变大；当气流速度为850km/h时，除上述情况加重外，中心血管产生的高压波可以传到周围血管，在面颊部、眼睑及眼结膜等部位可出现点状出血；当气流速度为1000～1200km/h时，面部可发生广泛的皮下出血和软组织撕裂伤（如眼角、嘴角）。若强大的气流从口鼻冲入，甚至可造成肺及胃的损伤。当胸部和腹部受到气流冲击时，腹部被挤压，腹内压升高，血液被挤压并沿上腔静脉涌入头部，使头部血管内压突然升高，可能引起脑血管破裂而致脑部损伤。由于胸腹部受压，当速度较低时，会有压迫感，当速度很高（标准表速＞1200km/h）时，在无防护下可能会引起内脏伤和肋骨骨折。

2．四肢甩打伤 当高速气流吹袭时，人体活动性较大的肢体各部位，因重量、形状不同，受速压作用产生的阻力不均而发生相对运动造成的损伤，称为甩打伤或扑打伤。损伤类型主要是四肢的长骨骨折、关节脱臼、耻骨分裂、肌肉、韧带、肌腱撕裂和扭伤、神经损伤。大多数重度上肢伤累及肘部和肩部近端，主要原因是肘部和肩部过度外展。下肢甩打伤主要是足和小腿的外旋所致。

上肢骨折，往往影响弹射后的操作，如不能操纵各种控制器、难以爬上救生船等。甩打伤大部分是重伤，60%需送入医院治疗或造成死亡。

除上述影响外，高速气流还可把飞行员的装具（如供氧面罩、保护头盔、手套、靴子）吹掉，或把救生伞提前吹开，以致造成缺氧、冻伤或其他严重事故。吹掉的装具、导管等有时还可撞击人体，造成损伤。

（三）气动力减速过载及损伤

人-椅系统在脱离飞机的瞬间，由于受到迎面气流速压的作用，产生很大的阻力，向前运动的速度突然减慢，使座椅上的飞行员受到从背到胸方向的过载作用，这种过载称为气动力减速过载。

气动力减速过载对人体的影响取决于过载值、过载增长率、作用时间、作用方向以及人体的固定情况等。目前飞机弹射后的减速过载一般不会引起损伤。但是，若人体固定不好，由于座椅的阻力大于人体的阻力，在减速过载作用时，身体向前冲撞，轻者造成与安全带接触的部位疼痛或皮下出血，重者可能引起头颈部和四肢的扭伤或脱臼，甚至造成脊柱损伤及内脏撕裂、腹腔出血和回肠外伤性穿孔等。

（四）弹射出舱后快速旋转及损伤

从弹射离机后到降落伞张开之前，人-椅系统或人体可能发生各种旋转并对人体和救生装备产生影响。外力矩的作用是产生旋转的根本原因。人-椅系统或人体旋转的角速度，与弹射力矩、座椅结构（形状、大小、重量）、飞行员身长及体重、飞机的速度和飞行高度等因素有关，与飞行高度和飞行速度关系更密切。高度越高，空气越稀薄，其阻力也越小，只要作用力稍不平衡就极易引起快速旋转。火箭弹射座椅人-椅离机后0.47～0.55s，由于射出了稳定伞，以及弹射时座椅偏心距对作用于人-椅上的气动力矩和弹射筒力矩的抵消作用，旋转速度很小，甚至无旋转。

旋转对人体的影响与损伤，一是角加速度的作用，刺激人的前庭器官，引起自主神经反应，使人眩晕、恶心、呕吐或失去定向能力，过大的角加速度，常可造成人体颅脑弥散性轴索损伤，甚至脑挫伤；二是径向加速度的作用，使血液向惯性力作用的方向转移。惯性力以旋转轴为零点，同时向头、足两端作用（即正、负加速度同时作用于机体），使人体产生类似对正、负加速度作用的生理反应，但又不同于单纯的正、负加速度的影响。

旋转对人体的影响与旋转速率、旋转中心、转轴轴向以及旋转持续时间等因素有关。一般说来，转速越快、时间越长，对人的影响也就越大；反之则小。沿身体*Y*轴的旋转比沿Z轴的旋转影响更大，旋转轴位置通过身体下部较通过身体上部对人的影响要大。旋转中心位于心脏处的旋转可引起血液向身体两端转移，头和下肢末端动、静脉血压升高和充血，直至脑循环停滞引起昏迷。研究表明，转速为160r/min、持续3～10s的这类旋转即可使人丧失意识。在相同的条件下，动物以150～200r/min的转速旋转2min后则发生死亡。旋转轴位于髂嵴连接部位的旋转，头部血液流体静压升高更多，与持续性负加速度类似。人-椅系统沿Z轴的旋转（椅背与伞绳间有一定角度），一般转速不高，但持续时间较长，可达数分钟，能引起定向障碍、视物模糊、恶心以及类似持续性负加速度的症状。

（五）开伞冲击过载及损伤

开伞冲击过载是指在降落伞张开过程中，由于降落速度突然减慢而通过伞的背带系统作用于人体的冲击性过载。其作用时间很短，一般为0.3s左右（0.1～1.0s），过载值通常不超过10G。开伞冲击过载的作用方向比较复杂，主要为头一足方向（$+G_z$）。但实际上由于开伞瞬间人体姿势和背带状态不同，过载作用方向常常是复合性的，即除G_z外，尚有Gy、Gx等成分。

1. 损伤类型　开伞损伤情况复杂，影响因素多。据调查，弹射跳伞开伞损伤率，美国为2%～7.7%，我军为10.6%～13.4%。开伞损伤以软组织的挫伤、扭伤或擦伤居多，占80%。多见于背带系统着力部位，如肩胛、胸腰和会阴部等。还可引起脊椎、肋骨和胸骨骨折，四肢骨折和脱臼，以及内脏损伤等。四肢骨折约占10%，胸骨、肋骨和脊椎骨折约占10%。当开伞时复合有横加速度作用，飞行员头部前倾或后仰，形成扭转力矩，可造成严重的颈椎骨折和脱位，倘若损伤脊髓神经和血管，则可导致高位截瘫或死亡。据调查，我军飞行员开伞损伤中轻伤占76.4%，重伤（骨折）和死亡各占11.8%。

2. 损伤因素

1）开伞姿势不正确：人椅分离后或自由坠落过程中，人体未能保持正确的开伞姿势，如身体偏斜、翻滚、四肢张开等，会造成伞绳抽打、勒拉、钩挂、缠绕，导致骨折、挫伤、扭伤、擦伤等损伤。

2）开伞冲击过载过大：开伞冲击力与损伤程度呈线性关系。开伞冲击过载越大，造成的损伤程度也越严重。离机速度、开伞高度及飞机的飞行状态等对开伞损伤都有一定影响。据对我军160例被迫弹射跳伞者调查，13例轻伤者均发生在离机速度700km/h以下，大多处于飞机平稳飞行状态；而重伤、死亡各2例均发生在700km/h以上，且飞机处于滚转、俯冲、螺旋等复杂状态。在强大的开伞冲击过载作用下，不仅直接造成机械性损伤，还可能使供氧装备或其他防护装备破坏或脱落，造成严重的后果，如缺氧、冻伤等。开伞后如在空中发生旋转，容易引起眩晕及定向障碍，使正确着陆发生困难。

（六）着陆冲击过载及损伤

跳伞者接地时，由于运动速度骤然消失而产生的冲击力，称为着陆冲击过载。其方向为从头到足。平均着陆冲击过载的大小取决于人体着陆速度和缓冲距离，例如在无风情况下，着陆速度一般为6m/s，接地时飞行员的身体重心缓冲位移距离估算为0.3m，则着陆冲击过载为6G。由于着陆冲击过载的大小与着陆速度的平方成正比，与缓冲距离成反比关系。因而，凡是能使着陆速度加大或缓冲距离减小的因素，都能使着陆冲击力增大，反之则减小。

1. 着陆损伤成因 着陆损伤的成因很多，归纳起来，主要与着陆姿势不正确和着陆环境条件不良有关。据报道，着陆姿势不正确造成的损伤占50%以上，着陆环境条件不良所致损伤占40%以上。

着陆姿势不正确多半是由于缺乏经验，技术不熟练或精神紧张，下降时过于兴奋，注意力分散，着陆时感到突然，没有思想准备，而不能保持正确姿势。其次为着陆时遇到意外情况，如气象条件变化，地面风速过大，背风或侧风着陆，难以保持正确姿势，甚至跌倒。不正确的着陆姿势包括两腿未并拢，两脚未同时接地，重心不稳而发生侧倒、前扑、单脚或手、臀部接地等，结果造成扭伤或摔伤。据统计，双脚同时着地时发生损伤的只占3.3%，而单脚着地时的损伤率则为66.6%；前后侧倒时损伤率为42.8%，手脚同时接地的损伤率则为50%；最严重的是臀部接地，几乎百分之百发生损伤，而且伤情严重，其中骨折、脱位的占1/3。着陆场地条件不良也是造成着陆伤的重要原因。降落在枯树、山坡、乱石上，或水泥地、硬土、坚冰上，因为没有缓冲的余地，致使着陆冲击力过大，超过人体的耐受限度，故可引起损伤。据统计，在平原软地上着陆损伤率为15.15%，在硬地上着陆为70%，在山地丛林着陆为10.52%。在有风情况下着陆时，如不及时收伞，伞衣在地面拖拉，也可造成损伤，其发生率为3%。另外，跳伞者的鞋、靴不合适，后跟不平或过高等也可能是着陆致伤的原因之一。在集群跳伞时，准备不充分、组织不良、纪律不严、跳伞时出现意外的复杂情况等，是造成跳伞外伤的重要原因。

着陆冲击的致伤机制可以归结为：

1）冲击力的作用超过组织耐受限度而致伤。

2）在惯性力作用下，引起内脏器官位移、变形和牵拉而致伤。据报道，用X线照相术观察人坐姿着陆时，见肝脏下移4.5cm，同时，心、肺、膈肌的运动与肝脏近似同步。

3）波的作用：动物坐姿冲击实验发现，在冲击力作用下，猴躯干开始被压缩，当达到最大压缩变形时，盆腔部位皮肤表面膨起并向外扩张，平行于脊柱，向头部方向传导。认为这种波是由皮肤、皮下组织产生的表面波和剪切波两者共同作用的结果。波的传递可加重冲击损伤。

2. 着陆损伤类型　着陆损伤最多的部位为下肢，其次为腰背、脊柱及骨盆。据我国空军统计，被迫跳伞着陆伤中，下肢伤占32%，脊柱及腰背伤占28%，上肢及头部伤各占18%。骨关节、韧带扭伤、挫伤较多，其中以踝关节扭伤最多，其次为膝关节扭伤、半月板损伤等。

骨折伤中以腓骨、跟骨骨折居多，其次是跖骨、胫骨骨折。若臀部接地常造成尾骨骨折、脊柱骨折、脱位等。脊柱压缩性骨折多发生在T12～L3，与弹射脊柱伤不易区别。此外，拖拉伤也是常见的损伤。除了冲击力直接作用引起的肢体及脊柱损伤外，由于组织器官在冲击时引起变形、移位和牵拉而造成的损伤也值得注意。相关实验及流行病学统计表明，人体坐姿着陆时，过大的冲击力可造成脑振荡伤、大脑、肝、心脏、肺、脾等充血水肿，甚至破裂出血。跳伞引起的慢性损伤也引起人们的注意。据相关研究报道，跳伞员常有慢性腰骶痛、腿痛和骨质增生，其发生率和程度与跳伞次数成正比。其机制可能是椎间盘、椎体、脊柱韧带及关节经反复多次冲击的“轻微”损伤引起的营养不良性退行性变所致。此外，伞兵、跳伞员常有血尿发生。动物实验证实，多次冲击后可致红细胞膜结构改变，使血红蛋白逸出，当肾小球滤出的游离血红蛋白量超过肾小管的重吸收能力时，就出现阵发性血红蛋白尿。

四、弹射跳伞训练与医学保障

飞行员被迫跳伞多为不可预计的突发事件，由于事情发生紧急、情况复杂，给飞行人员正确处置安全逃生带来了困难，为了确保飞行人员在紧急情况下被迫跳伞安全，平时进行弹射救生训练是非常必要的。常规的弹射救生训练主要包括地面弹射离机模拟训练、地面模拟跳伞训练、高空及海上跳伞训练等。

（一）弹射离机模拟训练及医学保障

地面弹射离机模拟训练可在弹射模拟器上进行。通过训练可使飞行人员体验弹射冲击过载的影响，熟练掌握弹射操作程序及正确的姿势，训练准确把握弹射时机的能力，从而增强信心，减少真实弹射时的身体损伤。实践表明，地面弹射训练不仅可以消除过度紧张情绪，而且可使弹射动作时间显著缩短，这对争取时间离机是非常重要的。

开展弹射离机模拟训练时，医护人员需配合组训部门制订具体的训练计划，做好训练全过程的医学保障工作。

1. 训练准备阶段 参与制订训练计划，向飞行人员进行有关的航空医学教育，讲解弹射训练的目的及注意事项等。凡参加弹射者均应进行体检，一般来说，凡体检结论飞行合格者均可参加弹射训练。但有下列情况之一者，应禁止参加。

1）有心脏和神经系统等疾病。

2）四肢骨折治愈后1年以内。

3）脊柱骨折治愈后2年以内。

4）脊柱疾病治愈后1年以内。

5）精神过度紧张。

6）血压持续超过140mmHg、心率持续超过120次/分钟。

7）女性在月经期、妊娠期和分娩后6个月以内。

8）主诉身体严重不适。

2. 训练实施阶段 严密组织，严格纪律，指挥有序，确保安全。组训者训练前测量受训者血压、心率、脉搏等生理指标，检查受训者安全带固定情况，提示其保持正确的弹射姿势，重点观察弹射者的弹射动作、发力情况及精神状态，如有面色苍白、出冷汗、动作失调、呼吸和脉搏增快等精神过度紧张者，应建议暂缓弹射。正确的弹射姿势与动作要领为：臀部后移，两脚收紧，背部和臀部紧靠在椅背上，头部紧靠在头靠上，全身肌肉紧张，屏住呼吸。做到“四紧”“三直”：两脚收回腿夹紧，臀部后移背贴紧，颈部挺住头靠紧，双手拉环臂夹紧，头、身、两腿要正直。

训练结束后再次监测受训者血压、心率、脉搏等生理指标。如遇指标异常或受训者主诉身体不适，应立即让其原地休息，必要时现场进行医疗急救干预。

3. 训练评定 弹射训练中，受训者如能熟练掌握动作要领，果断迅速启动弹射中央拉环，并能够始终保持正确弹射姿势，成绩评定为优秀。其余等级评定标准如表9-2中所描述。

表9-2 弹射离机模拟训练成绩评定等级标准

等级	标准
优秀	掌握座椅弹射机构操纵使用方法，熟练掌握动作要领，始终保持正确弹射姿势
良好	熟悉座椅弹射机构操纵使用方法，掌握动作要领，较好保持正确弹射姿势
合格	了解座椅弹射机构操纵使用方法，基本掌握动作要领，基本保持正确弹射姿势
不合格	不了解座椅弹射机构操纵使用方法，或未掌握动作要领，或不能保持正确弹射姿势

（二）跳伞训练

跳伞训练是防止外伤的重要手段。训练的目的是消除初次跳伞的紧张情绪，熟练掌握正确的着陆姿势，体验着陆的冲击力。此外，加强地面跳台着陆训练，锻炼跳伞者承受着陆冲击力的适应能力，也很必要。除了一般跳伞训练外，根据实际情况，必要时还需要专门组织特殊的跳伞训练，如夜间跳伞训练，高空、高原或复杂地形的跳伞训练，海上或水上跳伞训练等。特别是海（水）上跳伞时，着水前的操作动作较多，要求飞行人员必须熟练地掌握着水前后的各项操作动作，准确地掌握脱伞时机，学会入水屏气和水中脱伞的方法，以及正确使用海上救生物品的方法等。

通常跳伞训练的组织实施分为跳伞预先准备、直接准备、实施、讲评四个阶段。

1．跳伞训练动作要领

1）离机动作要领：飞行员的跳伞训练，通常是在运输机上进行的。跳伞员跳离飞机至降落伞张开，为离机阶段。离机动作看似简单，真正跳好并不容易。在上机舱前要在地面将离机动作分解成摆准备姿势、舱内行进、跟腿、起跳跟腿、综合练习五个步骤，由浅入深、循序渐进地训练。跳伞前正确的姿势是：头正，两眼注视机门，上提前倾约45º，两腿自然弯曲，大、小腿间的夹角约110º；右手腕压住备份伞手拉环，左手抱住备份伞左下角，两大臂夹紧。可把离机准备动作归纳为“放”“占”“掖”“推”“摆”五个字记忆。

2）跳伞后的空中动作要领：从降落伞展开至离地面100m为降落阶段。开伞后的空中动作和操纵降落伞是该阶段的复杂工作程序，跳伞人员不掌握这些程序和动作要领，就很难保证跳伞安全，因此，必须重视和加强这一阶段的训练，使跳伞人员熟记这一阶段的工作程序，正确操纵降落伞，准确降落到预定的着陆地点。

空中动作为：离机后先默数秒，数5个数为1s，5s内不准打开备份伞；然后，检查开伞情况，观察四周；转向“T”字布降落；同时，拉开间隔距离，防止空中相撞；调整座带；转向顺风。

降落伞的操纵包括：转向；加、减速；侧滑；增大垂直下降速度；交叉操纵带；双伞的操纵；单个备份伞的操纵。此外，还应进行特殊情况的处置等必要的训练。

3）着陆动作要领：从距地面100m高度至接地为着陆阶段。正确的陆姿势是合理承受着陆冲击力的关键。动作要领是两手上伸，抓握住两边操纵带，头端正，目视前方，上体正直，下体成半坐姿势。两腿稍弯，两膝、踝和脚内侧并紧，脚掌与接触面平行，即“三紧一平”。两腿前伸的角度与地面风速要相适应，使身体重心运动轨迹通过脚心，保持惯性落地，身体要有缓冲，落地时不前冲后仰或侧倒。

2．跳伞训练医学保障　跳伞训练面临的医学问题主要有精神紧张、突发外伤及疲劳。

高度的精神紧张特别是在上飞机后和跳伞之前表现最为明显，并且越接近跳伞的时刻，精神越紧张。上述反应常常是造成跳伞事故的原因之一。一般认为，随着跳伞训练次数增多或经常观看别人跳伞（特别是成功的跳伞），上述反应会逐渐减轻。也就是说，越了解跳伞是安全的，越相信自己的能力，跳伞技术越熟练，紧张情绪就会减轻，也就能更好地调控自己，完成任务的信心就大，跳伞就越安全。

跳伞外伤通常分空中伤和着陆伤两类，一般以着陆伤为多。着陆伤又以下肢伤为多见，脊柱伤次之，上肢和头部伤较少。外伤的程度，轻者为擦伤、扭伤，重者为骨折。

跳伞训练是一项较重的体力负荷，加之精神紧张，体力消耗很大，许多训练者在完成跳伞训练后都有不同程度的疲劳感。

根据上述情况，组训者及医护人员的保障重点应放在消除思想顾虑、舒缓情绪、预防外伤和合理安排休息等方面。具体工作如下：

1）训练前充分进行思想教育，向受训者讲述跳伞训练的目的意义、训练中可能出现的突发状况及预防外伤的措施。疏导受训者紧张焦虑情绪，鼓励其顺利完成跳伞训练，增强自信心。

2）训练前受训者应进行体格检查，凡有下列情况之一者，均应禁止或暂缓跳伞训练。

（1）四肢骨折治愈后1年以内。

（2）脊柱骨折治愈后2年以内。

（3）脊柱疾病治愈后1年以内。

（4）精神过度紧张。

（5）血压持续超过140mmHg。

（6）心率持续超过120次/分钟。

（7）女性在月经期、妊娠期和分娩后6个月以内。

（8）主诉身体严重不适。

3）组织受训者充分进行身体热身，进行地面跳伞动作练习，特别是着陆动作的练习。

4）检查跳伞人员着装，特别是跳伞靴是否合适，缠“8”字绷带或戴护踝，按要求调整背带松紧。

5）医护人员准备并检查急救用的药品和器材。

6）合理指导跳伞训练人员的营养与休息，密切关注受训人员的身体状态。

（李法林　卜伟平）

第四节　长航时卫勤保障

一、长航时飞行的概念

随着航空武器装备的发展，空中加油技术的不断成熟，有人驾驶飞机的留空时间逐渐延长。目前中外对“长航时飞行”有不同认识，中俄空军将飞行时间超过4h确定为长航时飞行，美国空军定为6h以上。有关长航时飞行曾经被表达为“远程飞行”，本质上都是以续航时间超过4h作为典型特点。

二、影响飞行员长航时飞行作业能力的主要因素

长航时飞行时，飞行员较长时间处于持续紧张的作业状态和狭小座舱环境之中，容易导致飞行耐力下降和作业能力降低，会对飞行安全产生一定影响。这个问题在歼击机上尤为突出。

（一）飞行任务因素

1. 飞行时间 飞行时间因素有两层含义。一方面是指持续留空执行飞行任务的飞行时长，另一方面是指飞行任务的时刻安排或接续任务的间隔时间。一般来说，持续飞行时间越长对飞行员身心功能的影响越明显。夜间或跨昼夜飞行以及突发的紧急任务，对飞行员的身心功能影响明显大于日间飞行与常规任务飞行；重复执行长航时飞行任务的间隔时间较短，也可能导致疲劳累积，影响飞行作业能力。值得注意的是，近年来，外军在探索实施飞机热加油技术，也就是在飞机发动机不停的情况下地面加油，做简单维护后使战机再次起飞。飞机具备热加油功能可有效提升出动时间，提高军机二次作战效能，对占有出行先机具有非常重要意义。但这种保障模式也意味着飞行员在落地加油期间不下机，并很快进入二次作战任务，对人体的影响不亚于持续留空的长航时飞行。

2. 任务性质 长航时飞行空域特点、航线气象条件以及任务背景、复杂程度等，对飞行员身心功能的影响存在一定差别。在陌生空域完成任务难度较大的飞行任务，以及复杂气象条件与战斗任务时，飞行员的心理压力更大。

3. 机种特点 不同机种之间航空环境、任务特点、机上条件差别较大，对飞行员的身心功能影响也有所不同。一般来说，歼击机机动飞行多、载荷大、座舱狭小，飞行员执行相同时长的飞行任务，较之轰炸机、运输机飞行员的身心负荷更大。

（二）航空环境因素

1. 座舱设备 目前新机座舱平显、下显内容复杂、信息量大，长时间飞行增加认知负荷；座舱照明及显示器的亮度、色度、散射光和对比度等影响飞行员仪表认读，易发生视觉疲劳；座椅及背带舒适性欠佳，长时间飞行易产生颈腰部疼痛，影响作业能力。

2. 加速度环境 对于歼击飞行员而言，持续反复高过载容易引起飞行员脑部供血不足，影响视觉功能和认知能力；飞行员连续做抗荷动作，体力消耗大，肌肉易疲劳；飞行员个体防护装备也会造成身体不适，增加身心负荷。

3. 噪声和振动 长时间处于噪声环境会影响听觉，干扰注意力，诱发不良情绪，降低作业效率；持续的横向和纵向振动作用于人体，会引起骨骼肌肉、心血管和胃肠道不适，影响飞行操纵；受噪声和振动影响，即使具备条件，也难以入睡和充分休息。

4. 座舱压力 长时间较低的座舱压力环境可引起飞行员胃肠胀气、消化功能不良、腹痛等，食用产气性食物或餐后休息时间过短容易发生高空胃肠胀气。高空胃肠胀气压迫

膈肌使之升高，通过机械性作用和神经反射性影响，使呼吸循环功能降低，甚至出现自主神经功能失调，进而诱发和加重疲劳。

5. 温度环境 飞机座舱较冷或较热时均对飞行员的工作效率产生不良影响。长时间冷环境中，外周血管收缩，手部皮肤温度降低，手指动作灵巧性降低；长时间热环境中，出汗增多，心血管系统的紧张性下降，主观不适感增加，心情烦躁，易疲劳。

6. 个体防护装具 歼击机飞行员飞行时，身着抗荷服，持续佩戴保护头盔和供氧面罩，如有超高空飞行，还可能穿着高空代偿服，如在海域飞行，还可能需要穿着抗浸防寒服。全套个体防护装具对飞行员而言是一个外在的负荷，如舒适度不足，会加快飞行疲劳的产生，影响作业能力，特别是长航时飞行耐力。吴明磊等对飞行员佩戴头盔状态模拟飞行8h试验表明，头盔重量以及任务负荷等对飞行耐受能力有重大影响，头盔增重、任务负荷增加，加快了闷热和压痛的生成。刁泽坤等对某机型配套的空中排尿装置的舒适性进行调查发现，排尿装置的舒适性和操作便捷性还有待提高，以减少或消除因排尿装置对飞行员执行长航时飞行任务时的不良影响。

（三）个体差异因素

1. 生理因素 飞行员的生理因素主要包括健康状况、体质体能状况，以及年龄等基本要素。一般来说，身体健康、体质体能和飞行技能良好的飞行员，长航时飞行耐力会更好。

2. 心理因素 飞行员的心理因素主要包括意志品质、性格特点、行为能力及人际关系等。一般来说，意志坚定、性格开朗、情绪稳定、人际关系良好，以及家庭、机组关系和谐的飞行员，长航时飞行中的心理状态更好，心理调节能力更强。

3. 准备情况 包括任务前飞行员的饮食、睡眠等情况。一般来说，飞行员保持良好的个人卫生习惯、合理饮食、充足睡眠及充分做好任务准备，有助于提高长航时飞行耐力。

三、长航时飞行航空卫生保障主要问题

（一）飞行疲劳

长航时飞行的前2～3h，自主神经功能以交感神经调节占优，机体表现为比较兴奋的状态。之后，副交感神经兴奋性逐渐增强，机体逐步转为抑制状态。主要表现为注意力分配和转移能力下降，各种感觉变得迟钝；视觉灵敏度降低，观察仪表容易出错。同时，夜间视力下降，着陆过程中目测误差增大；抗荷及态势感知能力下降，如果驾驶动作粗猛，有时甚至会诱发短暂的“灰视”“黑视”或飞行错觉。

（二）肌肉关节疼痛不适

因机体长时间处于固定工作姿势，以及穿着个体防护装备，血液循环受到影响，局部

肌群静态紧张，机体会出现不同程度的疼痛感。一般来说，疼痛感首先出现在腰臀部。之后，逐渐扩散到背部、颈部、肩部乃至全身。歼击机飞行员因为佩戴头盔、过载机动、活动受限等因素影响，颈腰部疼痛不适更明显、出现时间更早。郭华等调查发现，飞行人员飞行2～3h会出现颈肩腰背痛的症状。谭国栋等对长期执行长航时飞行任务的某运输机部队飞行人员的腰腿痛发病情况调查发现，受访768名飞行人员腰腿痛患病率为30.7%，且患病率与飞行总时间密切相关。

（三）心理负荷重

长航时飞行中，持续关注和处理大量仪表信息，加重认知负荷；巡航阶段任务单调、环境刺激少，易导致警觉性和情境意识下降；远海飞行训练时，远离陆地，遇险搜救难度大，会产生寂寞、孤独甚至恐惧感；座舱空间狭小、长时间处于强迫体位，易导致情绪烦躁；上述因素综合作用会引发心理耐受能力降低，加重飞行疲劳。此外，对于歼击机飞行员而言，机上排泄问题在一定程度上也会影响其心理状态。

（四）睡眠节律紊乱

长时间持续飞行或跨时区飞行，会打乱飞行员正常作息规律，造成睡眠节律紊乱。午间和凌晨时段是人体生理节律的低谷期，思睡、困倦现象明显，对飞行员精神状态和认知作业能力的不良影响更加明显。

（五）营养饮食受限

飞行劳动是一项高强度脑力和体力工作。长航时飞行时，飞行人员的能量和营养素消耗增加，飞行人员必须通过补充必要的营养物质维持高效率的工作状态。但受限于飞机座舱空间有限，飞行人员饮食保障和卫生设施条件不会像地面状态正常饮食，飞行人员有时会刻意减少饮水；航空环境因素影响飞行员消化吸收功能，食欲减退；飞行人员通常携带制式远航食品，对于歼击机而言，机上缺少加热条件，食用不够方便，食物可口性也有待改进。目前部分大型飞机采取使用保温饭盒携带空勤灶自制餐食，对于更长时间的飞行任务而言，存在一定的食品卫生安全隐患。

四、长航时飞行航空卫生保障基本措施

（一）日常卫生保障

1. 航空卫生知识宣教　针对长航时飞行的航空医学问题，开展专题卫生教育。内容包括睡眠管理、心理卫生、营养卫生、合理用药，以及飞行疲劳预防恢复等知识，保证飞行员养成良好的卫生习惯和自我防护意识。

2. 针对性营养保障　日常饮食在保证清淡少盐、均衡营养、足量饮水的前提下，增

加饮食中碳水化合物和优质蛋白的摄入比例，增加富含抗氧化物质的新鲜蔬菜水果，减少饱和脂肪酸摄入，为提高长航时飞行适应能力奠定基础。

3. 积极心理训练 针对长航时飞行容易产生的心理问题，开展不良情绪、认知负荷和心理压力调控训练，掌握心理放松技巧和心理能量控制技巧，提升飞行中自我心理调控能力。

4. 专项体能锻炼 根据长航时飞行机种和任务特点，有针对性地开展颈肩、腰背及下肢肌肉力量训练，合理安排有氧耐力及平衡功能训练，提高抗疲劳和抗荷体能储备。

（二）飞行卫生保障

1. 飞行准备阶段

1）制定保障计划：飞行前要制定工作计划，主要包括飞行员身体放飞把关建议，调整作息和保证充分睡眠，合理安排营养膳食，心理调控和专项体能训练，适时组织航空卫生知识教育等。

2）加强身体放飞把关：按规定实施飞行体检，依照国家军用标准《飞行员医学临时停飞标准》严格身体把关。对飞行前夜睡眠不良，飞行信心不足，存在影响操纵的颈、腰、背、四肢疼痛，以及主诉胃肠不适者，应临时停飞。

3）合理安排作息：根据飞行强度及任务安排，调整作息时间，保证充分睡眠。飞行前夜，参训飞行员连续睡眠时间应不少于8h。对于日常睡眠不好的，可采取理疗、心理放松等措施促进睡眠。

4）加强营养卫生管理：根据任务安排，合理调整就餐时间，按规定服用复合维元素。飞行前，膳食应量少质精、易于消化，避免产气、生冷、油腻、辛辣食物，禁止饮酒。加强饮食卫生管理，严格落实食品消毒、留验制度，对上机食品进行卫生检查，确保飞行员空中饮食安全。

5）检查更新急救药材：两人及以上机组异地长时间执行任务时，可配备急救药箱，指定专人管理，医师及时检查更新药材，做好使用培训。

6）必要时的药物干预：在战斗或其他紧急任务条件下，为克服睡眠生物节律紊乱和心理应激等因素对飞行员睡眠质量的干扰，经批准后，可在医师指导下合理使用催眠药物提高睡眠质量。

2. 飞行实施阶段

1）加强个体防护：根据飞行任务性质，飞行员应当及时对机上照明、温度、座椅、肩带、个体防护装具等进行调节，按照规定用氧。

2）合理安排饮食：距离上次用餐时间超过4h，应及时用餐。飞行中，建议使用制式飞行远航食品，也可使用空勤灶新鲜制备食品。目前飞行远航食品的一口一块设计、单手操作的流体和半流体食品，体现了航空人机工效和航空环境的要求。使用远航食品时，两人及以上机组应分组或轮班进餐，单座歼击编队飞行时，长僚机飞行员也要轮班进餐。注意补充水分，视情适量饮用含咖啡因的提神饮品。

3）主动放松休息：条件许可情况下，机组人员可适度活动身体，避免长时间固定体位，视情使用心理放松和心理控制技巧，缓解身心疲劳。

4）必要时的药物干预：使用药物来维持飞行作业能力不是一个新鲜事物。从“二战”期间英军和德军使用甲基苯丙胺到现在兴奋剂（如莫达非尼）用于飞行的问题已得到军方认可。美空军规定：单架次飞行超过8h的飞行任务可以使用兴奋剂。对于短于8h的飞行任务，如果兴奋剂的使用对任务有利，也可额外批准使用。经过多年的研究和实战应用，外军已将催眠药物和兴奋剂的使用作为战时航空卫生保障的一项重要措施。

5）空中个人卫生问题：为确保飞行人员在空中能正常饮食，长航时飞行时空中排尿、排便问题需要加以关注，特别是歼击机飞行员的空中排尿问题。目前常见的几种解决方式包括：①飞机马桶（大飞机适用）；②纸尿裤；③简易尿袋、饮料瓶、尿壶；④专用尿液收集装置等。

3. 飞行后恢复阶段

1）合理安排饮食：飞行任务结束后，应稍事休息再进餐，饮食应细软易消化、食不过量，适量增加新鲜蔬菜和水果。

2）充分睡眠休息：长航时飞行后可适当增加睡眠时间。如后续安排飞行任务时，应确保飞行前夜8h的睡眠，必要时在飞行前补充1～2h的睡眠。

3）综合物理治疗：长航时飞行后可采用水浴、按摩、理疗等物理方法缓解疲劳、恢复体能。

4）心理能力恢复：飞行任务结束后，适时对飞行员进行心理放松训练，评估心理状态，恢复心理能力。

5）积极体育锻炼：长航时飞行后，适量安排体育活动和徒手体操等，主动消除身心疲劳。

6）视情予以药物干预：在医师指导下，飞行员可视情使用抗疲劳、安神助眠类中成药或保健品，改善睡眠质量、促进体能恢复。

（郭　华）

第五节　飞行员营养

一、飞行对生理功能与营养代谢的影响

飞行是由飞行员在缺氧、低压、加速度、噪声、振动、辐射以及不断变化的气候环境等因素影响下完成的特殊劳动，航空环境对人体的影响是多因素综合作用的结果，这些因素作用于人体，不仅影响消化功能，同时对机体的营养代谢也产生一定影响。

（一）飞行对消化功能的影响

1. 缺氧 人在低压舱中上升到高空时，唾液分泌量减少，可持续3～5d，可能与缺氧导致的腺体兴奋性降低有关。在实际飞行中因使用氧气，人体唾液分泌不受影响，但氧气比较干燥，长期吸氧会引起口腔干燥而口渴。

中等程度缺氧时胃液分泌的神经机制受到抑制，因此进食后第一阶段分泌减少；但神经体液分泌机制不受影响，故第二阶段胃液分泌量不变，甚至有代偿性增加；严重缺氧时，两个阶段胃液分泌均减少，即使用组胺等具有刺激性的物质，胃液的分泌也很少。研究表明，缺氧时胃液分泌的抑制程度也和食物种类有关，面包最大，牛奶其次，肉和菜汤最小。对缺氧适应后，胃液分泌的变化就可减轻或消失。中等程度的缺氧对胰腺、胆汁和肠腺的分泌影响不大；严重缺氧时其分泌反应也很复杂，有时表现为分泌抑制，有时则表现为分泌增多，这可能与缺氧时神经对这些消化腺的调控减弱有关。

轻度缺氧时，可出现食欲不振、味觉异常，但食量往往没有大的改变，只是口中乏味，喜欢吃甜或酸的东西。严重缺氧时，食欲严重异常，尤厌油腻，口苦，吃任何东西（包括食盐）都感到是酸的味道。人在飞行中比较容易接受酸甜的饮料、水果或糖果，但吃巧克力会感到发苦。缺氧引起胃排空时间延长，周期性饥饿收缩减退。人在3600～4200m高空飞行时不用吸氧，胃排空时间延长2～2.5倍。

2. 低气压 人体上升到高空后，外界大气压下降，存留在胃肠道内的气体膨胀，引起高空胃肠胀气。腹内气体膨胀，横膈膜上抬，可影响呼吸深度、静脉血回流及淋巴循环。胃肠道内壁有许多机械感受器，因胃肠内气体膨胀而受刺激，轻则引起腹胀和腹痛，重则反射性引起呼吸和循环系统一系列功能障碍，有时表现为脉搏增快、血压轻度上升及呼吸加快，有时表现为脉搏变慢、血压降低、冠状循环血量减少、呼吸变慢、呼吸节律紊乱及过度换气等。胃肠胀气还能反射性引起腹肌紧张，抑制唾液及胆汁分泌。严重胃肠胀气可引起剧烈腹痛、面色苍白、出冷汗、脉搏缓慢、呼吸表浅、血压下降等一系列晕厥前症状。

3. 加速度 动物实验证明，加速度可使唾液腺分泌发生暂时性抑制，加速度G值越大，抑制作用越强，后作用也长。加速度$+3\sim+5G_z$作用30s，人的胃液分泌在30min内受到强烈抑制，但之后又转为分泌增加期。加速度还可影响胃肠运动，使胃停止周期性收缩、排空时间延长。

4. 其他 振动和噪声都能够通过自主神经系统，反射性地抑制胃肠道运动和消化腺分泌。另有研究结果表明，振动和噪声对机体蛋白质代谢、脂肪代谢以及维生素代谢都有一定的影响。连续30d暴露于100dB噪声中（4h/d）的大鼠血糖和皮质酮水平升高，并在噪声暴露停止后持续升高至少14d，同时肝脏中糖原和甘油三酯水平升高、胰岛素分泌减少。振动和噪声可引起一系列消化道症状，如食欲不振、腹胀、腹痛等，还可能由于前庭功能紊乱而出现恶心、呕吐，进一步导致体重减轻、营养不良。

（二）飞行对营养代谢的影响

1. 能量 在中等程度缺氧条件下进行体力活动，由于呼吸、循环代偿反应的额外消耗，氧的消耗量可较平原增加10%～40%。机体对中等缺氧适应后，其活动时的氧耗量就不一定比平原高。急性严重缺氧时，能量代谢发生障碍，体温下降甚至导致机体死亡。加速度可引起骨骼肌反射性紧张和心血管代偿反应，使能量代谢增加。加速度为+5～+6G_z时，氧耗量几乎增加两倍，呼吸熵≥1。代谢过程所产生的氧债，要在加速度作用停止后6～7min才能逐渐偿还。振动作用下能量代谢增高不仅表现在受振动的当时，而且在振动停止后短时间内能量代谢仍然处于增高的状态。飞行活动中环境温度的急剧变化，对航空作业人员的能量代谢也有一定的影响。在18～30℃下代谢率变化比较稳定，低于18℃代谢就开始增加，温度越低，代谢增强越明显；反之，环境温度升高超过30℃，随温度升高能量代谢也有所增高。在高空进行高难度飞行操作时，飞行员经常处于高度精神紧张状态，神经系统亢奋，肌肉紧张度和脏器的活动增强，也可致氧耗量增加。

2. 产能营养素

1）碳水化合物：缺氧时血糖变化比较复杂，与缺氧前的饮食情况和缺氧暴露时间有关。一般认为在急性缺氧初期，由于内分泌系统的应激反应，糖原分解加速，血糖升高；长时间缺氧时由于体内糖原过度消耗而未能及时补充，血糖下降。动物实验表明，加速度引起血糖升高，肝脏、肌肉中糖原含量降低。

2）蛋白质：急性缺氧时，机体易发生负氮平衡，不仅与食欲减退和胃肠功能障碍有关，与应激反应情况下机体蛋白质分解增加也有密切关系。慢性缺氧适应过程中，由于红细胞和血红蛋白增加，某些蛋白质合成代谢加强，可出现正氮平衡。机体对缺氧适应后，氮平衡不再发生改变。加速度也会影响蛋白质代谢，一项采用放射性核素研究证明，在加速度作用下蛋白质分解代谢加强，+2～+10G_z时，脑和肺组织中蛋氨酸代谢增强。

3）脂肪：研究发现，在4000～5000m高空飞行时若不用氧气，尿中可出现酮体。在低压舱内上升到6000m高度停留3h，血和尿中酮体含量明显增加，其中尿酮体含量由0.02～0.05g增加到0.55g以上。当吸入氧气或缺氧适应后逐渐减少，经数小时或1～2d即可恢复正常。在实际飞行后测量飞行员尿酮体的排出量，同样也有升高的现象，当调整膳食组成，供给高糖膳食或摄入大量葡萄糖时，对酮体的产生则有明显的拮抗作用。以上现象可能与缺氧时肝糖原储量不足，引起脂肪代偿性分解增强有关。

飞行中胆汁分泌减少，脂肪消化吸收受影响。缺氧和长时间紧张飞行可引起血中胆固醇水平增加，飞行中尿中17-羟皮质类固醇类化合物排出量也增加。膳食脂肪比例偏高也是造成飞行员高胆固醇血症高发的一个重要原因。

3. 维生素 低压、缺氧、噪声、振动以及精神紧张等因素，可以影响维生素代谢。飞行员在高空停留时尿中维生素B_1、维生素B_2排出量降低，飞行日各种维生素的排出量都比非飞行日低，说明飞行时维生素的消耗量有所增加。俄罗斯科学家对飞行与维生素代谢的关系做了大量研究，发现给受试飞行员补充复合维生素制剂可有效改善这些维生素体内的营养水平。

4. 矿物质 长时间停留在高山或进行高空飞行时，飞行员血中钾含量增高，血和尿中钠含量减少；急性缺氧时，三磷酸腺苷含量减少而三磷酸增多，磷的消耗量增加；严重缺氧情况下还可见血钙水平显著升高。

（三）营养与飞行能力

1. 营养与飞行耐力 研究认为，补充维生素和某些氨基酸复合制剂有助于增强飞行员对上述飞行应激因素的耐受性，进而维护飞行人员的飞行耐力和工作能力。原空军航空医学研究所用复合维生素等组成的强化水（糖8.3%、氯化钠0.5%、氯化钾0.01%、硫酸锌0.01%、泛酸钙0.01%、维生素B_1 0.01%、维生素B_6 0.01%、烟酰胺0.01%、维生素C 0.04%、柠檬酸0.04%和鲜苹果汁11.6%）饲养雄性小鼠2周，置低压舱内暴露于11 000m模拟海拔高度30min，发现存活率及存活时间均显著高于对照组，脑、心和肝组织乳酸含量及乳酸/丙酮酸比值均显著低于对照组，说明饮用含有多种维生素的强化水能提高机体急性缺氧耐受性，改善脑、心和肝组织的能量代谢。人在进入低压舱进行低氧暴露前口服含10种维生素（维生素B_1 20mg、维生素B_2 2mg、烟酰胺10mg、维生素B_6 5mg、叶酸10mg、泛酸钙10mg、维生素B_{12} 15μg、对氨基苯甲酸50mg、维生素PP 50mg和维生素C 100mg）的复合制剂，发现低氧暴露期间的视觉功能、工作能力和主诉不适症状等均较对照组有所改善。

良好的加速度耐力对提高飞行员作业能力起着至关重要的作用。业内专家均不主张飞行前和飞行中进食高蛋白质饮食，认为高蛋白质饮食能降低飞行耐力。但动物实验研究表明，增加饲料中的蛋白质比例有益于提高加速度耐力；在饲料中添加适量绞股蓝，也有助于提高机体对加速度的耐受性。

2. 营养与前庭功能 前庭器官的功能状况对空晕病的发生有重要作用，前庭器官功能稳定性下降时的主要表现是呕吐和眩晕。不少研究认为，前庭功能稳定性与维生素B_6和蛋白质代谢有关系。飞行时蛋白质分解代谢增强可导致氨基酸平衡失调，使生物胺（特别是5-羟色胺）生成增加。脑组织某些特定区域以及小肠上段5-羟色胺浓度增加可引起恶心、呕吐和眩晕等前庭功能稳定性下降的症状和体征。若在飞行中食用富含维生素B_6的食物或维生素B_6制剂，则在某种程度上消除或减轻恶心、呕吐或眩晕等症状，有助于稳定前庭功能。

苏联学者乌达洛夫等发现，给狗注射阿卟吗啡前给予足量维生素B_6（100mg），则呕吐的次数大为减少，提示维生素B_6能够预防因注射阿扑吗啡引起的呕吐中枢兴奋性增高。拉巴耶夫等进一步观察了炎热环境下给飞行员补充复合维生素制剂（维生素A 2mg、维生素B_1 2mg、维生素B_6 10mg、烟酰胺15mg、维生素C 50mg、维生素E 25mg、泛酸钙10mg和维生素B_{12} 12.5μg）连续8d，分析体内维生素营养水平以及对前庭功能的影响（表9-3）。结果提示炎热环境下给飞行员服用复合维生素制剂能改善飞行员体内维生素营养状况，进而稳定前庭功能。苏联有些学者还认为，当航空因素（特别是加速度）作用于飞行员时，加上飞行员精神高度紧张和情绪激动可引起蛋白质代谢增强，氨基酸平衡失调和维生素B_6代谢紊乱，使前庭功能稳定性下降，引起前庭器官的不良反应。服用含有维生素B_6的复合维生素制剂可在某种程度上稳定前庭功能，预防前庭器官不良反应的发生。

表9-3　补充复合维生素制剂对飞行员前庭反应的影响

前庭反应测定	补充前	补充后
反旋转错觉时间（s）	31.40±2.08	22.40±3.40[a]
旋转后眼球震颤延续时间（s）	46.00±1.74	39.40±0.22[a]
眼球震颤频率（次/s）	3.50±0.26	3.60±0.22
眼球震颤振幅（mm）	10.20±1.74	8.60±0.88[a]

注：与补充前比较，[a]$P<0.05$。

3. 营养与飞行认知　研究认为，加速度、低氧、噪声等航空作业环境可影响机体的认知功能。如$+10G_z$/3min暴露可引起大鼠暂时性记忆功能障碍和行为的改变，而$+10G_z$/5min暴露可引起大鼠严重的持续性记忆功能障碍和行为明显改变。80～96dB的噪声暴露30min即可引起人和动物学习记忆功能障碍。低氧也可能对机体的认知功能造成一定的影响，反复低压暴露U2高空侦察机飞行员的认知功能，如推理/计算、记忆、信息处理准确性和一般认知，其功能得分显著低于对照组飞行员。靳雁斌研究发现，持续高$+G_z$暴露引起中枢递质相关的生化营养物质代谢紊乱并影响脑功能，膳食补充多种氨基酸和维生素B_6有改善认知功能的趋势。空军军医大学应用人参皂苷Rd 30mg/kg体重能改善$+G_z$导致的自发性活动能力和学习记忆能力，减少$+G_z$暴露后大鼠脑海马神经元的凋亡。

二、航空作业人员的营养需要与营养标准

（一）飞行员的营养需要

1. 能量

1）飞行员能量消耗：飞行员能量消耗个体差异很大，而且与飞行机种、机型、飞行时间及岗位有一定关系。飞行动作的能量消耗一般属中等强度劳动。我国飞行员航线起落能量消耗率为1.6～2.89kcal/（m^2·min），空域飞行2.1kcal/（m^2·min），飞行员某些训练和日常生活动作能量消耗见表9-4。俄军研究结果显示，飞行员飞行日能量消耗为3300～3500kcal，准备飞行日通常不会超过3200kcal。民航和军用大型飞机飞行时间较长，且多以自动驾驶状态飞行，所以飞行员能量消耗不高。根据我国多年调查研究的结果，歼击机飞行员不飞行日能量消耗为2600～3300kcal，飞行日为2800～3600kcal；轰炸机飞行员不飞行日能量消耗为2300～3400kcal，飞行日为2800～3700kcal；高性能战斗机飞行员飞行日能量消耗为3300～3800kcal。

表9-4 飞行员部分训练和日常生活动作消耗能量

动作名称	消耗能量［kcal/（m^2·min）］	动作名称	消耗能量［kcal/（m^2·min）］
中国飞行员			
航线起落	1.60～2.89	跑步投篮	3.49～4.17
空域飞行	2.10	跳跃投篮	5.4
讲评	1.59～1.79	篮球比赛	4.53
座舱实习	1.87～1.94	柔软体操	2.90
观察飞行	2.07	跑步传球	8.81
填写文件	2.11	跳木马	2.88
球场跑步	3.14～3.92	剧烈跑步	6.62
苏联飞行员			
歼击机飞行	2.53	清洁机关枪	2.51
轰炸机飞行	1.70	检查机械	2.08～2.61
领航员飞行	1.23	通迅员拍报	1.06
射击通信员飞行	1.32	立着休息	1.00
搬降落伞	3.21		
美国飞行员			
地面准备飞行	0.795	交通忙时驾汽车	1.68
正常飞行	0.822	交通不忙时驾汽车	0.68
模拟紧急飞行	1.171	DC-3夜航	0.84
轰炸机战斗飞行	1.54	DC-3平飞	0.89
仪表飞行	1.33	驾驶直升飞机	0.95
睡眠（＞40岁）	0.58	DC-4仪表着落	1.32
睡眠（20～40岁）	0.63	驾驶轻型飞机（气候不佳）	1.42
睡眠（15～20岁）	0.68	DC-3滑行	1.53

2）飞行员能量消耗计算：成人能量消耗主要由三部分组成，最主要的为维持机体基本生命活动（如呼吸、心跳等）的基础代谢能量消耗，占总能量消耗的60%～75%；其次为身体活动能量消耗，占总能量消耗的15%～30%；还有一部分用于人体消化、吸收食物引起的能量消耗，一般按照基础能量代谢的10%计算，称为食物特殊动力能量消耗。

（1）基础代谢能量消耗：一般用公式计算，最常用的为Schofield公式，见公式①。

18～30岁：15.057W＋692.2（男）/14.818W＋486.6（女）

30～60岁：11.472W＋873.1（男）/8.126W＋845.6（女）

① 式中：W为体重（单位：kg）。

由于研究发现该公式计算结果针对中国人群会稍微偏高，中国营养学会建议18～59岁人群，按此公式结果减去5%计算基础代谢能量消耗。例如：一名35岁、体重70kg的男性飞行员，其基础代谢能量为（11.472×70＋873.1）×95%≈1592（kcal）。

（2）运动能量消耗：计算起来非常复杂，需要将身体各种活动（动作）的能量消耗率，乘上活动（动作）时间，多用于科研工作。目前多种智能手机、智能腕表开发出了每日运动能量消耗计算的功能，虽不甚精确，但也可作为每日运动能量消耗的参考。

（3）食物特殊动力能量消耗：一般按照基础能量代谢的10%计算。

将基础代谢能量消耗、身体活动能量消耗、食物特殊动力能量消耗三者相加，即可得到每日能量消耗。

由于能量消耗计算较为复杂，包括世界卫生组织在内的多个国家多采用公式计算法，即以基础代谢能量消耗为基础，乘以身体活动水平（physical activity level，PAL），其中PAL值根据自身运动情况进行估计。不同的国家PAL的分级不同。中国营养学会将中国人群成年人的PAL值划分为低身体活动水平（PAL≤1.69），如休息、静态生活方式、坐位工作者；高强度身体活动水平（PAL≥2.0），如建筑工人、农民、矿工、运动员等。其他属于中等身体活动水平。研究认为，飞行员的PAL值在1.9左右。如上所述的35岁、体重70kg的男性飞行员，通过Schofield公式计算其基础代谢能量消耗为1592kcal，则其一日能量消耗估算为：1592 ×1.9≈3025（kcal）。

2. 产能营养素 国外对飞行膳食中三大产能营养素的产能比有不同主张。前苏联主张高糖膳食，美国主张高蛋白膳食，其主要理由都是防止高空发生反应性低血糖。主张高糖膳食理由如下：①糖分子含氧多，产生相等能量时较脂肪和蛋白质耗氧少；②糖的呼吸熵为1.0，氧化时产生的二氧化碳多，对呼吸有刺激作用，可提高肺泡气中氧分压和血氧饱和度；③在缺氧条件下糖能酵解供能，以应急需；④中枢神经系统对低血糖很敏感，高糖膳食能使体内糖原贮存充足。某些试验也证明高糖膳食具有提高机体高空耐力的作用。美国一些学者则认为现代飞机的供氧保障系统已经很完备，利用高糖膳食提高飞行高空耐力已无实际意义，而高糖膳食可能引起反应性低血糖，不利于飞行安全，因此主张高蛋白膳食。中国学者研究了飞行膳食能量配分研究，结果见表9-5，认为适量增加膳食中蛋白质比例对维持飞行员飞行中血糖水平较为有利。

表9-5 四种能量相近热源质比例不同的试验早餐

餐别	能量（kcal）	蛋白质（%）	碳水化合物（%）	脂肪（%）
高碳水化合物	2557	11.8	81.4	6.8
高蛋白质	2511	46.1	41.8	12.1
高脂肪	2564	12.3	34.5	53.2
平衡膳食	2556	14.5	60.0	25.5

3. 维生素和矿物质 飞行员维生素A消耗量与飞行任务及训练科目有关，作战部队飞行员维生素A消耗量比训练部队大，夜航时消耗量更大，飞行员每日供给的外源性维生素A应不少于1500μgRE。我国军队营养工作者还对飞行员水溶性维生素如维生素B_1、维生素B_2、维生素C营养水平及需要量进行了研究，结果表明，为维持体内维生素的充盈状态，飞行员每日需额外摄入维生素B_1 3mg、维生素B_2 2mg、维生素C 125～148mg。飞行

活动尤其是某些特殊飞行活动如低空飞行、改装飞行等还会增加飞行员维生素B_1、维生素B_2、维生素C的消耗量。炎热气候环境下飞行员维生素消耗量也会增加，假定按每天出汗5000mL计算，飞行员在炎热气候环境下汗液中每天丢失维生素B_1 0.5～1.3mg、维生素B_2 0.55～1.2mg、维生素C 16.5～33.5mg。仅靠膳食中提供的维生素B_1、维生素B_2和维生素C也很难达到以上标准。因此，飞行员需要额外的维生素补充。

膳食调查结果表明，飞行员矿物质摄入量比较充裕，但血清钙、硒低于正常者分别达到86.7%、75%，约30%的受检者镁和锌低于正常值。膳食调配中应注意钙、硒、镁、锌等矿物质的补充及其吸收利用率，尽可能控制或消除各种影响吸收利用的因素。

（二）飞行员的营养标准

1. 飞行员营养素供给量 飞行员现行营养素供给量标准是在多年研究的基础上，随着营养科学的发展和飞行员膳食结构及劳动强度的改变，经过多次修订形成，详见表9-6。

表9-6 飞行员现行营养素供给量标准（GJB 823B—2016）

营养素	单位	供给量	营养素	单位	供给量
能量	MJ	13.0～15.1	硒	μg	60
能量	kcal	3100～3600（女性按照男性的80%～90%供给）	碘	μg	150
蛋白质	g	120	维生素A	μgRAE	1500
钠	mg	3400	维生素D	μg	15
钾	mg	3000	维生素E	mg	30
镁	mg	410	维生素B_1	mg	3.0
钙	mg	800	维生素B_2	mg	3.0
磷	mg	1000	烟酸	mgNE	20
铁	mg	15	维生素B_6	mg	3.0
锌	mg	20	维生素C	mg	150

标准还对膳食营养素的质量作了明确规定：

1）产能营养素占总能量的百分比：蛋白质12%～15%，脂肪20%～30%，碳水化合物55%～65%。

2）每日膳食中摄入的动物性蛋白质应占摄入蛋白质总量的30%～50%。

3）每日饱和脂肪摄入量不应超过总脂肪摄入量的30%，每日反式脂肪酸摄入量不应超过能量摄入量的1%。

4）每日膳食中维生素A的摄入量至少应有1/3来源于动物性食物。

此外，寒区部队冬季（12月、1月、2月）脂肪摄入量所产生的能量上限可达总能量的35%；热区部队夏季（7月、8月、9月）水溶性维生素（维生素B_1、维生素B_2、烟酸、维生素B_6、维生素C）摄入量应增加10%；高原部队能量供应量应在表9-6的基础上增加10%；飞行员每日在表9-6基础上增加1片多维元素片。

2. 飞行员食物定量 飞行员历年食物定量标准见表9-7，现行的食物定量标准（GJB 826C—2022）取消了灶别划分，调整了食物结构，主要变化如下：

1）调高了飞行员粮食类的定量标准，增加了对全谷物供应量的要求，建议采购一定比例的粗、杂粮。

2）降低了动物性食物尤其是畜禽肉类食物的定量标准，细化了瘦肉、牛羊肉、海产品等动物性食物的比例要求。鉴于目前慢性代谢性疾病发生率偏高，要求对飞行员供应的瘦肉应占畜肉90%以上，牛羊肉占畜肉比例不低于30%；因动物脏腑尤其猪肝是维生素A的良好来源，因此建议每周食用动物内脏（动物的肝、肾和心、血等）1次，每次25g左右；深海鱼类多富含长链多不饱和脂肪酸，其中含量较高的EPA和DHA，具有调节血脂、防治动脉粥样硬化等作用，因此，规定飞行员食物定量中海产品占水产的比例不低于30%，深海鱼虾占海产品的比例不低于30%。

3）提高了牛奶、水果的定量标准：奶类富含钙，是优质蛋白质和B族维生素的良好来源，适当增加奶类摄入有利于促进飞行员骨骼健康。水果营养丰富，是维生素、矿物质和膳食纤维的良好来源。

4）提高了植物油的定量标准，但进一步强调了各种植物油应经常调换供应，要求山茶油或橄榄油的供应比例不低于30%。

5）新增了坚果的定量标准：坚果主要指花生、葵花子、南瓜子、西瓜子、杏仁、腰果、榛子、核桃、松子、板栗、白果（银杏）、开心果、夏威夷果等。坚果所含脂肪中不饱和脂肪酸含量较高、同时富含维生素E，补充适量坚果可提高认知功能、预防心血管疾病和记忆功能衰退。

6）取消了蔗糖的定量标准。

表9-7 飞行员的食物定量［g/（人·d）］

序号	食物品种	1990年以前	1990—1999年	2000—2009年	2010—2022年	2023年及以后
1	粮食	550	550	550	500	600
2	猪肉	150	125	100	畜肉200	畜肉180
3	牛（羊）肉	50	50	100		
4	禽肉	100	125	120	140	80
5	脏腑	50	50	50	—	—
6	禽蛋	150	125	100	100	100
7	鱼虾	100（鱼）	125（鱼）	200	240	150
8	海米	—	15	30	—	—
9	牛奶粉	200（鲜）	250（鲜）	30	300（鲜）	350（鲜）

续表

序号	食物品种	1990年以前	1990—1999年	2000—2009年	2010—2022年	2023年及以后
10	黄豆	100（豆制品）	100（豆制品）	100	80（大豆）	80（豆类及其制品）
11	蔗糖	80	80	80	30	—
12	植物油	50	60	80	70	90
13	蔬菜	750	750	750	750	700
14	水果	300	300	300	300	500
15	坚果	—	—	—	—	10
16	黄花菜（干）	—	5	6	干菜类25	—
17	木耳（干）	—	5	6		—
18	蘑菇（干）	—	5	6	15［食用菌（干）］	50（菌藻类）
19	海带（干）	—	—	10		—
20	紫菜（干）	—	—	10		—
21	巧克力	15	15	15	20	20
22	复合维生素	1丸	1丸	1片	1片	1片
23	饮料*	—	10%	10%	10%	5%
24	调料*	250（g）	5%	15%	10%	10%

注：*饮料、调料实行折款供给，为2～20项食物折款总和的百分比。

三、航空作业人员营养保障

（一）日常营养保障

飞行员在不飞行日要注意食物多样化，达到平衡膳食的要求，注意纠正某些飞行员的偏食、挑食等不良习惯。飞行日膳食总的来说应量少质优、易于消化，防止高空胃肠胀气和增强人体对飞行的适应能力。由于缺氧对胃腺分泌功能的影响，飞行前的食物应含有适量刺激胃液分泌的物质如肉汤、菜汤等，以促进飞行中食物的消化吸收与利用。应注意缺氧对味觉的影响，优选酸甜口味的食物。同时，应注意食物新鲜卫生，确保食品安全。

进餐时间应根据季节和飞行任务而定。由于缺氧对胃腺分泌功能的影响，所以要求飞行员在餐后应有一定的休息时间再飞行。如上午飞行，飞行前一餐为早餐，应在起飞前1～1.5h进食；下午飞行，由于午餐食物丰盛，应在飞行前2h进餐；白天飞行超过4h 时，应供应间餐，间餐必须是量少质精、易于消化的食品；夜间飞行时，除调整进餐时间外，一般应供应夜餐。禁止空腹或饱腹飞行，空腹可使飞行耐力下降，飞机着陆事故大多发生在餐后4h之后，可能与低血糖有关。饱腹后消化系统血流增加，使脑血流相对减少，同时摄入过多食物有可能上抬横膈，干扰呼吸，从而影响飞行安全。乙醇可引起中枢神经系统功能障碍，加重高空缺氧症状，危及飞行安全。因此，飞行员工作前一天及工作期间严禁饮酒。

（二）不同飞行条件下的营养保障

1．高空飞行营养保障

1）预防高空胃肠胀气：高空飞行营养保障的重点是预防高空胃肠胀气。具体措施包括：保持胃肠正常功能，飞行前不应有便秘、腹泻和气体排出障碍等情况；高空飞行前一日限制摄入富含植物纤维的食物（如粗杂粮、干豆类、坚果类、韭菜、萝卜、黄豆芽及芹菜等）；禁止饮用产气性饮料（如汽水等碳酸饮料、大量牛奶、啤酒等）；超高空飞行（20 000m以上）前2～3d即应开始吃少渣少纤维膳食。

2）遵守饮食制度：进餐定时定量，饭后应有1h的休息时间再上机飞行，禁止空腹或饱腹飞行。进食速度不宜太快，注意细嚼慢咽，以免吞进过多的空气。

3）饮食清淡：飞行前避免吃低能量的纯糖膳食，含脂肪高的或油煎油炸食物也不宜多吃，以免引起消化不良导致胃肠气体增多。

2．夜间飞行营养保障

1）合理安排餐次：夜间飞行对飞行员的主要影响是视觉紧张和生活作息制度紊乱，因此一定要注意合理安排餐次和重要营养素的补充。由于夜间飞行，作息时间有所调整，三餐时间应做相应调整。夜航超过23点时，应增加夜餐，选择清淡、易于消化吸收的食物，如面条、包子、馄饨等，以半流质为宜，蛋白质含量不宜过多，以免影响睡眠。

2）注意补充维生素A：维生素A对于维持夜间视觉具有重要作用，缺乏者可出现暗适应能力下降，严重者可导致夜盲症和干眼病，影响飞行尤其是夜航飞行的安全。夜航飞行前应作暗适应机能检查，如果飞行员暗适应时间延长，说明维生素A营养状况不良，应每天补充维生素A 1500～3000μgRE。暗适应时间正常者，亦应按规定在夜航前两周及夜间飞行期间加服1片空勤多维元素片。夜航期间膳食宜食用富含维生素A的食物，如猪肝、牛奶、鸡蛋、胡萝卜、红薯、芒果等。

3．高原飞行营养保障

1）高碳水饮食：高碳水饮食指饮食中碳水化合物供能应不低于总能量的60%。研究发现，与蛋白质、脂肪相比，在体内代谢产生相同的能量，碳水化合物消耗的氧气最少，同样提供3700kcal的能量，碳水化合物供能比在63%的情况下，比40%的供能比少消耗氧气27L。这在平原可能看不出差异，但是在高原低氧环境下就显得尤为重要。此外，碳水化合物代谢过程中产生的二氧化碳较多，有助于增加肺通气量，降低低碳酸血症的危险。研究者普遍认为，高碳水化合物饮食可促进高原习服和降低急性高原反应。因此，推荐高原驻训使用高碳水饮食，尤其是入住高原初期的1～2周。除正餐外，可在两餐之间给飞行员提供含糖饮料，如果汁等；间餐补充面包、糖果、饼干等富含碳水化合物的食物。

2）充分补水：高原脱水的原因主要包括以下几个方面：①缺氧引起呼吸急促，肺通气量增加，经呼吸损失的水分增加；②高海拔及寒冷引起排尿增加；③呕吐等高原反应引起的水分丢失；④由于寒冷等原因不愿喝水等。因此，高原环境下，应鼓励飞行员少量多次饮水以补充丢失的水分，并在食谱中增加水分多的食物，如汤、面条、稀饭等，增加水分的摄入量。注意主动喝水，少量多次，不要等到口渴了再喝水。

3）尽可能吃热食：高原低压低氧环境可导致消化液分泌减少、胃肠道蠕动减慢、胃肠道功能下降。因此，可能情况下应保持每餐热食，以防引起胃肠道疾病的发生。

4）食物多样：高原飞行初期时，飞行员受到低压、低氧等因素影响，大多数会出现较为严重的腹胀，一半左右会出现排气，少量人还会出现恶心、腹痛、腹泻等症状。由此导致多数飞行员进驻高原后轻度食欲减退，感觉口味清淡，希望能够增加刺激性食物，如咸、辣、酸、甜口味等，推测与高原低压低氧环境导致消化液分泌减少、胃肠道蠕动减慢等因素有关。因此，高原飞行初期，飞行员应注意减少产气食物，多供给新鲜蔬菜和水果，烹饪可采用适量调味品，提供酸甜饮料等能刺激食欲的食物，确保食物的接受性。高原飞行期间，还应注意增加富含优质蛋白质食物的供给，如牛奶、鸡蛋、鱼、瘦肉、大豆等；飞行员口味偏重，注意控制钠的摄入量；高原低氧环境下机体对脂肪的消化吸收功能减弱，应注意控制富含脂肪食物的摄入量；必要时应进行多种维生素补充，如维生素A、维生素B_1、维生素B_2、烟酸、维生素C、维生素E等。总的来说，飞行员进驻高原，受到低压、低氧等高原特殊环境影响，消化功能降低，饮食应注意荤素搭配、粗细搭配、干稀搭配，采用多样化的烹调方式，增加菜肴的色香味。

5）注意监测体重变化：研究发现，飞行员进驻高原后体重、脂肪、肌肉的绝对重量均下降，且随着驻训时间的延长呈降低趋势，影响飞行员的作业效能。因此，应注意监测体重变化，及时补充营养。

4. 长航时飞行营养保障 长航时飞行，飞行员需在机上进食和饮水，以维持脑体作业能力，保证充沛的工作效率。

1）飞行前加强营养：长航时飞行时，需加强飞行前一餐的营养。食物应量少质精，易于消化，如牛奶、鸡蛋、瘦肉、新鲜蔬菜和主食。此外，由于机舱内湿度低，长途飞行易导致脱水，影响飞行员的认知能力和操作能力，因此，飞行前应注意适量补充水分。

2）飞行中备好餐食：应根据机型、飞行高度等为飞行员提供机上饮食。战斗机机舱空间有限，建议以制式战斗机远航食品为主；运输机、电子侦察机等特种机空间较大，有饮水和食品加热装置，可考虑制式特种机远航食品，也可携带新鲜烹制食品，要求食物能量密度高、口味多样、易消化，包装容器需抗压防漏、使用方便、不妨碍飞行操作与安全。如飞行时间在8h以上，最好备有热餐。远程飞行到达目的地后，应稍事休息再进餐。除特殊情况外，应保证吃上热餐。着陆后的正餐应该营养丰富，以消除疲劳和恢复体力。

3）严防食物中毒：机上携带的临时烹制食品必须新鲜制备，尤其是常温保存的肉制品，需在4h内吃完，严防食物中毒。如飞机上有冷藏设备，则可延长保存时间，但在食用前需重新加热。如机上有正、副驾驶员，两人应先后进餐，以备一人发生食物中毒时另一人可代替。

4）必要时使用抗疲劳营养补充剂：长时间飞行易导致疲劳，可在飞行前准备一些能促进警醒的营养补充剂，如功能饮料、咖啡、薄荷糖等。也可补充维生素强化的营养补充剂，如维生素A、维生素C、维生素E及硒等营养素具有较强的清除自由基的能力，可提高机体抗氧化能力；谷氨酸、烟酰胺分别对噪声、振动产生的不良影响有一定预防作用；维生素B_6有助于稳定前庭功能，预防晕动病的发生。

（杜　鹏）

第六节　核生化洗消防护

核生化洗消是指对染有毒剂、生物战剂、放射性物质的人员、装备、工事等进行消毒、消除沾染、灭菌和卫生处理的总称。通过对受核化学污染袭击的设备、个人进行洗消，以确保战斗人员在核生化条件下生存的能力，在最短的时间内恢复军队受核化学污染而削减的战斗力。大致上通过将污染物的所处形态进行细分，可以分为固体、液体、气溶胶三种。根据污染物的具体污染影响时间可以分为持久性与非持久性污染物。对应不同的核生化污染物，核生化洗消技术的方式和种类有所不同。

一、洗消方式

（一）物理洗消

主要是通过高压冲洗使毒剂浓度降低，一般用于进行其他洗消的初步消毒。

（二）化学洗消

主要是利用与毒剂能发生化学反应的物质，产生无毒或毒性下降的物质，如活性炭洗消。

（三）生物洗消

主要是利用生物技术合成的物质，这种物质可以在分子水平破坏毒剂的分子结构，使之失去毒性。

洗消装备通常可分为适用于个人、小型装备的小型洗消装备和适用于大型装备、大面积污染的地面、空气、水源与动植物等的大型洗消装备。细小的雾状消毒液可以杀死空气中的任何细菌并在落地后杀死地面的细菌。

二、洗消分类

（一）快速洗消

快速洗消并不能完全将污染进行消除，仅被应用在积极状态下人或设备的消毒技术，快速洗消的主要存在方式是皮肤洗消盒，由于方便快捷，所以常常被应用于军队物资配置当中。在使用洗消盒的时候，如果被核毒物或生物武器污染，便立即拆开包装，使用纤维物质清除自身和仪器中的核生化污染物。某些化学药品的毒性高，制毒性快，经验表明，15min内将污染物清除干净，能够达到更好的洗消效果。

（二）完全洗消

快速洗消不能完全消除人员或设备的污染。如彻底清除污染，应采取完全洗消方式进行洗消。完全洗消方式的目的是弥补快速洗消不能完全消除人员或设备的污染缺点，对人或设备等进行核化生污染的彻底清理，以保证人或设备能够完全脱离污染，保证人的生命安全以及设备的正常运行。完全洗消的场所大致分为预洗消、人员（设备）洗消以及洗消后区域。不同区域都有其特定的洗消步骤，以保证人和设备能够完全脱离核污染，从而符合安全的标准。

三、洗消剂

洗消剂是实施核生化毒剂洗消的根本要素，以碱性水解、氧化及氯化为消毒机制的传统洗消剂虽能满足应急洗消的要求，但其存在腐蚀性强、污染大、后勤负担重等问题。随着科技的发展，纳米技术的应用及制备工艺的提高，金属氧化物及氧酸盐、肟类化合物、生物酶等新型洗消剂不断出现（表9-8）。

表9-8 各类洗消剂原理、优势及代表产品

各类洗消剂	原理	优势	代表产品
碱性洗消剂	以碱性消除或碱性水解为消毒机制	消毒效果好	美军碱-醇-胺洗消剂D52
氧化氯化型洗消剂	以氯化、氧化为消毒机制	适用性广	美军M258AI消毒盒
吸附（降解）消毒剂	通过物理吸附而起到消毒机制	无毒无刺激，对温度不敏感	M291皮肤消毒包
金属氧化物和氧酸盐	通过催化毒剂毒物发生氧化、歧化反应或吸附作用起到消毒机制	环境友好	Al_2O_3、TiO_2、CuO
肟类洗消剂	通过与化学毒剂毒物发生取代反应而消毒	效果良好、环境友好	RSDL皮肤消毒包
生物（酶）洗消剂	利用生物（酶）的催化水解作用而破坏毒剂使其失去毒性	广谱、快速、环境友好	美国的All-Clear化学生物洗消泡沫

四、洗消技术

（一）高压、高温、射流洗消技术

高压、高温、射流洗消技术是新一代洗消装备的特征和标志。意大利和德国最先将该技术应用于水基洗消装备。高温是指水温为80℃、蒸汽温度为140～200℃、燃气温度在500℃以上；高压是指工作压力为6～7MPa、燃气流速达到400m/s；射流包括光射流、液体射流和气体射流。运用该技术研制的洗消装备利用高温和高压形成的射流洗消，同时具有物理洗消和化学洗消的双重性能，因而具备省力、省时、节约洗消剂等优点，极大提高洗消效率。

（二）敏感设备洗消技术

敏感设备如计算机、电子仪表、航空电子、航海装备、光学精密仪器、飞机及车辆内部等一般受温度、湿度影响较大，不耐腐蚀，在受核生化沾染的情况下不能采用传统的水基洗消方法。因此，各国纷纷开始研发适用于敏感设备的非水洗消技术，国外研究的非水洗消技术主要包括以下方法：

（1）以高反应流体的等离子体与化学毒剂、生物毒剂以及放射性物质发生作用，实现洗消。

（2）以过氧化氢和二氧化氯等常用的消毒剂加热蒸发为气态，充满放置敏感设备的密闭空间，实现洗消。

（3）以洗消液同核化生战剂发生物理化学反应使得洗消液固化，有毒物质从污染表面进入固态洗消剂中，再将其从敏感设备表面剥离，从而起到洗消的目的。

（三）自适应、自洗消技术

自适应、自洗消技术主要是将洗消剂的主要活性成分嵌入或涂覆在装备表面，实现防护装备的目标，理想状态下，装备表面或材料自身能清除毒剂，不需要洗消人员做任何努力。

（四）自动洗消技术

洗消是一个费时、费力且对人员健康具有一定影响的过程。目前，美国正在积极探索研究洗消机器人发展的可能性，来减少洗消作业所需的人力。洗消机器人最终将取代人员进行洗消作业，通过智能控制，达到精确洗消的目的。

五、洗消设备

（一）小型洗消设备

1. 美国M295单兵消毒装备 它由4副擦拭手套组成。每个手套由内涂聚乙烯膜的非织造聚酯材料构成，该材料含有具净化功能的吸收粉末。在使用过程中，吸收性粉末可以在非织造聚酯材料中自由流动。士兵可迅速使用M295来消除皮肤和装备上的CB污染及毒素污染。

2. 德国DECOFOG便携式高温喷雾式生化洗消器 采用GD-5消毒剂，以汽油为动力，无需外接电源，可单人携带和操作。DECOFOG利用喷气式发动机将消毒剂高度雾化为1～4μm的颗粒，使消毒剂在短时间内扩散到非常细小的缝隙，实现消毒。

3. 美国EasyDECONTM DF-200便携式泡沫洗消器 它的主体结构是一个体积为18.9L的背负式容器，内装洗消液，通过压缩空气和1个附加的喷嘴形成泡沫，射程可达12m，携带方便，是美军一个重要的应急洗消装备。

4. 意大利SANIJET C.XX单兵洗消系统 用于单兵、车辆和建筑等的洗消。框架为不锈钢材质，可以由直升机、卡车等运送。以柴油或煤油为动力。提供90bar（1bar＝1×10^5Pa）高压热水能力达到1020L/h，蒸汽模式可以提供368L/h。单兵即可操作，使用简便。喷枪上部可加挂清洁剂，更换方便快捷。

（二）大型洗消设备

1. 意大利SHELTER CBRN车载移动式高通量洗消方舱 可用于大量人员、车辆或建筑等的洗消。每小时可以完成对360名单兵或30部车辆的洗消作业。具有较高的机动性，展收方便，设施完备。

2. 意大利SKID/NBCR可移动洗消站 是一台大功率可移动洗消站，快速消毒和净化部署设备，能够同时连续为人员、车辆和装备进行洗消，也可以用于消防和地面洗消。在标准化装配后（配置洗消供水泵、排污泵、污水泵、便携式洗消器、洗消喷枪、储水袋、集污袋、地面洗消、野外应急通道帐篷、野外照明设备等20多样随车洗消辅助设备），该拖车功能：人员洗消，60人/h；车辆洗消，15辆/h；设备洗消，当蒸汽在180～200℃时，最多可洗消368L/h；地面洗消，10～20m^2/h；消防，送水高度20m。

3. 德国JET21洗消喷射系统 是大型车辆编队洗消用系统，可同时用于人员、战地设备和敏感材料等的洗消。采用运输机起重机架，可以让最大的野战车辆在其下方通过。这种液压式的起重机架靠运输机提供动力和支持，在车辆后部控制室内的操作员控制洗消程序，根据需要的温度和压力，通过向下或横向喷嘴喷洒洗消剂。

4. 美国联勤可运输洗消系统（JSTDS） 由洗消剂、涂敷模块和附件（包括淋浴设备）组成，仅重560磅（1磅＝0.45kg），用于洗消战斗车辆、人员配备的武器、飞行器、船表面和有限的设备和地形。该系统可将污染战剂浓度降低到可检测水平以下；不需要专用的车辆和（或）拖车；能使用洗消剂和热的肥皂水；使用对人无害的、对环境安全的洗消剂。两个人可以在15min内完成该设备的设置。

六、发展趋势

洗消装备技术的发展中，重视新材料、新技术的研究与应用，未来发展趋势是对各种毒剂、生物战剂能够无选择、清洁地快速反应消毒。消毒剂要求对目标无明显破坏，对环境安全无威胁，而且储存稳定，后勤负担小。因此，发展高效、广谱、绿色洗消剂及多功能一体化、高机动性的洗消装备是满足未来后勤保障需求的必然要求。

（陈 健）

第二篇 国家全科住院医师规范化培训结业考核培训

第十章 体格检查及评分标准

体格检查是国家全科结业技能考核“OSCE三站式考核”中“全科接诊”的重要组成部分，考生在病史采集之后进行，内容由考官制订，通常是与病史采集疾病相关的体格检查。以下为住院医师规范化培训细则中要求掌握的体格检查。

第一节 头部检查

头颈部检查

头部检查及评分标准见表10-1。

表10-1 头、眼、耳、鼻、口检查及评分标准

项目	内容及评分标准	项目分
准备	着装整洁、穿好工作服，戴口罩、帽子、洗手，准备检查用品	2
	向患者介绍自己及将要进行的检查，取得合作	4
	协助患者取坐位或者仰卧位，正确暴露检查部位，环境温暖、明亮，拉上屏风保护患者隐私	2
	站在患者右侧	2
头部检查	观察头部外形、头发分布，触诊头颅有无压痛和异常隆起	4
	观察双眼及眉毛外形，眼睑结膜、球结膜是否充血，巩膜是否黄染，眼球的运动（H型6个方向），瞳孔大小是否对称，直接及间接对光反射是否正常	4
	耳朵外形、外耳道有无分泌物、乳突有无压痛，双耳听力是否正常	4
	观察鼻子形状，鼻中隔有无偏曲、鼻腔有无脓性分泌物、鼻窦有无压痛	4
	观察口唇外形，口角有无歪斜，唇色及口腔黏膜颜色是否红润、有无口腔溃疡、斑疹等，牙齿、牙龈、伸舌是否均正常，扁桃体、腮腺有无肿大	4
注意事项	操作轻柔、注意患者感受；操作过程中无过多改变患者体位，造成过多不适	5
	操作完毕后复原患者衣物、被褥，告知患者检查结果	5

（曹艳杰　朱子青）

第二节 颈部检查

颈部检查及评分标准见表10-2。

表 10-2　颈部检查及评分标准

项目	内容及评分标准	项目分
准备	着装整洁、穿好工作服，戴口罩、帽子、洗手，准备检查用品	5
	向患者介绍自己及将要进行的检查，取得合作	4
	协助患者取坐位或者仰卧位，正确暴露检查部位，环境温暖、明亮，拉上屏风保护患者隐私	5
	站在患者右侧	4
颈部检查	观察颈部外形和皮肤	5
	颈静脉充盈情况，颈动脉搏动情况	5
	检查颈椎屈曲、颈左右活动情况	5
	检查副神经（耸肩及对抗头部旋转）	5
	颈部淋巴结：触诊耳前、耳后、枕后、颌下、颏下、颈前淋巴结浅组、颈后、锁骨上淋巴结，报告结果（每组2分）	10
	触诊甲状软骨，触诊甲状腺峡部：拇指从胸骨上窝向上滑行，配合吞咽触诊	10
	触诊侧叶 前面触诊：一手拇指施压于一侧的甲状软骨，将气管推向对侧，另一手示、中指在对侧胸锁乳突肌后缘向前推挤甲状腺侧叶，拇指在胸锁乳突肌前缘触诊，配合吞咽动作重复检查；同样手法检查对侧（10分） 后面触诊，一手示、中指施压于一侧的甲状软骨，将气管推向对侧，另一手拇指在对侧胸锁乳突肌后缘向前推挤甲状腺侧叶，示、中指在其前缘触诊，配合吞咽动作重复检查；同样手法检查对侧（10分）	20
	分别触诊左右颈动脉	4
	触诊气管位置：示指与环指分别置于两侧胸锁关节上，然后将中指置于气管上，观察中指是否在示指与环指中间，或以中指置于气管与两侧胸锁乳突肌之间的间隙，据两侧间隙是否等宽来判断气管有无偏移	8
注意事项	操作轻柔、注意患者感受；操作过程中无过多改变患者体位，造成过多不适	5
	操作完毕后复原患者衣物、被褥，告知患者检查结果	5

（曹艳杰　朱子青）

第三节　呼吸系统检查

呼吸系统检查及评分标准见表10-3。

呼吸系统检查

表 10-3　呼吸系统检查及评分标准

项目	内容及评分标准	项目分
准备	着装整洁、穿好工作服，戴口罩、帽子、洗手，准备物品：听诊器，手表	5
	向患者介绍自己及将要进行的检查，取得合作	4
	协助患者取坐位或者仰卧位，正确暴露检查部位，环境温暖、明亮，拉上屏风保护患者隐私	2

续表

项目	内容及评分标准	项目分
准备	若患者为女性，男性医师需口述要求女性医务人员陪同	2
	站在患者右侧	2
肺部视诊	充分暴露患者胸部，考生站在被检查者右侧，有无桶状胸和胸廓畸形；呼吸运动：腹式呼吸，有无三凹征，有无呼吸困难，计算呼吸频率	5
	呼吸节律是否均匀整齐，有无潮式呼吸，有无间停呼吸，有无叹气样呼吸等	5
肺部触诊	考生于前胸和后背进行胸廓扩张度检查，手法正确，检查完成后汇报结果	10
	语音震颤：双手小鱼际置于患者前胸和后背部，嘱患者长发“一”，感受双侧语音震颤是否一致	5
	胸膜摩擦感触诊在患者下胸部触诊，触及摩擦感后嘱患者屏住呼吸，与心包摩擦感鉴别	5
肺部叩诊	叩诊手法正确	5
	前胸叩诊：从锁骨上窝开始，然后从第1肋间，沿锁骨中线（左边避开心脏）和腋前线逐一向下叩诊；后查侧胸，嘱患者举起上臂置于头部，从腋窝开始，沿腋中线和腋后线逐渐下叩；直到肺下界 背部叩诊：向前稍低头，双手交叉抱肘，尽可能使肩胛骨移向外侧，上半身略向前倾，叩诊肺尖，报告肺尖宽度结果	15
肺部听诊	从肺尖开始，然后从第1肋间，沿锁骨中线和腋前线逐一向下听诊；后查侧胸，嘱患者举起上臂置于头部，从腋窝开始，沿腋中线和腋后线逐渐下听；至肺下界。每处听诊1～2个呼吸周期	10
	对比听诊，肩胛间区，肩胛下区	5
	听诊语音共振	5
	听诊胸膜摩擦音：将听诊器置于胸廓前下侧部，嘱患者正常呼吸，若听见有摩擦音则嘱患者屏气，与心包摩擦音鉴别	5
注意事项	操作过程中无过多改变患者体位，造成过多不适，动作轻柔	5
	操作完毕后整理患者衣物，嘱患者休息	5

（曹艳杰　朱子青）

第四节　心 脏 检 查

心脏检查

心脏检查及评分标准见表10-4。

表10-4　心脏检查及评分标准

项目	内容及评分标准	项目分
准备	着装整洁、穿好工作服，戴口罩、帽子、洗手 准备物品：听诊器，手表，记号笔，尺子	2
	向患者介绍自己及将要进行的检查，取得合作	4
	协助患者取坐位或者仰卧位，正确暴露检查部位，环境温暖、明亮，拉上屏风保护患者隐私	2
	若患者为女性，男性医师需口述要求女性医务人员陪同	2
	站在患者右侧	2

续表

项目	内容及评分标准	项目分
心脏视诊	充分暴露患者胸部，考生站在被检查者右侧，其视线与胸部同水平开始视诊，仔细观察心前区有无隆起及异常搏动，然后正俯视整个前胸，观察心尖搏动位置与范围	5
	能够正确指出被检查者心尖搏动在第几肋间，在锁骨中线内侧还是外侧（正常人心尖搏动在第5肋间，左锁骨中线内侧0.5～1.0cm）；能够正确描述被检查者心尖搏动范围及是否正常，具体搏动范围指划给考官看（正常人心尖搏动范围直径为2.0～2.5cm）	5
心脏触诊	考生用右手全手掌开始检查，置于被检查者心前区，然后用手掌尺侧（小鱼际）或示指、中指及环指指腹并拢同时触诊，也可用单一手指指腹触诊	5
	触诊震颤：分别在心尖区、胸骨左缘第2肋间（肺动脉瓣区）、胸骨右缘第2肋间（主动脉瓣区）、胸骨左缘第3肋间（主动脉瓣第二听诊区）、胸骨左缘第3～4肋间（触诊到收缩期震颤提示室间隔缺损）、胸骨左缘4～5肋间（三尖瓣区）触诊，报告结果未触及震颤	5
	心包摩擦感触诊在心前区或胸骨左缘第3～4肋间触诊，能说出使触诊满意的条件：触及摩擦感后嘱患者屏住呼吸，与胸膜摩擦感鉴别	5
心脏叩诊	叩诊手法正确	5
	左侧叩诊：在心尖搏动外2～3cm处开始叩诊，由外向内至浊音出现，逐个肋间向上，直至第2肋间 右侧叩诊：先叩出肝上界，然后于其上一肋间由外向内至浊音止，逐一肋间向上叩诊，直至第2肋间	10
心脏听诊	各瓣膜听诊区：二尖瓣区：即心尖搏动最强点；肺动脉瓣区，即胸骨左缘第2肋间；主动脉瓣区，即胸骨右缘第2肋间；主动脉瓣第二听诊区，即胸骨左缘第3肋间；三尖瓣区，即胸骨左缘第4、5肋间	10
	听诊顺序：自心尖区开始→肺动脉瓣区→主动脉瓣区→主动脉瓣第二听诊区→三尖瓣区；每个听诊区至少听30s	10
	听诊内容：心率、心律、正常心音、心音改变（正常、异常）、心脏杂音（正常、异常）、心包摩擦音等	10
注意事项	操作过程中无过多改变患者体位，造成过多不适，动作轻柔	5
	操作完毕后整理患者衣物，嘱患者休息	5

（韩者艺　朱子青）

第五节　腹部检查

腹部检查

腹部检查及评分标准见表10-5。

表10-5　腹部检查及评分标准

项目	内容及评分标准	项目分
准备	着装：着装整洁、戴口罩、洗手； 准备物品：皮尺、听诊器、手表、记号笔	2
	跟患者沟通：介绍自己及将要进行的检查，取得合作	2

续表

项目	内容及评分标准	项目分
准备	患者准备：排空膀胱	2
	患者体位：协助患者取仰卧位，正确暴露腹部（上至剑突，下至耻骨联合）	2
	检查者位置：站在患者右侧	2
腹部视诊	观察患者腹部外形、腹部呼吸、腹壁静脉、腹纹、瘢痕、疝、胃肠型、蠕动波等	5
腹部听诊	肠鸣音：听诊部位：脐部或右下腹部；听诊时间1min，报告结果	3
	血管杂音：腹中部—腹主动脉；上腹部两侧—肾动脉；下腹部两侧—髂动脉；双侧腹股沟— 股动脉；脐周—静脉性杂音（各1分）	5
腹部叩诊	全腹叩诊：鼓音，从左下象限逆时针至右下象限再至脐部结束	3
	肝浊音界叩诊：右锁骨中线第2前肋间开始，由清音变为浊音为肝浊音界即肝上界，正常肝上界位于右侧第5前肋间	4
	肝区叩痛有无	3
	移动性浊音：先从腹中部脐平面开始向左侧叩诊，直达左侧髂腰肌边缘，叩诊变为浊音时叩诊板指位置固定（不离开皮肤），嘱患者向右侧卧位，重新叩诊该处，听取音调有无变化，然后向右侧移动叩诊直达浊音区，叩诊板指固定，嘱患者向左侧翻身作左侧卧位，再次叩诊，听取音调之改变	7
	膀胱叩诊：嘱患者仰卧位，耻骨联合上方进行叩诊，从上往下，鼓音转成浊音为膀胱上界	4
	肾区叩击痛：医师用左手掌平放在其肋脊角（肾区）处，右手进行叩击，两侧对称注意患者反应	3
腹部触诊	嘱患者作缓慢腹式呼吸	2
	浅部触诊，触诊顺序：逆时针方向，由浅入深、由下至上，由不痛到痛的部位，触诊患者的腹壁紧张度，压痛及反跳痛，浅表肿物等	8
	全腹深触诊：注意手法，注意是否有深部包块、压痛	3
	肝脏触诊：（单手和双手可任选一种） ① 单手触诊：于右侧锁骨中线脐水平以下开始，四指并拢、约与肋缘平行，以指腹向上推动，吸气时上抬指腹但不离开腹壁，呼气时向下压腹壁；同样操作进行正中线的肝脏触诊 ② 肝脏双手触诊法：检查者右手位置同单手法，而用左手托住被检查者右腰部，拇指张开置于肋部，触诊时左手向上推，使肝下缘紧贴前腹壁下移，这样吸气时下移的肝脏就更易碰到右手指，可提高触诊的效果	8
	肝颈静脉回流征：肝脏触诊时，压迫肝脏观察颈静脉	3
	Murphy征：手法正确，嘱患者深吸气	3
	脾脏触诊：四指并拢，与肋缘垂直，触诊手法正确，平卧位后未触及，使用侧卧位触诊	5
	肾脏触诊，触诊手法，一手托起，另一手与肋缘平行深部触诊，患者两腿屈曲深腹式呼吸	4
	液波震颤：嘱患者一手立掌置于正中线，检查者左手冲击左侧腹，右手于右侧腹部感知	3
	振水音：听诊器置于剑突下胃区或低头直接听，四指并拢快速冲击左上腹	4
注意事项	操作轻柔，注意患者感受，操作过程不造成过多身体移动	5
	操作完毕后整理患者衣物，告知患者结果，嘱患者休息	5

（尹巧香　朱子青）

第六节　神经系统检查

神经系统检查

神经系统检查及评分标准见表10-6。

表10-6　神经系统检查及评分标准

项目	内容及评分标准	项目分
准备	着装整洁、穿好工作服，戴口罩、帽子、洗手，准备物品：叩诊锤、棉签、音叉、瞳孔笔、大头针	2
	向患者介绍自己及将要进行的检查，取得合作	4
	协助患者取坐位或者仰卧位，正确暴露检查部位，环境温暖、明亮，拉上屏风保护患者隐私	2
	若患者为女性，男性医师需口述要求女性医务人员陪同	
	站在患者右侧	2
脑神经检查	眼球的运动（H型6个方向），瞳孔大小，直接及间接对光反射	10
	面纹对称，伸舌是否居中	10
肌力、肌张力检查	上肢和下肢肌力：嘱患者仰卧并主动抬起上肢和下肢、外展上肢和下肢或让患者紧握检查者手指来判断其肌力，如不能上抬，则进一步检查肌力	4
	上肢和下肢肌张力：检查者给被检者行上肢和下肢关节的被动运动，感知其张力，双手触摸肌肉感知肌肉的硬度	4
	重复1～2次，同法检查对侧	2
浅感觉	触觉：用棉签轻触患者的皮肤或黏膜，询问有无感觉 痛觉：用别针的针尖均匀地轻刺患者皮肤，询问患者是否疼痛 温度觉：用盛有热水（40～50℃）或冷水（5～10℃）的玻璃试管交替接触患者皮肤，嘱患者辨别冷、热感	5
深感觉	运动觉：检查者轻轻夹住患者的手指或足趾两侧，上或下移动，令患者根据感觉说出“向上”或“向下” 位置觉：检查者将患者的肢体摆成某一姿势，请患者描述该姿势 震动觉：用震动的音叉柄置于骨突起处（如内、外踝，手指、桡尺骨茎突、胫骨、膝盖等），询问有无震动感觉，判断两侧有无差别	5
深浅反射	浅反射：腹壁反射、角膜反射，深反射：膝反射、跟腱反射	10
病理反射	Babinski征：用钝头竹签沿足底外侧缘；由后向前至小趾跟部时并迅速转向内侧，重复1～2次，同法检查对侧。阳性结果：踇趾背伸余趾呈扇形展开	5
	Oppenheim征：检查者弯曲示指和中指沿患者小腿胫骨前缘用力由上向下滑，重复1～2次，同法检查对侧。阳性结果：踇趾背伸余趾呈扇形展开	5
	Gordon征：检查时用手用力挤捏腓肠肌，重复1～2次，同法检查对侧。阳性结果：踇趾背伸余趾呈扇形展开	5
脑膜刺激征	颈强直：患者仰卧，检查者左手托患者枕部，右手置于胸前，以左手力量托起枕部做屈颈动作时感觉到抵抗力增强，则考虑为颈强直	5

续表

项目	内容及评分标准	项目分
脑膜刺激征	Kernig征：患者仰卧，检查者抬起患者一侧下肢，使膝、髋关节屈成直角，检查者左手按住其膝关节，右手将患者小腿抬高，伸膝受限并出现疼痛，大、小腿间夹角＜135°为阳性，同手法检查对侧	5
	Brudzinski征：手法同颈强直。阳性结果：双膝关节和髋关节同时屈曲	5
注意事项	操作过程中无过多改变患者体位，造成过多不适，动作轻柔	5
	操作完毕后整理患者衣物，嘱患者休息	5

（曹艳杰　朱子青）

第十一章 技能操作

“技能操作”在国家全科结业技能考核“OSCE三站式考核”中占比25%，考核时由考生抽取两项进行现场实操。本章根据《住院医师规范化培训内容与标准—全科培训细则（2023版）》要求，列出需要掌握的各项操作的具体内容和评分标准（表11-1）。

表11-1　全科培训需掌握的操作技术名称

内科基本技能	
心电图机操作，书写心电图诊断报告	吸痰术
胸腔穿刺术	腹腔穿刺术
导尿术	
儿科基本技能	
小儿生长发育与评估	小儿查体方法
婴儿配奶方法	小儿用药特点、药物剂量计算方法
外科基本技能	
无菌操作	各种伤口换药与拆线
体表肿物切除	浅表脓肿的切开引流
疼痛封闭治疗	肛门指诊操作
妇产科基本技能	
围生期保健	围绝经期保健
生育指导	早孕HCG试纸使用方法
急诊科基本技能	
初级心肺复苏	电除颤、简易呼吸器使用
洗胃术的准备及操作方法	创伤的包扎止血固定
伤口的清创缝合	小夹板及石膏固定
五官科（眼科、耳鼻喉科）基本技能	
视力检查	结膜异物处理
眼冲洗治疗	检眼镜的使用及正常眼底的识别
外鼻、鼻腔、鼻窦、外耳、鼓膜及咽喉的检查方法	鼻镜的使用方法
耳镜的使用方法	
传染科基本技能	
七步洗手法	穿脱隔离衣（非一次性）
穿脱隔离衣（一次性）	传染性疾病标本的收集方法
穿脱防护服（一次性）	

第一节 内科基本技能要求

心电图操作、吸痰术、胸腔穿刺术、胸腔穿刺术、导尿术（男性/女性）评分标准见表11-2～表11-7。

表11-2 心电图操作评分标准

项目	考核内容	项目分
医师准备	仪表端庄，衣帽整洁	5
环境用物准备	1．室温不低于18℃（口述）	2
	2．检查心电图机、记录纸、导电糊/膏/水、棉签或纱布齐备	3
患者准备	核对申请单，核实患者身份，向其解释检查目的、方法、注意事项及配合要点，评估患者病情，皮肤情况；立于患者右侧，口述：您好请问是×号床××吧，我是您的主管医师×大夫，根据您的病情需要给您做心电图检查，请您配合	5
心电图操作	1．连接/检查心电图机地线、电源，打开心电图机电源开关，设置操作模式	3
	2．调置标定电压10mm/1mV（口述）	2
	3．调置走纸速度25mm/s（口述）	2
	4．梳理好导联线	3
	5．被检查者体位　平卧位并放松四肢、平静呼吸，充分暴露前胸及双上肢腕关节、双下肢踝关节	5
	6．将导电糊/液/或清水逐一涂于双上肢腕关节上内侧及双下肢踝关节内侧上方及胸前导联放置电极处的皮肤上	5
	7．连接各导联电极　肢体导联RA（红色）—右上肢，LA（黄色）—左上肢，LL（绿色）—左下肢，RL/N（黑色）—右下肢 胸导联： V1—胸骨右缘第4肋间 V2—胸骨左缘第4肋间 V3—V2与V4连线中点 V4—左锁骨中线与第5肋间相交处 V5—左腋前线与V4同一水平处 V6—左腋中线与V4同一水平处	30
	8．描记心电图　基线稳定后打印	5
	9．描记完毕后去除导联电极并清洁被检者皮肤，关机，摘除导线，协助患者穿衣，整理床单	5
	10．标明被检者姓名、性别、年龄、检查日期及时间	3
	11．关闭开关、拔掉电源、梳理并清洁电极	2
执业和人文素质	1．良好的沟通和爱伤观念	5
	2．操作熟练	5
提问	1．心电图判读	5
	2．常见局部皮肤不良反应预防及处理	5

表11-3 吸痰术评分标准

项目	内容及评分标准	项目分
准备	医师的准备：着装整洁、戴好口罩、帽子、洗手	2
	器械准备：电动吸引器、生理盐水1瓶、一次性吸痰管数根、弯盘1个、无菌纱布、听诊器、手电筒、必要时备压舌板，开口器、舌钳等；将用关物品准备好，移至床旁	2
	环境评估，环境温暖、明亮	1
	你好请问是××床××吧，我是你的主管医师，（了解患者意识状态、生命体征，用听诊器听呼吸音）您的气道里有痰，现在需要给您吸痰，在吸痰过程中可能会有些不适，请您配合	4
	检查口腔，取出活动性义齿，听诊双肺及喉部痰鸣音	6
操作过程	检查电动吸引器设备完好	2
	吸引器储液瓶内消毒液（不超过2/3瓶）	2
	打开开关，调节合适负压（40～53.3kPa）	3
	取舒适卧位，患者头偏向一侧，面向操作者	2
	取一次性吸痰管	2
	正确打开并戴手套	2
	连接合适型号吸痰管再次检查调节负压	3
	吸痰：先吸口腔中分泌物，再吸咽喉部分泌物，最后吸气管内分泌物	6
	每次吸痰前，需试吸生理盐水	3
	嘱患者张口，昏迷患者用压舌板或开口器协助张口	2
	用戴手套手，插入口腔	3
	禁止带负压插管	5
	吸痰管插入预定部位后（深度：经口吸痰10～15cm，经鼻吸痰20～25cm）稍退 0.5～1cm，带负压轻轻左右旋转吸痰管上提吸痰	6
	注意观察患者反应及生命体征，吸出物性状、量、颜色等	4
	每次吸痰时间小于 15s	3
	每吸痰一次更换一次吸痰管	3
	吸痰结束后，吸生理盐水冲洗导管	3
	关闭吸引器开关，将接头插入消毒液瓶内	2
	擦净患者面部分泌物	2
	检查口腔黏膜有无损伤，听诊双肺痰鸣音情况	3
	协助患者取舒适体位，还原衣物	2
	整理用物，垃圾分类处理，洗手（可口述）	2
注意事项	交代注意事项，指导有效咳嗽及排痰方法	3
	吸痰动作轻柔，熟练	3
	吸气管内痰液时，吸痰管插入预定部位后，稍退 0.5～1cm	4
	违反无菌原则每次扣5分，扣完10分为止	10

表 11-4 胸腔穿刺术评分标准

项目	内容及评分标准	项目分
准备	洗手、戴口罩、帽子	1
	核对床号、姓名、性别、年龄	2
	核对知情同意书，告知检查目的、大致过程及其注意事项，询问食物、药物过敏史	2
	检查凝血功能和血常规、感染八项、心电图	1
	检查胸部CT	2
	测量血压、脉搏	1
	检查准备的物品	1
	对精神紧张者术前镇静（口述），安抚患者情绪	1
体位	常规取坐位，面向椅背，两前臂置于椅背上，前额伏于前臂上；不能起床的患者和气胸患者可取半坐位，患者前臂上举抱于枕部	5
定位	胸部叩诊，听诊	3
	常选择肩胛线或腋后线第7、8肋间隙；有时也选择腋中线第6、7肋间隙或腋前线第5肋间隙，或者根据超声定位	5
	穿刺点标记	2
消毒铺巾	以穿刺点为中心，由内向外环形消毒皮肤，直径 15cm	1
	消毒两次	1
	注意勿留空隙，棉签不要返回已消毒区域	1
	检查穿刺包消毒日期	1
	检查消毒指示卡	1
	打开胸腔穿刺包，戴无菌手套	1
	铺无菌洞巾	1
	检查包内物品	1
	检查穿刺针是否通畅	1
麻醉	核对麻醉药（2% 利多卡因）并抽吸 2～3mL	2
	由表皮至胸膜壁层进行局部浸润麻醉	2
	垂直进针	4
	回抽	2
穿刺过程	止血钳夹住穿刺针的橡皮胶管	2
	穿刺针经下位肋骨上缘垂直胸壁缓慢刺入	1
	接上 50mL 注射器，松开止血钳，固定穿刺针	2
	抽吸直到见针筒内有液体流出（抽不出无分）	15
	抽吸中嘱助手协助固定穿刺针，抽满后，嘱助手夹紧胶管	3
	抽液量：诊断性抽液 50～100mL 减压抽液时，首次不超过 600mL，以后每次不超过 1000mL	3
	抽液时询问并观察患者反应	4

续表

项目	内容及评分标准	项目分
术后处理	拔针后按压	1
	消毒穿刺点	1
	覆盖纱布，胶布固定	2
	交代术后注意事项	3
	术后测血压、脉搏并观察反应	3
	人文关怀及其他注意事项	15

表11-5　腹腔穿刺术评分标准

项目	内容及评分标准	项目分
术前准备	1. 洗手、戴口罩、帽子	1
	2. 核对知情同意书，核对患者的姓名、床号，查血常规、凝血，穿刺前一周停服抗凝药，腹腔胀气明显者服泻药或清洁灌肠术前嘱患者排空尿液，昏迷者导尿，询问有无麻药过敏史	5
	3. 准备和检查所需物品　腹腔穿刺包、无菌手套、5mL注射器、50mL注射器、治疗盘、弯盘、2%利多卡因、0.5%聚维酮碘、棉球、胶带、血压计、皮尺、多头腹带、标本容器（缺少一项扣0.5分，直至5分扣完）	5
	4. 熟悉患者病情，放液前测量体重、腹围、脉搏、血压和腹部体征	4
操作过程	1. 体位　平卧、半卧、稍左侧卧位或扶患者坐在靠椅上	5
	2. 定位　结合腹部叩诊浊音最明显区域和超声探查结果选择适宜穿刺点，常选左下腹部脐与左髂前上棘连线中外1/3交点处，也有取脐与耻骨联合中点上1cm，偏左或偏右1～1.5cm处，或侧卧位脐水平线与腋前线或腋中线交点处	5
	3. 消毒　以穿刺点为中心直径15cm，消毒2次，第二次的消毒范围不要超越第一次的范围	10
	4. 戴无菌手套　打开手套包，取出手套，左手捏住手套反折处. 右手对准手套5指插入戴好；已戴手套的右手，除拇指外4指插入另一手套反折处，左手顺势戴好手套（若不按无菌操作要求执行则扣5分）	5
	5. 打开穿刺包并铺巾　检查包内物品是否完善，铺无菌洞巾 注：不检查物品扣1分，铺无菌洞巾不注意无菌原则扣4分	5
	6. 麻醉　核查并抽取2%利多卡因2～3mL，自皮肤至腹膜壁层逐层作局部浸润麻醉（无检查麻醉药的过程扣5分，不注意回抽扣5分）	10
	7. 穿刺　根据患者病情正确选择穿刺针并夹闭针尾胶管；左手固定穿刺处皮肤，右手持针经麻醉处逐步刺入腹壁，待针锋抵抗感突然消失时即可抽取和引流腹腔积液，并将抽出液放入试管中送检（违反无菌观念扣10分）	35
	8. 穿刺或放液结束后拔出穿刺针，消毒穿刺部位，覆盖无菌纱布，按压数分钟，胶布固定，亦可用多头绷带将腹部包扎	5
	9. 术后测量血压、脉搏、腹围，交代患者注意事项	5

表11-6　导尿术（男性）评分标准

项目	内容及评分标准	项目分
准备	导尿包等物料准备	4
	核对患者，签署导尿操作同意书	4

续表

项目	内容及评分标准	项目分
准备	隐私保护（拉隐私帘）	4
	与患者交流告知目的，并交代注意事项	4
	耻骨上区叩诊，确定膀胱充盈	4
导尿过程	患者取仰卧位，医师站患者右侧	5
	徒手打开导尿包外层，左手戴手套，由外向内，由上至下消毒；顺序：阴阜、腿上1/3、阴茎、阴囊至肛门、尿道口至冠状沟，消毒3次；弃手套	6
	消手，徒手打开内层，双手戴手套，铺巾	6
	消毒：尿道口至冠状沟，消毒3次	6
	检查导尿管气囊，涂润滑剂	6
	连接引流袋	6
	再次消毒尿道口	6
	左手持纱布包裹阴茎，使之与腹壁成60°角	6
	分开尿道口，右手将导尿管对准尿道口轻插入	6
	见尿液流出后再插入3～5cm，或至导尿管分叉处	12
	气囊注水10～15mL，向外牵拉至稍有阻力；整理物料	5
人文关怀	导尿时嘱咐患者放松，张口呼吸，操作中要随时询问患者感觉	5
	最后需向患者交代手术后注意事项	5

表11-7 导尿术（女性）评分标准

项目	内容及评分标准	项目分
准备	着装整洁、规范，戴帽子、口罩、洗手	2
	核对床号、姓名、ID号；与患者和家属沟通，并签署导尿知情同意书	5
	用物准备，检查导尿包有效期	2
	评估患者：病情、合作程度，膀胱充盈度，会阴部皮肤、黏膜状况；能自理的患者自行清洗外阴，不能自理的患者，协助清洗外阴	3
	环境整洁，温度适宜（口述）	2
操作过程	介绍自己、核对交代、解释目的、取得配合	3
	拉屏风或床帘	2
	站于患者右侧，患者屈膝平卧，脱对侧裤腿覆盖近侧腿，对侧被单覆盖	3
	臀下铺垫巾（消毒双手）	2
	外阴清洁：打开会阴消毒包，单手戴手套	2
	消毒：由外向内，自上而下，先对侧，再近侧	10
	洗手（再次消毒双手）	5
	按无菌原则开导尿包于患者腿间	2
	备集尿袋于无菌区内	2

续表

项目	内容及评分标准	项目分
操作过程	戴手套	2
	铺孔巾	2
	检查包内物品并依序摆放	2
	检查集尿袋	2
	检查导尿管是否通畅，球囊是否漏气	2
	润滑导尿管前端并连接集尿袋	2
	消毒液棉球、无菌镊放于弯盘内	2
	左手（持无菌纱布分开固定小阴唇）固定小阴唇，暴露尿道口	5
	右手按顺序再次消毒（尿道口→两侧小阴唇→尿道口）	10
	移去已用弯盘	1
	更换弯盘至会阴旁（可没有这步操作）	1
	嘱患者放松、张口呼吸	2
	右手持镊夹导尿管前段轻轻插入尿道4～6cm；见尿后再送5～7cm，夹闭集尿袋开关（导尿管气囊注入等量无菌溶液，向外轻拉有阻力感）	10
	根据需要留取中段尿标本及时送检	2
	撤孔巾、一次性垫巾	2
	脱手套，洗手	2
	妥当固定集尿袋	2
	正确标识导尿管	2
	观察、记录尿液的量、性质、颜色等	2

（武晓兰　康元昊）

第二节　儿科基本技能要求

儿童生长发育测量/评估、儿科查体方法、婴儿配奶，以及小儿用药特点、药物剂量计算方法评分标准见表11-8～表11-11。

表11-8　儿童生长发育测量/评估评分标准

项目	内容及评分标准	项目分
准备	医师的准备：我已穿好工作服，戴好口罩、帽子，洗手（可口述） 物品准备：儿童体重秤、量床、量具、皮尺	3
	立于患儿右侧，核对患儿信息，详细询问患儿个人史（出生史、喂养史、生长发育史、预防接种史、生活史）、既往史、家族史、传染病，告知家属测量的目的和意义	6

续表

项目	内容及评分标准	项目分
准备	询问有无进食；患儿已排空大、小便，换好尿布	6
	环境温暖、明亮，拉上屏风保护患儿隐私，注意保暖	3
体重	体重秤放平、校正零点；脱去鞋袜、帽子和外衣、尿布	3
	使患儿平躺在体重秤盘中央，注意保护患儿	5
	读数并记录，精确到 0.01kg	3
	结果偏差不超过 0.2kg	3
胸围	患儿取卧位，小儿处于平静呼吸状态，两手自然平放或下垂	3
	皮尺绕乳头下缘，后经肩胛下角绕胸一周	2
	松紧以不束缚呼吸为宜（口述）	2
	取平静呼吸时的读数或者呼、吸气时的平均数	3
	读数并记录，精确到 0.1cm	2
头围	患儿取坐位或仰卧位；皮尺前过眉弓上缘，后过枕骨粗隆最高处	3
	读数并记录，精确到 0.1cm	3
腹围	患儿取卧位，空腹时测量	3
	儿童皮尺平脐绕腹一周，婴儿皮尺在剑突与脐连线中点绕腹一周	3
	左右对称，松紧合适，读数并记录，精确到 0.1cm	3
上臂围	患儿取立位、坐位或仰卧位，两手平放或下垂	3
	一般测量左上臂，软尺零点固定于上臂外侧肩峰至尺骨鹰嘴连线中点，沿该点水平绕上臂一周。读数并记录，精确到 0.1cm	5
皮下脂肪	患儿取卧位或立位	2
	取患儿锁骨中线上平脐处的腹壁，皮折方向与躯干长轴平行，捏起皮肤及皮下脂肪，捏时两指间的距离为 3cm 用量具测量读数并记录，精确到 0.1cm	8
身长	3 岁以上立位测量，3 岁以下卧位测量（口述）	2
	选用量床，检查量床有无破损，刻度是否清晰	3
	患儿脱去鞋帽，仰卧于量床正中，头顶接触到头板，测量者位于儿童右侧用左手固定小儿膝部使双下肢伸直	4
	将量床足板向患儿足底移动，使其紧靠足底，记录头板与足板之间的距离即患儿身长，读数并记录，精确到 0.1cm	4
注意事项	及时复原衣物，动作轻柔，操作者善于沟通，注重人文关怀	10

表 11-9 儿科查体方法评分标准

项目	内容及评分标准	项目分
准备	医师的准备：我已穿好工作服，戴好口罩、帽子，洗手（可口述）	4
	立于患儿右侧，核对患儿信息，详细询问患儿个人史（出生史、喂养史、生长发育史、预防接种史、生活史）、既往史、家族史、传染病，告知家属查体的目的和意义	6
	询问有无进食；患儿已排空大、小便，换好尿布	4
	环境温暖、明亮，拉上屏风保护患儿隐私，注意保暖	4

续表

项目	内容及评分标准	项目分
体格检查具体内容	（1）一般状况：精神状态，面色，吸吮，哭声	6
	（2）皮肤黏膜：有无黄染、发绀或苍白（口唇、指趾甲床）、皮疹、出血点、糜烂、脓痂等	6
	（3）头颈部：前囟大小及张力，颅缝，有无血肿，头颈部有无包块	6
	（4）眼：外观有无异常，结膜有无充血和分泌物，巩膜有无黄染，检查光刺激反应	6
	（5）耳：外观有无畸形，外耳道是否有异常分泌物，外耳廓是否有湿疹	6
	（6）鼻：外观有无畸形，呼吸是否通畅，有无鼻翼翕动	6
	（7）口腔：有无唇腭裂，口腔黏膜有无异常	6
	（8）胸部：外观有无畸形，有无呼吸困难和胸凹陷，计数1min呼吸次数和心率；心脏听诊有无杂音，肺部呼吸音是否对称、有无异常	6
	（9）腹部：腹部有无膨隆、包块，肝脾有无肿大；重点观察脐带是否脱落、脐部有无红肿、渗出	6
	（10）外生殖器及肛门：有无畸形，检查男孩睾丸位置、大小，有无阴囊水肿、包块	6
	（11）脊柱四肢：有无畸形，臀部、腹股沟和双下肢皮纹是否对称，双下肢是否等长等粗	6
	（12）神经系统：四肢活动度、对称性、肌张力和原始反射	6
注意事项	及时复原衣物，动作轻柔，操作者善于沟通，注重人文关怀	10

表11-10　婴儿配奶评分标准

项目	内容及评分标准	项目分
操作准备	准备：着装整洁规范，仪表端庄大方	5
	操作用物：500mL的量杯或带刻度杯子、奶粉量勺一个、无菌勺一个、无菌奶瓶一个、温开水适量（煮沸5～10min再冷却至40～60℃）、干净抹布一块	10
操作步骤	（1）评估环境：环境清洁干燥，符合条件	10
	（2）擦净桌面，保持清洁	5
	（3）洗手，戴口罩	5
	（4）取出无菌量杯、无菌勺及无菌奶瓶	20
	（5）将冷却好的温开水倒入量杯，用量勺取适量奶粉倒入量杯，用无菌勺搅匀，使其完全溶解	20
	（6）根据新生儿的奶量将牛奶倒入奶瓶	5
	（7）清洁桌面，洗手	5
	（8）配奶用物清洁后，送供应室高压蒸汽灭菌后备用	10
综合评价	A、5分；B、4分；C、3分；D、2分；E、1分；F、0分	5
注意事项	配奶时先准备好适量的温水，再加入奶粉搅拌，防止配方奶中营养物质的破坏，注意清洁，避免污染	10
	（1）按操作程序各项实际分值评分	
	（2）原则性操作程序颠倒一处扣2分	
	（3）关爱患儿不够扣2分	
	（4）超过规定时间酌情扣分	

表11-11　小儿用药特点、药物剂量计算方法评分标准

项目	内容及评分标准	项目分
小儿用药特点	小儿用药的特点：	
	① 儿童的用药要按体重计算或者体表面积计算，一般按每千克多少毫克或者每千克多少毫升计算	20
	② 儿童用药需要考虑口感和儿童的接受性，考虑它的口感孩子能不能接受，所以在选择儿童用药的时候要考虑儿童自身依从性的特点	5
	③ 药物剂型的特点，选择孩子容易接受的、口感好的液体制剂或者颗粒，方便孩子喂养	5
小儿药物剂量计算方法	小儿药物剂量计算方法：	
	1. 根据小儿体重公式 药物剂量＝药量［kg/次（或日）］×体重（kg） 对没有测体重的患儿可按下面公式推算体重： （1）出生＜6个月：体重＝月龄×0.6＋3（kg）或出生时体重（g）＋月龄×700（g） （2）7～12个月体重＝月龄×0.5＋3.6（kg）或6000g＋月龄×250g （3）1岁以上体重＝月龄×2＋7（或8）（kg）	20
	2. 根据体表面积小儿用药剂量计算方法 ① 体重在30kg以下者，其体表面积计算公式为：体重（kg）×0.035＋0.1＝体表面积（m^2） ② 体重在30kg以上者，在前公式基础上每增加体重5kg，体表面积增加0.1m^2，比如30kg体重者，体表面积为1.15m^2，35kg体重者为1.25m^2，40kg体重者为1.35m^2	20
	3. 根据成人剂量折算　小儿中药剂量的计算与西药的有所不同，一般按年龄分成4种：1岁以下用成人量的1/4；3～4岁用成人量的1/3；4～7岁用成人量的1/2；7～15岁用成人量的2/3；15岁以上按成人量	20
	4. 根据年龄计算　目前很多处方和非处方药的证明书中推荐的剂量是按年龄计算的，大多适用于剂量不需要十分准确的药物	5
	例如：患儿退烧药的推荐（下述2种推荐，答出1种即可） （1）布洛芬颗粒：大于6个月以上的小儿可以选用，布洛芬常规用量每次10mg/kg，2次服用时间间隔6h以上 （2）对乙酰氨基酚：2个月以上的儿童可以选用，对乙酰氨基酚常规用量每次15mg/kg，2次服用时间间隔6h以上	5

（曹艳杰　康元昊）

第三节　外科基本技能要求

伤口换药、伤口拆线、体表肿物切除、浅表脓肿切开引流、膝关节疼痛封闭治疗、肛门指诊评分标准见表11-12～表11-17。

表11-12　伤口换药评分标准

项目	内容及评分标准	项目分
操作前准备	1. 核对患者的姓名、床号，与患者及家属沟通交代操作目的、方法及注意事项	5
	2. 了解患者诊疗经过，手术时间、部位、按时换药等	5

续表

项目	内容及评分标准	项目分
操作前准备	3. 了解愈合情况，有无局部疼痛、红肿、活动受限等	5
	4. 了解心理反应，给予安慰	5
	5. 戴帽子、口罩、洗手	5
	6. 第一遍洗手（可口述），打开外层敷料，检查伤口，整理患者衣服、充分暴露	10
	7. 第二遍洗手（可口述），检查换药包消毒日期及物品准备：换药包（治疗盘、弯盘、有齿镊、无齿镊、干棉球）、聚维酮碘或乙醇、无菌纱布、胶布（正确顺序：先敷料后器械、先干后湿、先无色后有色，一把镊子架于盘边，器械敷料数量适当，大盘倒扣于小盘上）	10
操作过程	1. 摆体位 协助患者根据需要换药的伤口部位摆好体位	5
	2. 弯盘摆放位置 空盘靠近伤口，拿取器械时弯盘内不能污染	10
	3. 区分两把镊子，持镊方法为执笔式，尖端向下，左手高于右手（5分），用75%乙醇或聚维酮碘棉球自切口边缘起由内向外做同心四边形消毒两遍，注意不能擦涂伤口正中，如有分泌物用盐水棉球蘸干（5分）	10
	4. 覆盖敷料厚度6～8层无菌纱布，覆盖范围为伤口周围半径3～5cm，光面接触皮肤	10
	5. 粘贴胶布长短、方向、位置适当，整理患者衣服，注意人文关怀；医疗垃圾弃入黄色垃圾袋，器械消毒	10
	6. 无菌观念：严重违反无菌原则包括直接用手拿取无菌物品、器械掉落等污染后继续使用、无菌物品与污染物品混放混用等	10

表11-13 伤口拆线评分标准

项目	内容及评分标准	项目分
操作前准备	1. 核对患者的姓名、床号，与患者及家属沟通交代操作目的、方法及注意事项	5
	2. 了解患者诊疗经过，手术时间、部位、按时换药等	5
	3. 了解愈合情况，有无局部疼痛、红肿、活动受限等	5
	4. 有无需要延迟拆线的情况，如糖尿病、贫血等，有无消毒剂、胶布等过敏	5
	5. 了解心理反应，给予安慰	5
	6. 戴帽子、口罩、洗手	5
	7. 第一遍洗手（可口述），打开外层敷料，检查伤口，整理患者衣服、充分暴露	10
	8. 第二遍洗手（可口述），检查换药包（或拆线包）消毒日期及物品准备：换药包（治疗盘、弯盘、有齿镊、无齿镊、干棉球）、剪刀、聚维酮碘或乙醇、无菌纱布、胶布（正确顺序：先敷料后器械、先干后湿、先无色后有色，一把镊子架于盘边，器械敷料数量适当，大盘倒扣于小盘上）	10
操作过程	1. 摆体位 协助患者根据需要换药的伤口部位摆好体位	5
	2. 区分两把镊子，持镊方法为执笔式，尖端向下，左手高于右手（5分），用镊子揭去内层辅料，将75%乙醇或聚维酮碘棉球自切口边缘起由内向外做同心四边形消毒两遍（5分）	10
	3. 左手持血管钳或镊子，夹住线头，轻轻向上提起，使原来在皮下的一小段缝线露出（5分）；右手用剪刀插进线结下空隙，紧贴针眼将露出的缝线段剪断（5分）	10
	4. 再次消毒，范围为伤口周围半径3～5cm	5
	5. 覆盖敷料厚度6～8层无菌纱布，覆盖范围为伤口周围半径3～5cm，光面接触皮肤	5

续表

项目	内容及评分标准	项目分
操作过程	6．粘贴胶布长短、方向、位置适当，整理患者衣服，注意人文关怀；医疗垃圾弃人黄色垃圾袋，器械消毒	5
	7．无菌观念：严重违反无菌原则包括直接用手拿取无菌物品、器械掉落等污染后继续使用、无菌物品与污染物品混放混用等	10

表11-14 体表肿物切除评分标准

项目	内容及评分标准	项目分
术前准备	1．核对患者的姓名、床号，与患者及家属沟通交代操作目的、方法及注意事项，取得患者书面同意，嘱患者排尿，询问有无麻药过敏史	5
	2．了解、评估患者病情，测量血压、脉搏等生命体征，评估环境，注意保暖	5
	3．戴帽子、口罩、洗手（可口述）	5
	4．准备和检查所需物品　器械包（治疗盘、弯盘、止血钳、组织钳、镊子、持针器、刀柄）、尖刀片、无菌手套、5mL注射器、2%利多卡因、0.5%聚维酮碘、无菌纱布、胶带（缺少一项扣0.5分，直至5分扣完）	5
操作过程	1．摆体位　协助患者根据手术部位摆好体位，充分暴露肿物	5
	2．取器械包并检查有效期，打开器械包的外层3/4	5
	3．外科洗手消毒（口述），戴无菌手套，打开器械包的外层1/4及内层，检查灭菌指示卡，清点物品	5
	4．用聚维酮碘棉球由中央向四周消毒，范围：肿块周围15cm　消毒三次，消毒不留空隙，每次范围小于前一次，末次范围大于孔巾直径，铺孔巾并固定孔巾	5
	5．检查核对麻药名称及有效期，并抽取2%利多卡因2～3mL，先行切口线麻醉，再沿肿块周围逐层浸润麻醉，注射麻药前回抽，边退针边推注麻药，需麻醉一圈，测试麻醉效果	10
	6．正确选择并安装圆刀片，用拇指和示指在切口两侧固定皮肤，切开动作规范（垂直下刀，水平走刀，垂直出刀），在模具上切开长约5cm切口，切除肿块	10
	7．选择三角针穿好缝线，持针器夹针的中后1/4～1/3处，一手持有齿镊，另一手持持针器，握持方法正确	5
	8．缝合手法正确（垂直进针，沿缝针弧度挽出），不留无效腔	5
	9．用单手打结法和器械打结法打结，手法正确，两个单结方向相反，松紧适度	5
	10．剪线手法正确，线头长短适中，针距、边距适当，皮肤对合整齐	5
	11．创口消毒后覆盖无菌纱布6～8层，胶布黏合；医疗垃圾弃入黄色垃圾袋，针及刀片弃入锐器盒中，器械消毒	5
	12．操作过程中注意人文关怀，询问患者感受；操作结束后观察患者反应及生命体征，告知患者术后相关注意事项	5
	13．违反无菌原则每次扣5分，最多扣10分	10

表11-15 浅表脓肿切开引流评分标准

项目	内容及评分标准	项目分
术前准备	1．核对患者的姓名、床号，与患者及家属沟通交代操作目的、方法及注意事项，取得患者书面同意，嘱患者排尿，询问有无麻药过敏史	5

续表

项目	内容及评分标准	项目分
术前准备	2．了解、评估患者病情，测量血压、脉搏等生命体征，评估环境，注意保暖	5
	3．我已穿好工作服，戴好帽子、口罩，洗手（可口述）	5
	4．准备和检查所需物品　切开缝合包（治疗盘、弯盘、止血钳、有齿镊、无齿镊、持针器、刀柄、棉球）、尖刀片、无菌手套、5mL注射器、2%利多卡因、0.5%聚维酮碘、生理盐水、过氧化氢、胶带、无菌纱布、无菌培养瓶、凡士林纱条（缺少一项扣0.5分，直至5分扣完）	5
操作过程	1．摆体位　协助患者根据需要切开引流的部位摆好体位，充分暴露切口	5
	2．取器械包并检查有效期，打开器械包的外层3/4	5
	3．外科洗手消毒（口述），戴无菌手套，打开器械包的外层1/4及内层，检查灭菌指示卡，清点物品	5
	4．用聚维酮碘棉球由中央向四周消毒，范围：肿块周围15cm　消毒三次，消毒不留空隙，每次范围小于前一次，末次范围大于孔巾直径，铺孔巾并固定孔巾	5
	5．检查核对麻药名称及有效期，并抽取 2%利多卡因 2～3mL，先行皮丘注射，从远处向脓腔附近推进针头，再沿肿块周围逐层浸润麻醉，注射麻药前回抽，边退针边推注麻药，测试麻醉效果	5
	6．选择尖刀片，左手拇、示指绷紧固定肿块两侧皮肤，于脓肿中央适当刺入，再向上反挑约1cm切口，注射器抽取适量脓液	5
	7．纱布蘸尽脓液，血管钳伸入脓腔探查确定切口大小、方向是否适当	5
	8．在止血钳引导下，向两端延长切口，到达脓腔两边缘（因局部解剖关系切口不能扩大或脓腔过大者，可在两极作对口引流，充分敞开脓腔）	5
	9．示指钝性分离脓腔内纤维隔膜，使其成为单一大脓腔，术中避免动作粗暴及挤压脓肿	5
	10．更换无菌手套，用生理盐水冲洗，将脓腔擦拭干净	5
	11．检查脓腔有无活动性出血，由外向内消毒皮肤切口	5
	12．放置凡士林纱条，填充引流条时底松口紧	5
	13．创口消毒后覆盖无菌纱布6～8层，胶布黏合；医疗垃圾弃入黄色垃圾袋，针及刀片弃入锐器盒中，器械消毒	5
	14．操作过程中注意人文关怀，询问患者感受；操作结束后观察患者反应及生命体征，告知患者术后相关注意事项（预防感染，切口更换敷料及引流条，观察有无出血等）	5
	15．违反无菌原则每次扣5分，最多扣10分	10

表11-16　膝关节疼痛封闭治疗评分标准

项目	内容及评分标准	项目分
术前准备	1．核对患者的姓名、床号，与患者及家属沟通交代操作目的、方法及注意事项，取得患者书面同意，嘱患者排尿，询问有无麻药过敏史	5
	2．了解、评估患者病情，测量血压、脉搏等生命体征，已排除关节穿刺术禁忌证，评估环境，注意保暖	5
	3．我已穿好工作服，戴好帽子、口罩，洗手（可口述）	5
	4．准备和检查所需物品　换药包（治疗盘、弯盘、有齿镊、无齿镊、无菌棉球）、无菌手套、5mL注射器、2%利多卡因、聚维酮碘、无菌孔巾、记号笔、胶带、无菌纱布、注射用曲安奈德	5
操作过程	1．摆体位　协助患者根据需要封闭治疗的部位摆好体位（仰卧位），充分暴露穿刺部位，放松肌肉	5
	2．穿刺点选择　膝关节穿刺术可以选择髌骨上缘水平线与髌骨外缘垂直线的交点作为穿刺点，经此点向内下方刺入关节腔；也可经“膝眼”处进针穿刺；准确判断穿刺点并标记	5

续表

项目	内容及评分标准	项目分
操作过程	3. 检查换药包、注射器等物品有效期及气密性；打开换药碗，将无菌物品放入，并戴无菌手套	5
	4. 消毒铺单 以穿刺点为圆心，由内向外消毒三次，消毒范围为直径 15cm 以上，不留空隙，每次范围小于前一次，末次范围大于孔巾直径（可口述）；戴无菌手套，清点物品，铺孔巾	10
	5. 检查核对麻药名称及有效期，并抽取 2% 利多卡因，于穿刺点行逐层浸润麻醉，注射麻药前回抽，边退针边推注麻药，测试麻醉效果	10
	6. 抽取注射用曲安奈德，操作者将左手示指和中指稍用力固定皮肤，于穿刺点行皮丘注射，然后在标记点处向关节囊方向进针，边进针边回抽，至有突破感，确认在关节腔内后，注入药物	15
	7. 拔出穿刺针后用无菌纱布按压穿刺点 1～2min	5
	8. 穿刺后观察穿刺部位是否有出血、肿胀、疼痛现象，再次消毒穿刺点后覆盖无菌纱布6～8层，胶布黏合	5
	9. 整理衣物，医疗垃圾弃入黄色垃圾袋，针弃入锐器盒中，器械消毒	5
	10. 操作过程中注意人文关怀，询问患者感受；操作结束后观察患者反应及生命体征，告知患者术后相关注意事项（预防感染、观察有无出血等）	5
	11. 违反无菌原则每次扣5分，最多扣10分	10

表 11-17 肛门指诊评分标准

项目	内容及评分标准	项目分
操作前准备	1. 核对患者的姓名、床号，与患者及家属沟通交代操作目的、方法及注意事项，取得患者同意	5
	2. 了解、评估患者病情，测量血压、脉搏等生命体征；评估环境，关闭门窗，屏风遮挡，保护患者隐私，女性患者需要女性医务工作者陪同	10
	3. 我已穿好工作服，戴好帽子、口罩，洗手（可口述）	5
	4. 准备和检查所需物品 无菌手套、石蜡油、无菌纱布	10
操作过程	1. 摆体位 协助患者取左侧卧位、肘（胸）膝位或截石位，充分暴露操作部位，取左侧卧位或肘（胸）膝位时，考生位于患者右侧或后面；取截石位时，考生位于患者前面	10
	2. 戴手套，涂抹润滑油	10
	3. 以右手示指轻轻按摩肛门边缘，并嘱患者深呼吸，使肛门括约肌松弛，然后轻柔地插入肛门、直肠内触诊	10
	4. 注意肛周和直肠周壁有无触痛、肿块和狭窄，如触及肿块，需描述其大小、质地、活动度等	10
	5. 需要对括约肌功能进行评估	5
	6. 指诊完后退出示指，观察手套或指套上有无分泌物及血迹等	10
	7. 整理患者衣物，医疗垃圾弃入黄色垃圾袋	5
	8. 操作过程中注意人文关怀，询问患者感受；操作结束后观察患者反应及生命体征，告知患者操作后相关注意事项	10

（武晓兰　沈　航）

第四节　急诊医学科基本技能要求

初级心肺复苏术、电除颤、简易呼吸器使用、留置胃管、洗胃术（洗胃机）操作流程、创伤的包扎止血固定、小伤口清创缝合、小夹板固定、石膏固定评分标准见表11-18～表11-26。

表11-18　初级心肺复苏术评分标准

项目	内容及评分标准	项目分
操作过程	1．环顾四周，口述评估环境安全	5
	2．立即跪于患者右侧，身体中轴平行于患者肩部水平	5
	3．双手拍患者双肩，同时对双耳大声呼喊："同志，你怎么了？同志，你醒一醒！"	5
	4．判断患者意识丧失，立即向周围群众呼救，拨打"120"，并求助周围人寻找自动体外除颤仪（麻烦请那位穿×色衣服的女生拨打"120"，有一名患者在电影院晕倒）	5
	5．将患者沿纵轴线翻转至仰卧位，使其仰卧于硬地面上，使头、颈、躯干、四肢平直无弯曲，双手放于躯干两侧，松解衣服、裤带	5
	6．判断患者颈动脉搏动　用示指及中指指尖先触及气管正中部位，然后向旁滑移 2～3cm在胸锁乳突肌内侧轻轻向后触摸颈动脉搏动，同时观察其呼吸情况，口述"1001、1002、1003、1004、1005、1006"	5
	7．口述　颈动脉搏动消失（判断时间不超过10s）	5
	8．按压部位　两乳头连线中点处，胸骨柄中下1/3交汇处或胸骨切迹上移两横指	5
	9．手掌紧贴按压部位	5
	10．两手重叠，手指交叉抬起，但不能脱离胸壁	5
	11．双臂绷直，双肩处在患者胸骨上方正中；利用上半身体的重力和臂力，垂直向下按压	5
	12．按压深度至少5cm，下压与放松的时间比为1∶1，放松时按压手不能离开胸壁，胸廓充分回弹，按压30次（频率＞100次/分钟），按压时观察患者面色，口述"01、02、03、04、05、06、07、08、……25、26、27、28、29、30"，按压30次（一个周期）后开放气道	10
	13．仰头抬颏法开放气道，使下颌骨与耳垂连线与地面垂直，用手指掏口腔清理呼吸道	5
	14．将按压前额手的拇指与示指捏紧患者鼻翼两侧另一手托起下颌，将患者口唇张开，盖上纱布或手帕	5
	15．平静吸一口气后双唇包绕密封患者口周，均匀缓慢吹气，吹气时间大于1s，吹气时观察胸廓，见胸廓抬起后放松捏鼻翼的手指，观察呼气，连续吹气2次	5
	16．进行5个30：2的周期后的按压与人工呼吸后评估：①颈动脉搏动恢复；②自主呼吸恢复；③口唇和甲床颜色转红润；④瞳孔回缩	5
	17．口述　心肺复苏成功，转送医院进行进一步生命支持，与患者家属补充交代抢救结果及下步处理意见	5
	18．操作过程中注意动作迅速、神情紧张，有效按压5个周期，每个周期30次，共150次按压有效，每次不合格按压扣3分；10次人工呼吸有效（10分），以吹气结束，每次人工呼吸无效扣1分	10

表 11-19 电除颤评分标准

项目	内容及评分标准	项目分
操作过程	1. 环顾四周，口述评估环境安全	5
	2. 迅速评估患者病情及电除颤的指征	10
	3. 立即立于患者的右侧，嘱助手准备好除颤仪等相关操作物品（除颤仪、导电糊、纱布）	5
	4. 将患者仰卧位，暴露患者胸壁	5
	5. 打开除颤仪电源开关，选择非同步放电按钮，选择能量（单相波电除颤选择360J，双相波电除颤选择150～200J）	15
	6. 将电极板涂导电糊	10
	7. 按充电按钮充电，将电极板分别置于胸骨右缘第2～3肋间和心尖区	10
	8. 准备放电，相关人员避免接触患者；口喊："旁人离开，旁人离开！"	10
	9. 同时按压两个电极板的放电按钮，口喊："1、2、3，放电！"	10
	10. 放电后，立即听诊心脏并观察心电监护，观察患者的心律是否转为窦性，血压、脉搏等生命体征是否正常（口述）	10
	11. 擦拭患者电击部位皮肤，观察是否有红肿、灼伤等，协助穿好衣服，操作过程中注意动作迅速、神情紧张，同时注意人文关怀，与患者家属补充交代抢救结果及下步处理意见	10

表 11-20 简易呼吸器使用评分标准

项目	内容及评分标准	项目分
操作过程	1. 环顾四周，口述评估环境安全	10
	2. 迅速评估患者病情及呼吸情况	10
	3. 立即立于患者的右侧，嘱助手准备好简易呼吸器等相关操作物品（简易呼吸器、输氧管、纱布）	10
	4. 正确连接面罩、球囊、氧气储气阀、储气袋、输氧管组成简易呼吸器，并检查简易呼吸器功能状态是否完好	10
	5. 将患者去枕后仰，清理口鼻腔分泌物和异物	10
	6. 嘱助手帮助连接氧气，并调节氧流量8～10L/min	10
	7. 迅速立于患者床头，托起患者下颌，一手以"EC"手法将简易呼吸器面罩扣紧患者口鼻	10
	8. 另一手有规律地挤压呼吸囊，保持通气流量400～600mL，频率12～20次/分钟	10
	9. 观察患者胸廓有无起伏以及面色有无发绀	10
	10. 操作过程中注意动作迅速、神情紧张，同时注意人文关怀，与患者家属补充交代抢救结果及下步处理意见	10

表 11-21 留置胃管评分标准

项目	内容及评分标准	项目分
准备阶段	着装整洁，戴口罩、帽子、洗手	5
	与患者及家属沟通，取得书面同意，仔细核对患者床号及姓名	5
	物品准备：胃管、50mL注射器、润滑油、棉签、胶布、手电筒、听诊器、手套、适量温开水、弯盘、治疗巾、压舌板、纱布	5
	检查耗材包装的密闭性、生产日期、保质期	5

续表

项目	内容及评分标准	项目分
操作阶段	患者体位：患者取坐位或半卧位，铺治疗巾	5
	检查患者生命体征，手电筒检查患者口腔及鼻腔情况，询问既往病史，有无义齿，使用棉签清洁两侧鼻腔	10
	佩戴手套，取出胃管并测量长度（前额发际-剑突；鼻尖-耳垂-剑突）通常为45～55cm	15
	涂抹石蜡油，沿患者鼻腔进管，插入10～15cm处嘱患者做吞咽动作，观察患者面色及有无呛咳，直至插至标记长度为止（昏迷患者一手托起患者头部，紧贴患者胸骨柄，缓慢进管）	20
	检查胃管是否抵达胃部：注射器抽吸胃内容物；注射器抽取空气，将听诊器置于患者剑突部位，将气体打入，闻及气过水声；将胃管末端置于盛水治疗碗中，观察是否有气泡	15
	胶布固定胃管于面颊部，并正确标识胃管（时间、深度）	10
	操作时密切关注患者一般情况，如有变化及时停止操作	5

表11-22　洗胃术（洗胃机）操作流程评分标准

项目	操作流程	分值
准备	1．仪表端庄、着装符合要求	2
	2．物品准备　洗胃机、洗胃机冲洗管、无菌胃分包（治疗巾＋弯盘）、无菌手套、50mL注射器、胶布、无菌纱布、石蜡油、手消液、一次性胃管、手电筒、牙垫、清洁桶、污物桶、温水10 000mL（根据口服毒物性质、剂量选择洗胃溶液）	4
	3．检查仪器处于完好备用状态	2
场景	患者误服大量药物，需进行洗胃	4
评估	1．评估服入的毒物名称，时间，剂量，既往史 口述：您因为误服大量药物，现遵医嘱为您洗胃，请您配合 给患者取左侧卧位（昏迷患者去枕平卧，头偏一侧）	4
	2．评估患者心理状况，配合程度，有无洗胃禁忌证	2
	3．检查患者口腔黏膜，有无活动义齿	2
操作	洗手，戴口罩，备齐用物，推至床旁，核对患者，向患者说明洗胃目的，过程及注意事项，协助取左侧卧位；环境安静舒适，患者呼吸道通畅	2
	连接电源，开机，循环两次，口述：洗胃机运作正常 连接冲洗管，各管路置于相应容器内	4
	口述：遵医嘱备37℃的温水10 000mL	4
	备两条胶布，打开胃分包，将治疗巾垫于患者头侧	4
	无菌原则打开牙垫、50mL注射器、一次性胃管外包装，放入弯盘内，戴手套	10
	弯盘放于患者口周，测量插入胃管深度，前额发际线至剑突，润滑胃管前端15～20cm，放牙垫，经口插入45～55cm	10
	50mL注射器回抽胃液，证明在胃内，抽出的胃内容物送检，末端反折，胶布蝶形固定胃管	6
	连接洗胃机，开机，复位，调节参数，先将胃内容物抽尽，每次灌注量为300～500mL，保证出量和入量平衡，反复洗胃直至洗出澄清无味为止 洗胃过程中经常询问患者感受，适时给予鼓励，密切观察患者面色，意识，生命体征，有无寒战、腹痛腹胀	12

续表

项目	操作流程	分值
操作	观察洗出液的颜色、性状、量、气味，如洗出血性分泌物，应立即停止洗胃，报告值班医师	10
	洗胃结束，遵医嘱停洗胃机，准备纱布，拔出胃管	6
	协助患者取舒适体位，整理床单位，垃圾分类处理，洗胃机消毒后备用，洗手，记录	6
要求	1．操作流程正确、熟练	3
	2．操作时间7min	3

表11-23 创伤的包扎止血固定评分标准

项目		内容及评分标准	项目分
操作前准备		1．核对患者的姓名，与患者及家属沟通交代注意事项，取得患者同意	5
		2．评估患者受伤病情、意识状态，测量血压、脉搏等生命体征，评估环境安全	5
		3．我已穿好工作服，戴好帽子、口罩，洗手（可口述）	5
		4．准备和检查所需物品 夹板、衬垫、绷带、担架、250mL生理盐水、过氧化氢、络合碘、胶布、无菌敷料（纱布和棉垫）、止血带	5
操作过程	查体	1．迅速对患者进行重点的查体，边查体边汇报结果	5
		2．意识情况、一般生命体征情况	5
		3．头颈部 有无头痛、恶心呕吐，瞳孔等大等圆，对光反射是否灵敏；耳、口、鼻有无渗血渗液，眶周乳突周围有无发绀，颈椎有无压痛，活动情况	5
		4．胸腹部 有无压痛、有无反常呼吸，胸廓挤压征情况，听诊心肺情况	5
		5．骨盆 会阴部有无淤血发绀，骨盆挤压及分离征情况，如果骨盆挤压实验阳性，禁忌再行骨盆分离实验	5
		6．四肢情况 四肢有无开放性骨折伴血管损伤、有无畸形肿胀及明显异常，足背动脉搏动是否触及，末梢感觉血运是否良好	5
	现场处置	1．一般处理 建立静脉通道（不能在患肢建立）、给予吸氧	5
		2．止血 将止血带绑在患者肢上1/3，绑前用衬垫保护，压力500mmHg，注明时间，每隔60min放松止血带一次，放松时间为3～5min	10
		3．初步清创 生理盐水清洁创口周围皮肤，分别用生理盐水、过氧化氢、络合碘清洗伤口去除较大的异物及血凝块，无菌敷料覆盖，绷带包扎，松紧合适	10
		4．夹板固定 用棉垫放置于关节骨突部位，然后将小夹板分别放置在患肢内外侧，用绷带分段固定包扎患肢两处部位	10
	转运后送	1．询问患者感受，未诉不适。止血带松紧合适，患者末梢血运感觉良好，夹板松紧合适（上下活动各为1cm为宜）	5
		2．按脊柱损伤搬运的原则将患者转移至脊柱板上，转移至医院进行紧急进一步处理	5
		3．操作过程中注意动作迅速、神情紧张，同时注意人文关怀，与患者家属补充交代抢救结果及下步处理意见	5

表 11-24　小伤口清创缝合评分标准

项目	内容及评分标准	项目分
术前准备	1. 核对患者的姓名、床号，与患者及家属沟通交代操作目的、方法及注意事项，取得患者书面同意，嘱患者排尿，昏迷者导尿，询问有无麻药过敏史	5
	2. 了解、评估患者病情，测量血压、脉搏等生命体征，评估环境，注意保暖	5
	3. 戴口罩、帽子、洗手（可口述）	5
	4. 准备和检查所需物品　切开缝合包（治疗盘、弯盘、止血钳、有齿镊、无齿镊、持针器、刀柄）、尖刀片、无菌手套、5mL注射器、2%利多卡因、0.5%聚维酮碘、生理盐水、过氧化氢、棉签、胶带、无菌纱布	5
操作过程	1. 摆体位　协助患者根据需要缝合的创口部位摆好体位	5
	2. 皮肤准备　用无菌纱布填塞和覆盖伤口（5分），剃除伤口周围毛发（5分，如头皮伤口）	10
	3. 清洗双手并消毒或佩戴无菌手套	5
	4. 先后使用生理盐水、聚维酮碘、过氧化氢冲洗创口重复冲洗3次（5分），铺盖无菌单（5分）	10
	5. 仔细检查伤口，清除血凝块、异物和组织碎片，切除明显坏死和失活组织以及明显挫伤的创缘组织	10
	6. 局麻　检查核对麻药名称及有效期，并抽取2%利多卡因2～3mL，在创口周围逐层浸润麻醉	5
	7. 选用合适的缝针缝线逐层缝合创口	15
	8. 创口消毒后覆盖无菌纱布，胶布黏合；观察患者反应及术后处理，注意人文关怀，医疗垃圾弃入黄色垃圾袋，针及刀片弃入锐器盒中，器械消毒	10
	9. 告知注意事项（5分），后续换药、拆线的时间（5分）	10

表 11-25 小夹板固定评分标准

项目	内容及评分标准	项目分
操作前准备	1. 核对患者的姓名、床号，与患者及家属沟通交代注意事项，取得患者书面同意	5
	2. 了解评估患者病情　检查患肢，了解有无伤口、畸形及反常活动等情况，检查末梢血运；测量血压、脉搏等生命体征，评估环境，注意保暖	10
	3. 我已穿好工作服，戴好帽子、口罩，洗手（可口述）	5
	4. 准备和检查所需物品　小夹板若干、棉垫、手套、绷带、胶带	10
操作过程	1. 摆体位　协助患者根据固定部位摆好体位，充分暴露患肢	10
	2. 戴手套，充分暴露伤口，除去伤口周围污物，伤口处覆盖无菌纱布或棉垫并包扎	10
	3. 用棉垫放置于关节骨突部位，然后将小夹板分别放置在患肢内外侧，用绷带分段固定包扎患肢两处部位	20
	4. 整理患者衣物，医疗垃圾弃入黄色垃圾袋	10
	5. 操作过程中注意人文关怀，询问患者感受；操作结束后观察患者生命体征及末梢皮肤温度、颜色、感觉、活动情况，告知患者术后相关注意事项（抬高患肢等）	10
	6. 违反无菌原则每次扣5分，最多扣10分	10

表11-26　石膏固定评分标准

项目	内容及评分标准	项目分
操作前准备	1．核对患者的姓名、床号，与患者及家属沟通交代操作目的、方法及注意事项，取得患者书面同意	5
	2．了解评估患者病情　检查患肢，了解有无伤口、畸形及反常活动等情况，检查末梢血运；测量血压、脉搏等生命体征，评估环境，注意保暖	5
	3．我已穿好工作服，戴好帽子、口罩，洗手（可口述）	5
	4．准备和检查所需物品　石膏卷、棉垫、手套、绷带、水、剪刀、胶带	5
操作过程	1．摆体位　协助患者根据固定部位摆好体位，充分暴露患肢	5
	2．戴手套，充分暴露伤口，除去伤口周围污物，伤口处覆盖无菌纱布或棉垫并包扎	10
	3．预测石膏长度宽度，其长度超过患处远近关节	5
	4．固定前用棉垫包裹肢体	5
	5．制备石膏托　在平整台面上叠瓦状铺石膏卷，10～12层（5分）；调节水温至40度左右（口述）（5分）；石膏浸泡于水盆、拧干（5分）；衬垫纱布保持整洁（5分）	20
	6．固定石膏　用绷带缠绕石膏，使其固定于患肢	5
	7．石膏塑型　用手按压石膏使其与患肢体充分贴合	5
	8．修整石膏　用剪刀修剪关节处的多余石膏，询问患者有无不适	5
	9．整理患者衣物，医疗垃圾弃入黄色垃圾袋	5
	10．操作过程中注意人文关怀，询问患者感受；操作结束后观察患者生命体征及末梢皮肤温度、颜色、感觉、活动情况，告知患者术后相关注意事项（抬高患肢等）	5
	11．违反无菌原则每次扣5分，最多扣10分	10

（武晓兰　沈　航）

第五节　五官科基本技能要求

视力检查；结膜异物（结膜结石取出）处理；眼冲洗（冲洗结膜囊）；检眼镜检查；唇及口腔、口咽、鼻咽、咽喉部检查；前鼻镜检查；耳的一般检查及耳镜检查评分标准见表11-27～表11-33。

表11-27　视力检查评分标准

项目	评分标准	项目分
操作前准备	1．操作人员准备；着装整洁、洗手、戴口罩、帽子	5
	2．用物准备；遮眼板、手电筒、指示棒、5m视力表	5
	3．评估患者的病情，解释操作目的，取得患者合作	5
	4．视力表需有充足的光线照明，受检者距视力表5m，并安置在适当的高度，使1.0行与受检者视线等高	5
操作流程	1．查视力须两眼分别进行，一般先右后左；可用手掌或小板遮盖另眼，盖时注意不可压迫眼球	5
	2．检查时，由上而下指点视力表上的字符，受检者应在3s内说出其字符的缺口方向，记录其能完全正确认识的那一行字符的标志数字为受检者的视力	10

续表

项目	评分标准	项目分
操作流程	3. 如果最低视力行字符（0.1）不能辨认，嘱受检者逐步向视力表走近，直到认出最大字符0.1为止，记录实际距离，按视力＝实际看到0.1的距离/50计算视力，如3m则为3m/50m＝0.06	10
	4. 受检眼视力低于1.0时，须加针孔板检查，如视力有改善则可能有屈光不正，如受检眼已戴镜，则应检查和记录戴镜矫正视力	10
	5. 如受检者走到距离视力表1m处仍不能分辨0.1的字符，则改为查指数；嘱受检者背光而立，检查者伸出不同数目的手指，距离从1m开始，逐渐移近，直到能正确分辨为止，记录为距多少厘米数指，如“指数/30cm”	10
	6. 如手指距眼5cm处仍不能正确数指，则改为查手动，即在受检者的前方摆动检查者的手，并逐渐移近，记下能正确判断手动的距离，如“手动/50cm”	10
	7. 如在靠近受检者眼前摆手也不能正确判断手动，则改为查光感，即在暗室内用检眼镜或手电筒照射受检眼，测试受检眼能否正确判断眼前有光亮还是没有光亮，如能判断，则记为“光感”，否则记为“无光感”	10
	8. 整理用物	5
评价	1. 动作轻稳、操作准确 2. 患者舒适、沟通及时 3. 操作时间适中	10

表11-28　结膜异物（结膜结石取出）处理评分标准

项目	操作内容	项目分
操作目的	1. 剔除结膜结石减轻不适感，避免引起角膜擦伤 2. 适用突出于结膜表面引起异物感的结膜结石患者	5
评估要点	1. 评估结膜结石的部位、大小、有无畏光、眼痛、异物感等自觉症状 2. 了解患者的心理反应，有无害怕、紧张等情绪	5
操作准备	准备：着装整洁规范，仪表端庄大方	10
	操作用物：治疗盘、1mL注射器针头、消毒棉签、抗生素眼药水或眼膏、表面麻醉剂（0.5%丁卡因点眼液或奥布卡因滴眼液）、眼垫、胶布、弯盘、治疗执行单	10
操作步骤	1）核对医嘱	2
	2）核对患者床号、姓名、ID号，评估患者，向患者作解释	2
	3）洗手，戴口罩；备齐用物携患者至治疗床旁，再次核对	2
	4）协助患者取仰卧位，固定好头部	3
	5）用奥布卡因滴眼麻醉，1滴，1次	3
	6）操作者暴露睑结膜，嘱患者向操作眼睑相反的方向注视（即操作上睑时向下方注视、操作下睑时向上方注视），以1mL注射器针头斜面向上，剔除突出结膜面的结石，剔除后观察结膜面是否有出血，若出血则以棉签压迫止血	20
	7）术毕滴抗生素眼药水或涂抗生素眼膏，盖眼垫，包扎患眼	7
	8）整理患者衣物，询问患者需要，必要时行相关知识宣教	5
	9）酌情处理用物；洗手	3
	10）做好相关记录	3
	11）操作速度：完成时间限15min以内	5

续表

项目	操作内容	项目分
综合评价	A、5分；B、4分；C、3分；D、2分；E、1分；F、0分	5
指导要点	1. 嘱患者注意保持眼睛的清洁卫生，预防感染 2. 指导患者遵医嘱滴抗生素眼药、涂抗生素眼膏	5
注意事项	1. 针头斜面向上，尽量避开结膜血管，以减少出血 2. 结石多而成堆时，只剔除大而突出的，不一定一次取净，以减少结膜的损伤	5

表11-29 眼冲洗（冲洗结膜囊）评分标准

项目	内容及评分标准	项目分
操作前准备	1. 衣帽整齐洗手、戴口罩	5
	2. 物品 冲洗液（生理盐水）、消毒棉签、冲洗针头及注射器、受水器、治疗巾、表面麻醉眼液、抗生素眼液、手消毒液	7
	3. 查核药品有效期及质量 检查一次性物品质量及有效期	5
	4. 核对医嘱，根据医嘱准备药品	5
操作标准	1. 于处置室准备用物，将患者请至处置室，核对ID号、床号、姓名、眼别、洗眼液名称，评估患者病情，向患者说明目的、方法，取得配合	8
	2. 协助患者取舒适坐位或仰卧位，头向后仰并向患侧倾斜，双眼注视前方	6
	3. 在患眼同侧颈部铺上治疗巾，患者或助手持受水器紧贴面颊部皮肤，以接受流下的液体	6
	4. 以棉签擦去患眼分泌物，戴手套，注射器抽取生理盐水，检查冲洗针头是否密闭且通畅，拉开患眼下睑，暴露结膜囊	6
	5. 缓慢推送注射器针栓，冲洗患眼结膜囊	8
	6. 嘱患者上下左右转动眼球，冲洗下结膜囊时向上方注视，冲洗上结膜囊时向下方注视，并翻转上眼睑，充分冲洗结膜囊	10
	7. 冲洗完毕，用棉签或纱布擦去颜面部水滴，取下受水器和治疗巾	6
	8. 根据病情需要用清洁纱布包扎或遮盖患眼；可根据患者病情使用相应药物点眼治疗	5
质量标准	1. 操作有序，方法正确，动作轻稳	5
	2. 冲洗时，冲洗针头距离眼球 3～5cm，不可接触眼睑、睫毛及眼球	5
	3. 化学伤急救需分秒必争，就地取材，尽早冲洗	5
	4. 眼球贯通伤、较深的角膜溃疡患者禁忌行结膜囊冲洗	3
	5. 良好的人文关怀和沟通	5

表11-30 检眼镜检查评分标准

项目	评分标准	项目分
	1. 环境准备 相对暗室，使瞳孔可自然放大	2
	2. 用物准备 直接检眼镜、若有需要可应用药物散大瞳孔	3
	3. 检查者准备 穿白大衣或工作服、清洗双手	2.5
	4. 被检查准备 了解有无青光眼病史，嘱被检者取下眼镜	2.5

续表

项目	评分标准	项目分
操作流程	1．检查者体位　受检查者多取坐位，检查者坐位或立位均可；按先右后左的次序检查被检眼	5
	1.1　检查右眼时，检查者站在患者的右侧，右手持镜，用右眼观察	5
	1.2　检查左眼时，则站在患者的左侧，左手持镜，用左眼观察	5
	2．被检查者体位	
	2.1　检查者调整座椅高度，使被检者的眼睛略低于检查者眼睛的位置	5
	2.2　被检查者取舒适坐姿，头微上抬，指导其看远处非调节视标	5
	3．检查者手位　检查者一手持检眼镜，将检眼镜光阑手轮调到标准光斑（中光斑），示指放在检眼镜透镜转盘上，以便随时调整屈光度，其余的手指握住镜柄；另一手固定患者的头部及上睑	20
检查方法	彻照法检查眼底检查	
	1．将检眼镜透镜盘拨到＋8D～＋10D，距被检眼 10～30cm，与视线呈 15° 夹角	5
	2．检查眼的屈光间质有无混浊	
	2.1　将检眼镜灯光射入瞳孔，如瞳孔区呈均匀一致的橙红色反光则表明屈光间质无混浊	5
	2.2　如在橙红色反光中出现黑影则屈光间质有混浊，如瞳孔呈黑色或暗红色	5
	2.3　光线完全不能射入则为晶状体混浊或玻璃体积血	5
	3．判断屈光间质混浊的部位	2.5
	3.1　嘱被检查者眼球上、下、左、右转动，如为顺动（黑影移动的方向与眼球移动的方向一致），表明混浊位于晶状体前方	10
	3.2　如为顺动（黑影移动的方向与眼球移动的方向一致）表明混浊位于晶状体前方；如为逆动（黑影移动的方向与眼球移动的方向相反），表明混浊位于晶状体后方	10
	3.3　如不动则混浊位于晶状体	2.5

表 11-31　唇及口腔、口咽、鼻咽、咽喉部检查法评分标准

项目	内容及评分标准	项目分
操作前准备	器械准备：着装整洁、戴口罩帽子、准备检查用具（额镜、鼻咽镜、间接喉镜、压舌板）	2
	沟通：介绍自己及将要进行的检查，交代患者正确坐姿（上身稍前倾，头正，腰直）	3
	检查者：坐在患者对面	1
佩戴额镜	调节关节松紧度至镜面能灵活转动而又不松脱	2
	调节头带的长度以适合检查者头部	2
对光	光源置于被检查者耳后上方约 15cm 处	3
	检查者面对患者，距离 25～40cm	3
	保持瞳孔、镜孔、反光焦点和检查部位呈一直线	3
	保持检查姿势端正，不可弯腰扭颈迁就光源	3
	单目视线通过镜孔观察被检查区域，另眼不闭	3
唇及口腔检查	将光线照于患者唇部，观察口唇	2
	嘱患者张口，以压舌板拨开颊部及牙齿间隙	2
	观察牙齿、牙龈、颊部及腮腺开口	2

续表

项目	内容及评分标准	项目分
唇及口腔检查	嘱患者继续张口，压舌、观察硬腭、舌体	2
	嘱患者抬起舌尖，观察口底及涎腺开口（是否有肿胀、溃疡等）	2
口咽部检查	以压舌板将舌前2/3轻轻压下，见口咽部	2
	嘱患者发“啊”音	1
	观察腭垂、软腭、舌腭弓、咽腭弓、咽后壁、咽侧壁（描述上述部位黏膜有无充血、溃疡、新生物，是否隆起，排除脓肿或肿瘤，每部位1分）	6
	观察扁桃体大小形状（肿大需分Ⅰ、Ⅱ、Ⅲ度），有无脓点、角化物或渗出物	5
鼻咽检查方法	嘱患者坐直，自然张口，用鼻呼吸	2
	选用鼻咽镜	1
	烘烤镜背，并于手背试温	2
	压舌板压舌前2/3，将鼻咽镜送到软腭与咽后壁之间	1
鼻咽检查内容	镜面向上向前，观察软腭背面、鼻中隔后缘、后鼻孔、各鼻道及鼻甲的后段（注意上述各处黏膜有无充血、粗糙、出血、溃疡、新生物，每处1分）	5
	镜面向左右旋转，观察咽鼓管咽口及其周围结构（内容同上）	5
	镜面朝上，观察鼻咽顶部及腺样体（内容同上）	
咽喉及喉部检查方法	选用间接喉镜	1
	右手执笔姿势持镜，烘烤镜背，并于手背试温	2
	嘱受检者张口伸舌，左手以纱布包裹受检者舌前部，左手拇、中指挟持并向前牵拉	2
	经左侧口角将间接喉镜送入口咽，镜面朝前下、镜背将悬雍垂和软腭推向后上	2
咽喉及喉部检查内容	观察舌根、会厌谷、喉咽后壁、喉咽侧壁、会厌舌面及游离缘、舌会厌侧壁、杓状软骨及两侧梨状窝	8
	注意以上部位有无充血或溃疡或增生，有无新生物，有无异物	3
	嘱患者发”衣”音，使会厌向前上抬起	2
	观察会厌喉面、杓会厌皱襞、杓间区、室带和声带	5
	注意声带及杓状软骨、杓会厌襞活动情况	2
整体评估	熟练程度（根据娴熟程度及完成时间长短评定）	4

表11-32 前鼻镜检查评分标准

项目	内容及评分标准	项目分
检查前准备	1．与患者及家属沟通（口述即可）	5
	2．了解、熟悉患者病情、生命体征，询问病史	5
	3．检查所需物品 前鼻镜，额镜，鹅颈灯或其他光源（如果要做鼻腔治疗则可能需要棉签、枪状镊、1%麻黄碱喷雾收缩鼻腔、1%丁卡因喷雾麻醉等）	5
操作过程	1．摆体位 患者正坐位	5
	2．检查者戴好帽子和口罩，头戴额镜，调整光源和额镜，使光线聚焦在受检者鼻部	20

续表

项目	内容及评分标准	项目分
操作过程	3. 检查者左手正确握持前鼻镜，先将前鼻镜的两叶合拢，与鼻腔底平行伸入鼻前庭，勿超过鼻阈，然后将前鼻镜的两叶轻轻上下张开，抬起鼻翼，扩大前鼻孔，右手可放在受检者头上控制受检者头位，按下述三种头位顺序检查 第一头位：患者头面部呈垂直位或头部稍低，观察鼻腔底、下鼻甲、下鼻道、鼻中隔前下部分及总鼻道的下段 第二头位：患者头稍后仰，与鼻底成30°，检查鼻中隔的中段、中鼻甲、中鼻道和嗅裂的一部分 第三头位：头部继续后仰30°，检查鼻中隔的上部、中鼻甲前端、鼻丘、嗅裂和中鼻道的前下部 检查完毕，保持前鼻镜的两叶轻轻张开退出鼻前庭	60

表11-33　耳的一般检查及耳镜检查评分标准

项目	内容及评分标准	项目分
检查前准备	1. 与患者及家属沟通，了解、熟悉患者病情，询问病史（口述即可）	5
	2. 操作者的自我准备，穿工作服，戴帽子、口罩、洗手（口述即可）	5
	3. 检查所需物品　额镜，鹅颈灯或其他光源，耳镜，膝状镊等	5
操作过程	1. 受检者端坐，被检耳朝检查者；检查者戴好帽子和口罩，头戴额镜，调整光源和额镜，使光线聚焦在受检者被检耳	5
	2. 耳郭及耳周检查　以望诊和触诊为主，观察有无耳郭畸形、耳郭红肿、隆起、触痛，皮肤有无皮疹，耳周有无肿块等	20
	3. 外耳道及鼓膜检查 （1）徒手检查法：应用单手亦可用双手将耳郭向后、上、外方轻轻牵拉，使外耳道变直，同时可用示指将耳屏向前推压，使外耳道口扩大，以便看清外耳道及鼓膜 （2）耳镜检查法：可采用双手或单手法，耳镜前端勿超过软骨部，以免引起疼痛；察看鼓膜时需要调整耳镜的方向，方能看到鼓膜的各个部分；应观察外耳道有无红肿、耵聍、积液或脓等，观察鼓膜有无穿孔、充血、内陷，鼓室有无积液等；检查完一侧耳，再检查另外一侧耳	60

（武晓兰　康元昊）

第六节　传染科基本技能要求

七步洗手法评分标准、穿脱隔离衣评分标准（非一次性）、传染性标本的收集方法（咽拭子）评分标准见表11-34～表11-36。

表11-34　七步洗手法评分标准

项目	内容及评分标准	项目分
术前准备	1. 我已穿好工作服，戴好帽子、口罩，修剪指甲、取下手表及首饰、洗手、卷衣袖至肘	5
	2. 在清洁区环境中准备选择洗手液、毛巾、流水自来水设备、盛污物容器，均在有效期内	5
操作过程	1. 用肘或适宜方法打开水龙头、湿润双手，涂洗手液	5
	2. 洗掌心　掌心相对，手指并拢互相揉搓	10
	3. 洗手背　手心对手背沿指缝互相揉搓、两手交替	10
	4. 洗指缝　掌心相对，双手交叉沿指缝互相揉搓	10

续表

项目	内容及评分标准	项目分
操作过程	5. 洗指背　弯曲各指关节，在另一掌心旋转揉搓，双手交替	10
	6. 洗拇指　一手握另一手大拇指旋转揉搓，双手交替	10
	7. 洗指尖　指尖在掌心中转动揉搓，双手交替	10
	8. 洗手腕　螺旋式擦洗手腕，交替进行（腕上10cm）	10
	9. 流动水冲洗干净，关闭水龙头，避免手的再污染	5
	10. 用毛巾擦干双手	5
	11. 操作过程中注意稳、准、轻、快、符合操作原则，每个步骤揉搓时间不少于10s时间，按消毒技术要求处理用物	5

表11-35　穿脱隔离衣评分标准（非一次性）

项目		内容及评分标准	项目分
操作前准备		1. 我已穿好工作服，戴好帽子、口罩，修剪指甲、取下手表及首饰、洗手、卷衣袖至肘（可口述）	5
		2. 在隔离环境清洁区中准备隔离衣一套，选取大小合适的隔离衣并检查包装完好，时间在有效期内	5
操作过程	穿隔离衣	1. 取隔离衣方法　清洁状态的手不可触及隔离衣污染面，只能触及衣领和内面（注意领口系带）	5
		2. 穿隔离衣方法　右手持衣领，左手伸入袖内，右手将衣领向上拉，使左手露出来；再穿好右侧肩袖（前臂充分露出）	5
		3. 系领口无污染　双手持衣领中央顺边缘由前向后捋，系好领口的带子	5
		4. 扎袖口避免污染内面	5
		5. 自两侧衣缝同时将隔离衣后身向前拉，感觉到衣边时捏住，注意手勿触及衣内面；两手在背后将两侧衣边对齐，向一侧折叠按压，以一手按住，另一手将腰带压住折叠处	10
		6. 在背后左右交叉，回到前面，打一活结系好腰带（若腰带过短，可在后方打结）	5
		7. 衣领-袖口-腰带顺序正确	5
	脱隔离衣	1. 解开腰带、在前面打一活结	5
		2. 解开袖口，在肘部将袖子往上捋，暴露前臂（紧袖口工作服将衣袖往上拉即可），注意手勿触及前臂和袖子内面	5
		3. 消毒双手，再按前臂至指尖的顺序刷洗2min，清水冲洗，擦干	5
		4. 刷手完毕后解开领口，注意不要污染已消毒的双手	5
		5. 右手伸入左侧袖口内，拉下衣袖过左手，用遮盖着的左手握住右侧袖子的外面将其拉下；双手转换渐从袖管中退出，两手在袖内使袖子对齐；右手撤出，捏住衣领边缘对齐，再脱出左手	10
		6. 双手捏住衣领，将隔离衣往前方对折，不往自己这一面对折，避免污染自身；用衣夹夹衣领挂好，含有衣领边缘的一侧朝着污染区	10
		7. 过程熟练，动作轻巧，准确；隔离观念无污染，无违反隔离原则	10

表11-36　传染性标本的收集方法（咽拭子）评分标准

项目	内容及评分标准	项目分
术前准备	1. 核对患者的姓名、床号，与患者及家属沟通交代操作目的、方法及注意事项，取得患者同意	5
	2. 了解、评估患者病情，检查口腔黏膜和咽部感染情况，评估环境，注意保暖	5

续表

项目	内容及评分标准	项目分
术前准备	3．我已按照三级防护要求着装，戴好N95及以上防护口罩、护目镜、防护面屏、双层乳胶手套、防护服、一次性隔离衣、靴套、鞋套	10
	4．准备和检查所需物品　生理盐水漱口液、一次性杯子、压舌板、一次性咽拭子采集器、病毒保存液试管、手电筒、医疗废物桶、执行单、笔、手消毒液；使用前检查采集器及病毒保存液试管包装是否完整及在有效期内（缺少一项扣0.5分，直至5分扣完）	10
操作过程	1．摆体位　协助患者取坐位或仰卧位	5
	2．手卫生（手消毒液消手），嘱被采集人员先用生理盐水漱口	5
	3．将拭子放入无菌生理盐水中湿润	5
	4．嘱被采集人员头部微仰，嘴张大，并发“啊”音，露出两侧咽扁桃体和咽后壁，必要时可用压舌板及手电筒辅助	10
	5．将拭子越过舌根，在被采集者两侧咽扁桃体稍微用力来回擦拭至少3次（拭子侧面）	5
	6．然后再在咽后壁上下擦拭至少3次（拭子前端）	5
	7．将拭子头浸入含2～3mL病毒保存液的管中，尾部弃去，旋紧管盖	10
	8．填写标本编号，并在试管外注明相关信息，标本留取时间，与患者核对标本及标本信息，确认无误后放于标本采集盒，迅速送到检验科	10
	9．整理用物，医疗垃圾弃入黄色垃圾袋，手卫生（手消毒液消手）	5
	10．操作过程中注意人文关怀，询问患者感受；操作结束后观察患者反应及生命体征，告知患者相关注意事项	10

注：穿脱防护服（见国家卫健委视频示范）

（曹艳杰　沈　航）

本章数字资源

心电图操作	吸痰术	胸腔穿刺术	腹腔穿刺术	导尿术（男性）	伤口拆线	浅表脓肿切开引流	初级心肺复苏
氧气吸入	电除颤	简易呼吸器使用	留置胃管	洗胃术（洗胃机）操作	创伤的包扎止血固定	小伤口清创缝合	小夹板固定
石膏固定	咽喉部检查	前鼻镜的检查方法	耳的检查方法	七步洗手法	穿脱隔离衣	传染性标本收集	

参考文献

[1] 国家卫健委能力建设和继续教育超声专科专家委员会, 全军急救医学专业委员会, 中国医学装备协会超声装备技术分会战创伤与急症超声专业委员会和远程及移动超声专业委员会. 超声引导下外周神经阻滞技术应用专家共识 [J]. 中华医学超声杂志 (电子版), 2019, 16 (12): 915-918.

[2] 陈百励, 严伟兴, 杨少莲, 等. 严重多发性创伤伴腹部脏器损伤伤员应用急诊救治措施的效果分析 [J]. 深圳中西医结合杂志, 2021, 31 (22): 114-116.

[3] 陈婷婷, 马李杰, 肖贞良. 部队官兵急性高原反应的影响因素分析 [J]. 解放军医学院学报, 2021, 42 (12): 1249-1253.

[4] 陈炎琰, 钟方虎, 吴铨, 等. 飞行人员疲劳问题研究进展 [J]. 中华航空航天医学杂志, 2011, 22 (2): 154-157.

[5] 陈杨, 潘春光, 姜俊杰, 等. 高原肺水肿的发病机制及其防治研究进展 [J]. 解放军预防医杂志, 2018, 36 (4): 532-536.

[6] 陈勇, 陈志军, 段小军, 等. 不同运输方式下某部赴高原驻训人员急性高原反应发生情况调查 [J]. 第三军医大学学报, 2017, 39 (2): 107-110.

[7] 成元春, 王李华. 创伤性腹部血管破裂34例诊治分析 [J]. 浙江创伤外科, 2003, 8 (4): 30-31.

[8] 刁泽坤, 于丽华, 商殿博, 等. 飞行员空中排尿装置舒适性评价 [J]. 空军航空医学, 2023, 40 (5): 408-410.

[9] 段志泉, 刘作良. 合并腹腔脏器损伤的腹部大血管损伤 (附12例报告) [J]. 实用外科杂志, 1989, 9 (8): 405-406.

[10] 冯聪, 陈力, 周璇, 等. 超声在战现场腹部战创伤救治中的应用 [J]. 人民军医, 2016, 59 (11): 1099-1100.

[11] 高寒, 房玉丽, 李雪玉. 部队官兵冷损伤预防措施研究进展 [J]. 军事护理, 2022, 39 (11): 89-91.

[12] 高文祥, 吴刚, 徐立聪, 等. 高原肺水肿发生机制与临床转化的现状与展望 [J]. 生物医学转化, 2021, 2 (2): 1-7, 71.

[13] 高钰琪, 黄缄, 黄庆愿, 等. 高原军事医学基础研究进展 [J]. 西南国防医药, 2003, 13 (5): 561-564.

[14] 高钰琪, 黄庆愿, 刘福玉, 等. 预缺氧复合锻炼改善新兵急进高原后的体力劳动能力 [J]. 解放军预防医学杂志, 2004, 22 (4): 242-244.

[15] 耿喜臣, 金朝, 徐艳, 等. 新的抗荷动作: HP与PHP动作抗荷效果的评价 [J]. 中华航空航天医学杂志, 2002, 13 (4): 209-213.

[16] 龚亮, 陈郁, 陈兴书, 等. 部队高原疾病及灾害防治系列研究 (5) 高原原发性高血压与高原高血压防治研究进展 [J]. 人民军医, 2018, 61 (11): 1067-1071.

[17] 郭华, 李侠, 景百胜, 等. 两型大型运输机飞行人员健康状况比较 [J]. 西南国防医药, 2011, 21 (9): 1044-1046.

[18] 郭远美, 贾雪梅, 朱俊勇, 等. 我国全科医学继续教育的现状及对策 [J]. 中华医学继续教育, 2020, 40 (9): 717-720.

[19] 国家卫生健康委员会人才交流服务中心儿科呼吸内镜诊疗技术项目专家组, 中国医师协会儿科医师分会内镜专业委员会, 中国医师协会内镜医师分会儿科呼吸内镜专业委员会, 等. 中国儿童气道异物呼吸介入诊疗专家共识 [J]. 中华实用儿科临床杂志, 2018, 33 (18): 1392-1402.

[20] 韩军涛；王洪涛；王耘川. 冻伤早期的临床诊疗全国专家共识 [J]. 中华损伤与修复杂志 (电子版), 2022, 17 (1): 1-6.

[21] 何盛梅, 王晓云, 赵厚育. 感音神经性听力损失治疗的研究进展 [J]. 中国听力语言康复科学杂志, 2023, 21 (1): 46-50.

[22] 黄庆愿, 刘福玉, 游海燕, 等. 低氧预适应训练在急进高海拔高原部队中的应用 [J]. 中国应用生理学杂志, 2011, 27 (3): 304.

[23] 姜蔚, 李铁虎, 解本亮, 等. 近年国外核生化沾染环境洗消概述 [A]. 2019中国环境科学学会科学技术年会论文集 (第四卷) [C]. 2019: 672-675.

[24] 蒋文军, 张建耀. MEBO治疗海训 "日晒伤"248例临床体会 [J]. 中国烧伤创疡杂志, 2003, 15 (3): 207-209.

[25] 金占国, 欧阳汤鹏. 军事飞行人员变压性眩晕个别评定指南 (2022) [J]. 空军军医大学学报, 2022, 43 (6): 538-541.

[26] 金占国, 徐先荣, 王健, 等. 歼击机飞行员变压性眩晕的调查及相关因素分析 [J]. 解放军医学院学报, 2015, 36 (1): 21-23.

[27] 金占国, 徐先荣. 变压性眩晕的发生机制和预防措施 [J]. 中华航空航天医学杂志, 2004, 15 (2): 65-67.

[28] 靳国恩, 格日力. 高原低氧与脑组织结构和功能损伤 [J]. 中国高原医学与生物学杂志, 2021, 42 (3): 185-189.

[29] 阚文涛, 罗顺忠, 刘国平, 等. 化学突发事件应急处置技术与产品的研究进展 [J]. 材料导报, 2014, 28 (S1): 307-310.

[30] 李丽, 曹玉宽, 陈瑶, 等. 基于多生理信号的飞行警戒疲劳检测 [J]. 中国安全科学学报, 2023, 33 (2): 225-232.

[31] 李文志, 陈燕婷, 林晓萍, 等. 晕动病的精准前庭康复治疗 [J]. 中国耳鼻咽喉颅底外科杂志, 2021, 27 (3): 275-279.

[32] 李佑祉, 马婵娟, 姚晓东, 等. 晕动病的预防和治疗进展 [J]. 河北医药, 2020, 42 (16): 2513-2516, 2521.

[33] 李玉芳, 杨阿建, 李向明. 热加油安全区域分析研究 [J]. 内燃机与配件, 2021, (16): 57-60.

[34] 刘畅, 朱文娴, 许璨. 可食用制式食品或空勤灶新鲜制备食品 [J]. 食品安全, 2020, 9: 57.

[35] 刘珺, 杨晓明, 邓略 等. 莫达非尼在对抗飞行员睡眠剥夺和提高认知能力方面的应用 [J]. 空军医学杂志, 2021, 37 (1): 75-79.

[36] 刘清宇, 刘松春, 程治铭, 等. 寒区冻伤预防及诊疗研究进展 [J]. 人民军医, 2021, 64 (2): 147-150.

[37] 刘子泉, 崔欢欢, 刘燕青, 等. 高原肺水肿的诊断、治疗与预防 [J]. 中华灾害救援医学, 2021, 9 (8): 1162-1166.

[38] 娄纪祥, 陈永良, 叶利洪. 多层螺旋CT对钝性肾挫伤的诊断与临床评估 [J]. 浙江创伤外科, 2010,

15 (2): 232-233.
[39] 卢建明. 肾挫伤治疗体会 [J]. 实用中医药杂志, 2007, 6 (6): 407.
[40] 罗琳, 朱晓斐, 盛文博, 等. 晕动病的发病机制及诱因的研究进展 [J]. 继续医学教育, 2013, 27 (07): 70-74.
[41] 罗勇军, 高钰琪. 基因组多态性与急性高原反应易感性的关联研究进展 [J]. 西南军医, 2011, 13 (1): 106.
[42] 吕学明, 赵振宇, 初晨宇, 等. 战时重型颅脑损伤 "五级救治"体系建设与思考 [J]. 人民军医, 2021, 64 (9): 833-837.
[43] 孟凡俊, 赵新站, 刘玉萍, 等. 核生化事件应急处置装备发展与应用 [J]. 警察技术, 2015 (6): 63-77.
[44] 米卫东, 万里, 王庚. 外周神经阻滞并发症防治专家共识 [J]. 临床麻醉学杂志, 2020, 36 (9): 913-919.
[45] 聂志勇, 孙海鹏, 孙晓红, 等. 化学应急洗消技术及装备研究进展 [J]. 军事医学, 2016, 40 (4): 267-271.
[46] 齐鹏, 黎檀实. 腹部战创伤救治的相关研究进展 [J]. 人民军医, 2020, 63 (11): 1090-1094.
[47] 谭国栋, 刘振华, 徐斌, 等. 长航时飞行人员腰腿痛的发病情况与疗效观察 [J]. 中国医药导报, 2017, 14 (11): 8-11.
[48] 汪路明, 徐金明, 刘佳聪, 等. 肋骨胸骨肺部创伤诊治专家共识 (2022版) [J]. 中国胸心血管外科临床杂志, 2023. 30 (1): 1-9.
[49] 王丽, 周新. 肺气压伤的诊断与防治 [J]. 国外医学. 创伤与外科基本问题分册, 1987, (04): 199-201.
[50] 王强, 蒲昌盛. 腹部创伤后内脏血管损伤的诊治进展 [J]. 伤害医学 (电子版), 2023, 12 (2): 61-66.
[51] 王天宇, 周梦夏, 梁才全, 等. 现代海战伤特点、分类和分级救治的研究与启示 [J]. 华南国防医学杂志, 2021, 35 (12): 900-903.
[52] 吴宝林, 闫会明, 孙民. 军用飞机配装热加油关键点浅析 [J]. 教练机, 2020, (4): 15-17.
[53] 吴明磊, 赵广, 张信民, 等. 佩戴头盔模拟飞行8h的飞行耐力试验 [J]. 人类工效学, 2012, 18 (3): 16-19.
[54] 吴文娟, 任旭东, 张文昌, 等. "三防"伤员洗消技术与装备现状及发展趋势 [J]. 医疗卫生装备, 2013, 34 (1): 81-83.
[55] 肖慧慧. 浅析飞行程序噪声及其防治措施 [J]. 科技视界, 2014, (15): 107-108.
[56] 徐先荣, 张扬, 金占国. 气压损伤性航空病的诊治和医学鉴定 [J]. 空军总医院学报, 2009, 25 (3): 103-104.
[57] 徐先荣, 张扬, 马晓莉. 对耳气压伤的再认识 [J]. 空军总医院学报, 2008, 24 (2): 100-103.
[58] 徐先荣. 鼻窦气压伤—种特殊的鼻科疾病 [J]. 临床耳鼻咽喉头颈外科杂志, 2010, 24 (17): 769-771.
[59] 徐艳, 李宝辉, 卫晓阳, 等. 离心机模拟连续推拉动作训练方法研究 [J]. 航天医学与医学工程, 2020, 33 (2): 95-101.
[60] 徐艳, 谭清坡, 杨景慧, 等. 飞行员力量训练与评估方法研究 [J]. 载人航天, 2024, 30 (1) : 29-36.
[61] 徐艳, 王海霞, 李宝辉, 等. 新型生命保障系统对飞行员离心机模拟空战机动的防护效果 [J]. 中华航空航天医学杂志, 2019, 30 (3) : 189-193.
[62] 徐艳, 张莉莉, 张立辉, 等. 抗荷动作训练器上HP 动作的训练方法 [J]. 航天医学与医学工程, 2013, 26 (5): 363-365.
[63] 徐逸豪. 飞机噪声的危害与防范措施 [J]. 科技资讯, 2016, 14 (36): 84-86.

[64] 许帅, 张昊鹏, 董海龙. 急性高原低氧对人体认知功能的影响研究进展 [J]. 解放军医学杂志, 2023, 48 (9): 1094-1099.
[65] 杨辉. 初级卫生保健与中国全科医学的发展及挑战 [J]. 中国全科医学, 2018, 21 (28): 3407-3410.
[66] 杨仁旭. 核生化洗消新技术与新装备 [J]. 今日消防, 2020, 5 (2): 7-9.
[67] 杨喆, 尚磊, 谭志军, 等. 大规模伤员检伤分类方法研究进展 [J]. 中国急救复苏与灾害医学杂志, 2021, 16 (10): 1190-1193.
[68] 易云峰, 张连阳. 胸部爆炸伤的紧急救治——从指南到临床实践解读 [J]. 创伤外科杂志, 2022, 24 (2): 89-91.
[69] 于晓松. 新中国成立 70 年以来中国全科医学发展与展望 [J]. 中华全科医学, 2019, 17 (11): 1797-1799.
[70] 詹皓, 关宏. 精神药物在战时调节飞行人员睡眠与抗疲劳中的应用 [J]. 中华航空航天医学杂志, 1997, 8 (1): 48-51.
[71] 詹皓, 景百胜, 李砚锋, 等. 服用莫达非尼对48h 睡眠剥夺条件下模拟飞行操作能力的影响 [J]. 航天医学与医学工程, 2006, 19 (2): 102-105.
[72] 詹皓. 飞行疲劳评价方法与缓解措施的研究进展 [J]. 空军医学杂志, 2011, 27 (3): 153-157.
[73] 詹皓. 飞行人员合理用药飞行安全性评价方法与指标体系 [J]. 中华航空航天医学杂志, 2011, 22 (2): 146-153.
[74] 张含之, 葛许华, 陆媛, 等. 基于岗位胜任力的全科医生临床诊疗思维能力继续教育培养探索及差异化分析 [J]. 中国全科医学, 2023, 26 (34): 4315-4321.
[75] 张慧娟. 我国全科医学发展历史与现状分析 [J]. 养生保健指南, 2017 (9): 86.
[76] 张莉, 蔺兴遥, 尚芸, 等. 冻伤的病理机制及治疗研究进展 [J]. 中国临床药理学与治疗学 2023, 28 (3): 347-354.
[77] 张莉莉, 张晓丽, 苏芳, 等. 远程飞行航空卫生保障探讨 [J]. 空军医学杂志, 2022, 36 (5): 443-444.
[78] 张思森, 岳茂兴, 王立祥. 创伤性休克急救复苏新技术临床应用中国专家共识 (2019) [J]. 中华卫生应急电子杂志, 2019, 5 (1): 1-6.
[79] 张娴, 邹豪, 高申. 用于战时调节飞行人员睡眠与抗疲劳的精神类药物 [J]. 第二军医大学学报, 2008, 29 (7): 841-844.
[80] 张振华, 刘莎莎, 王妮. 高原寒区野外驻训条件下晒伤情况调查分析 [J]. 世界最新医学信息文摘, 2016, 16 (60): 207-208.
[81] 赵宏伟. 输尿管损伤早期诊断与治疗42 例临床分析 [J]. 中华实用诊断与治疗杂志, 2010, 24 (5): 507-508.
[82] 赵明达, 徐莉, 胡强, 等. 飞行疲劳相关性分析与恢复进展 [J]. 中国疗养医学, 2020, 29 (1): 12-16.
[83] 郑晓惠. 高空减压病诊断和治疗进展 [J]. 中华航空航天医学杂志, 2007, 18 (4): 287-291.
[84] 中国医师协会皮肤科医师分会皮肤美容事业发展工作委员会. 皮肤防晒专家共识 (2017) [J]. 中华皮肤科杂志, 2017, 50 (5): 316-320.
[85] 中华耳鼻咽喉头颈外科杂志编辑委员会, 中华医学会耳鼻咽喉头颈外科学分会, 中国残疾人康复协会听力语言康复专业委员会. 人工耳蜗植入工作指南 (2013) [J]. 中华耳鼻咽喉头颈外科杂志, 2014,

49 (2): 89-95.

[86] 中华医学会耳鼻咽喉头颈外科学分会小儿学组. 中国儿童气管支气管异物诊断与治疗专家共识 [J]. 中华耳鼻咽喉头颈外科杂志, 2018, 53 (5): 325-338.

[87] 中华医学会皮肤性病学分会皮肤激光医疗美容学组, 中华医学会皮肤激光技术应用研究中心, 中国医师协会美容与整形医师分会激光亚专委会. 重组牛碱性成纤维细胞生长因子在光电术后及皮肤屏障修复中应用的共识 [J]. 实用皮肤 病 学 杂 志, 2019, 12 (6): 321-323.

[88] 朱成杰, 周潘宇. 军队飞行员高空减压病的诊断与防治研究进展 [J]. 人民军医, 2019, 62 (3): 197-204.

[89] 宗兆文, 陈思旭, 秦昊, 等. 现代骨盆战伤分级救治专家共识 [J]. 解放军医学杂志, 2018, 43 (7): 541-552.

[90] 宗兆文, 秦昊, 陈思旭, 等. 现代脊柱战伤分级救治专家共识 [J]. 解放军医学杂志, 2019 (12): 991-999.

[91] 宗兆文, 张连阳, 秦昊, 等. 我军战伤伤情评估和诊断方法的专家共识 [J]. 解放军医学杂志, 2018, 43 (3): 181-188.

[92] Abd-Elfattah HM, Abdelazeim FH, Elshennawy S. Physical and cognitive consequences of fatigue: A review [J]. J Adv Res, 2015 (6): 351-358.

[93] Adatia K, Newcombe VFJ, Menon DK. Contusion progression following traumatic brain injury: A review of clinical and radiological predictors, and influence on outcome [J]. Neurocrit Care, 2021, 34 (1): 312-324.

[94] Agrawal A, Jajoo SN, Joharapurkar SR. Scalp avulsion injuries [J]. Pak Med Assoc, 2008, 58 (9): 528.

[95] Álvarez-Vázquez L, Tafur-Grandett AA, Almendarez-Sánchez CA, et al. Reconstruction of depressed skull fracture in school patients [J]. Technique Description Cir Cir, 2022, 90 (5): 627-631.

[96] Anneberg M, Heje JM, Akram J. Treatment of traumatic facial injuries [J]. Ugeskr Laeger, 2014, 176 (39): V05140308.

[97] Arne BC. Management of scalp hemorrhage and lacerations [J]. Spec Oper Med, 2012, 12 (1): 11-16.

[98] Arya SK, Malhotra S, Dhir SP, et al. Ocular fireworks injuries-clinical features and visual outcome [J]. Indian J Ophthalmol, 2001, 9 (3): 189-190.

[99] Baloh, Robert W. Advances in neuro-otology [J]. Curr Opin Neurol, 1998, 11 (1): 1-3.

[100] Bateman W A, Jacobs I, Buick F. Physical conditioning to enhance +Gz tolerance: Issues and current understanding [J]. Aviat Space Environ Med, 2006, 77 (6): 573-580.

[101] Beucler N. Treatment of acute subdural haematoma [J]. Lancet Neurol, 2022, 21 (12): 1080.

[102] Bisen YT, Korde P, Dighe O, et al. Decompressive craniectomy in the management of low glasgow coma score patients with extradural hematoma: A review of literature and guidelines [J]. Cureus, 2023, 15 (1) e33790.

[103] Braun HA, Adler CH, Goodman M, et al. Sunburn frequency and risk and protective factors: across-sectional survey [J]. Dermatol Online J, 2021, 27 (4).

[104] Brey R L. Both migraine and motion sickness may be due to low brain levels of serotonin [J]. Neurology, 2005, 65 (4): E9-10.

[105] Bullock MR, Chesnut RM, Ghajar J, et al. Surgical management of depressed cranial fracture [J].

Neurosurgery, 2006, 58: S56-S60.
[106] Cabon P, Bourgeo-Bougrine S, Mollard R, et al. Electronic pilot-activity monitor: a countermeasure against fatigue on long-haul flights [J]. Aviat Space Environ Med, 2003, 74 (7): 679-682.
[107] Caldwell JA, Mallis MM, Caldwell JL, et al. Fatigue countermeasures in aviation [J]. Aviation Space and Environmental Medicine, 2009, 80 (1): 29-59.
[108] Carr DJ, Lewis E, Horsfall I. A systematic review of military head injuries [J]. J R Army Med Corps. 2017, 163 (1): 13-19.
[109] Cha Y H, Golding J, Keshavarz B, et al. Motion sickness diagnostic criteria: Consensus document of the classification committee of the Bárány society [J]. J Vestib Res, 2021, 31 (5): 327-344.
[110] Chattopadhyay S. Accidental low velocity atypical missile injury to the head [J]. Am J Forensic Med Pathol, 2008, 29 (4): 334-336.
[111] Chen X, Lim JA, Zhou A, et al. Current concepts of the perioperative management of closed ankle fractures [J]. J Perioper Pract, 2022, 32 (11): 295-300.
[112] Chiumello D, Pelosi P, Park G, et al. In vitro and in vivo evaluation of a new active heat moisture exchanger [J]. Crit Care, 2004, (5): R281-R288.
[113] Clayton AJ, O'Connell DC, Gaunt RA, et al. Study of the microbiological environment within long-and medium-range Canadian Forces aircraft [J]. Aviat Space Environ Med, 1976, 47: 471-482.
[114] Cooney NJ, Sowman P, Schilaty N, et al. Head and neck characteristics as risk factors for and protective factors against mild traumatic brain injury in military and sporting populations: A systematic review [J]. Sports Med, 2022, 52 (9): 2221-2245.
[115] Cooney NJ, Sowman P, Schilaty N, et al. Head and neck characteristics as risk factors for and protective factors against mild traumatic brain injury in military and sporting populations: A systematic review [J]. Sports Med, 2022, 52 (9): 2221-2245.
[116] Corbett B, Clark RF. North American Snake Envenomation [J]. Emerg Med Clin North Am, 2017, 35 (2): 339-354.
[117] Cowings PS, Toscano WB, Reschke MF, et al. Psychophysiological assessment and correction of spatial disorientation during simulated Orion spacecraft re-entry [J]. Int J Psychophysiol, 2018, 131: 102-112.
[118] Curry I P, Kelley A M, Gaydos S J. Clinical diagnoses leading to suspension in army aircrew: An epidemiological study [J]. Aerosp Med Hum Perform, 2018, 89 (7): 587-592.
[119] De Gruijl FR. UV adaptation: Pigmentation and protection against overexposure [J]. Exp Dermatol, 2017, 26 (7): 557-562.
[120] Dehnert C, Bohm A, Grigoriev I, et al. Sleeping in moderate hypoxia at home for prevention of acute mountain sickness (AMS) : a placebo-controlled, randomized double-blind study [J]. Wilderness Environ Med, 2014, 25 (3) : 263-271.
[121] Di Xia F, Fuhlbrigge M, Waul M, et al. Characteristics of Patients Presenting to the Emergency Department and Urgent Care for Treatment of Sunburn [J]. JAMA Dermatol, 2017, 153 (9): 934-935.
[122] Donnelly TD, Macfarlane RJ, Nagy MT, et al. Fractures of the clavicle: an overview [J]. Open Orthop J,

2013, 7: 329-333.
[123] Dowd MD. Treatment and Prevention of Pediatric Sunburn [J]. Pediatr Ann, 2019, 48 (6): 213-214.
[124] Drummond PD. Effect of tryptophan depletion on symptoms of motion sickness in migraineurs [J]. Neurology, 2005, 65 (4): 620-622.
[125] DuPlessis D, Lam E, Xie L, et al. Multi-domain assessment of sports-related and military concussion recovery: A scoping review [J]. Phys Ther Sport, 2023, 59: 103-114.
[126] Edlich RF, Farinholt HM, Winters KL, et al. Modern concepts of treatment and prevention of chemical injuries [J]. Long Term Eff Med Implants, 2005, 15 (3): 303-318.
[127] Emonson DL, Vanderbeek RD. The use of amphetamine in US Air Force tactical operations during desert shield and storm [J]. Aviat space Environ Med, 1995, 66 (3): 260-263.
[128] Farber SJ, Kantar RS, Rodriguez ED. Facial trauma care in the austere environment [J]. Spec Oper Med, 2018, 18 (3): 62-66.
[129] Finnie JW. Forensic pathology of traumatic brain injury [J]. Vet Pathol, 2016, 53 (5): 962-978.
[130] Fiore D C, Hall S, Shoja P. Altitude illness: risk factors, prevention, presentation, and treatment [J]. Am Fam Physician, 2010, 82 (9) : 1103-1110.
[131] Gilhooly J, Siu A, Beare M, et al. Acute management of military-related injury [J]. Handb Clin Neurol, 2015, 127: 379-393.
[132] Gok H, Celik SE, Yangi K, et al. Management of epidural hematomas in pediatric and adult population: A hospital-based retrospective study [J]. World Neurosurg, 2023, 3: S1878-8750 (23)00906-3.
[133] Guo C, Liu L, Wang B, et al. Swirl sign in traumatic acute epidural hematoma: prognostic value and surgical management [J]. Neurol Sci, 2017, 38 (12): 2111-2116.
[134] Helmick KM, Spells CA, Malik SZ, et al. Traumatic brain injury in the US military: epidemiology and key clinical and research programs [J]. Brain Imaging Behav, 2015, 9 (3): 358-366.
[135] Johnson W H, Sunahara F A, Landolt J P. Importance of the vestibular system in visually induced nausea and self-vection [J]. J Vestib Res, 1999, 9 (2): 83-87.
[136] Katayama K, Ishida K, Iwasaki KI, et al. Effect of two durations of short-term intermittent hypoxia on ventilatory chemosensitivity in humans [J]. Eur J Appl Physiol, 2009, 105 (5): 815-821.
[137] Kerr HA. Closed head injury [J]. Clin Sports Med, 2013, 32 (2): 273-287.
[138] Kim WB, Shelley AJ, Novice K, et al. Drug-induced phototoxicity: A systematic review [J]. Am Acad Dermatol, 2018, 79 (6): 1069-1075.
[139] Lawther A, Griffin M J. A survey of the occurrence of motion sickness amongst passengers at sea [J]. Aviat Space Environ Med, 1988. 59: 399-406.
[140] LeDuc PA, Greig JL, Dumond SL. Involuntary eye responses as measures of fatigue in U. S. Army Apache aviators [J]. Aviat Space Environ Med, 2005, 76 (7, Suppl): C86-91.
[141] Lellouche F, Maggiore SM, Lyazidi A, et al. Water content of delivered gases during non-invasive ventilation in healthy subjects [J]. Intensive Care Med, 2009, 35 (6): 987-995.
[142] Levine ME, Stern RM, Koch KL. Enhanced perceptions of control and predictability reduce motion-

induced nausea and gastric dysrhythmia [J]. Exp Brain Res, 2014, 232: 2675-2684.

[143] Lew HL, Thomander D, Chew KT, et al. Review of sports-related concussion: Potential for application in military settings [J]. Rehabil Res Dev, 2007, 44 (7): 963-974.

[144] Link MS, Lauren CB, Peter J K, et al. Part 7: Adult advanced cardiovascular life support: 2015 American Heart Association Guidelines Update for Cardiopulmonary Resuscitation and Emergency Cardiovascular Care [J]. Circulation, 2015, 132 (18 Suppl 2): S444-464.

[145] Luks AM, Swenson ER, Bartsch P.Acute high-altitude sickness [J]. Eur Respir Rev, 2017, 26 (143): 160096..

[146] Majercik S FM. Pieracci, chest wall trauma [J]. Thorac Surg Clin, 2017, 27 (2): 113-121.

[147] Maroon JC, Mathyssek C, Bost J. Cerebral concussion: a historical perspective [J]. Prog Neurol Surg, 2014, 28: 1-13.

[148] Millet JD, Brown, RKJ, Levi B, et al. Frostbite: Spectrum of imaging findings and guidelines for management [J]. Radiographics, 2016, 36 (7): 2154-2169.

[149] Molano Franco D, Nieto Estrada VH, Gonzalez Garay AG, et al. Interventions for preventing high altitude illness: Part 3.Miscellaneous and non-pharmacological interventions [J]. Cochrane Database Syst Rev, 2019, 4 (4).

[150] Morvan JB, Rivière D, Vatin L, et al. Kitesurfing and cranial trauma with frontal sinus fracture [J]. Curr Sports Med Rep, 2018, 17 (1): 23-25.

[151] Nishimura. M. High-now nasal cannula oxygen therapy in adults [J]. Intensive Care, 2015, 3 (1): 15.

[152] Oehmichen M, Meissner C. Routine techniques in forensic neuropathology as demonstrated by gunshot injury to the head [J]. Leg Med (Tokyo), 2009, Suppl 1: S50-53.

[153] Otten EJ, Dorlac WC. Managing traumatic brain injury: Translating military guidelines to the wilderness [J]. Wilderness Environ Med, 2017, 28 (2S): S117-S123.

[154] Panchal AR, Bartos AJ, Cabañas JG, et al. Part 3: Adult basic and advanced life support: 2020 American Heart Association Guidelines for Cardiopulmonary Resuscitation and Emergency Cardiovascular Care [J]. Circulation, 2020, 142 (16_suppl_2): S366-S468.

[155] Passeron T, Lim HW, Goh CL, et al. Photoprotection according to skin phototype and dermatoses: practical recommendations from an expert panel [J]. Eur Acad Dermatol Venereol, 2021, 35 (7): 1460-1469.

[156] Phan K, Moore JM, Griessenauer C, et al. Craniotomy versus decompressive craniectomy for acute subdural hematoma: Systematic review and Meta-analysis [J]. World Neurosurg, 2017, 101: 677-685.

[157] Pieracci FM, Majercik S, Ail-Osman F, et al. Consensus statement: Surgical stabilization of rib fractures rib fracture colloquium clinical practice guidelines [J]. Injury, 2017. 48 (2): 307-321.

[158] Powers DB, Breeze J. Avulsive soft tissue injuries [J]. Atlas Oral Maxillofac Surg Clin North Am, 2019, 27 (2): 135-142.

[159] Price J, Ness A, Leary S, et al. Sun-safety behaviors of skiers and snowboarders on the South Island of New Zealand [J]. J Cosmet Dermatol, 2006, 5 (1): 39-47.

[160] Prokakis, C, Koletsis EN, Dedeilias P, et al. Airway trauma: a review on epidemiology, mechanisms of injury, diagnosis and treatment [J]. Cardiothorac Surg, 2014, 9: 117.

[161] Rizzo-Sierra CV, Gonzalez-Castano A, Leon-Sarmiento FE. Galvanic vestibular stimulation: anovel modulatory countermeasere for vestibular-associated movement disorders [J]. Arq Neuropsiquiatr, 2014, 72: 72-77.

[162] Sagher O. Acute subdural hematoma [J]. Neurosurg, 2011, 115 (4): 842.

[163] Sevilla NL, Gardner JW. G-induced loss of consciousness: case-control study of 78 G-LOCs in the F-15, F-16, and F-10 [J]. Aviat Space Environ Med, 2005, 76: 370-374.

[164] Shelly MP, Lloyd GM, Park GR. A review of the mechanisms and methods of humidification of inspired gases [J]. Intensive Care Med, 1988, 14 (1): 1-9.

[165] Shuker ST. Management of penetrating medial and retro-bulbarorbital shrapnel/bullet injuries [J]. Craniomaxillofac Surg, 2012: 261-267.

[166] Signal TL, Mulrine HM, van den Berg MJ, et al. Mitigating and monitoring flight crew fatigue on a westward ultra-long-range flight [J]. Aviat Space Environ Med, 2014, 85 (12): 1199-1208.

[167] Silverberg ND, Iaccarino MA, Panenka WJ, et al. American Congress of Rehabilitation Medicine Brain Injury Interdisciplinary Special Interest Group Mild TBI Task Force. Management of Concussion and Mild Traumatic Brain Injury: A Synthesis of Practice Guidelines [J]. Arch Phys Med Rehabil, 2020, 101 (2): 382-393.

[168] Silverberg ND, Iverson GL, ACRM Brain Injury Special Interest Group Mild TBI Task Force members, et al. The American Congress of Rehabilitation Medicine Diagnostic Criteria for Mild Traumatic Brain Injury [J]. Arch Phys Med Rehabil, 2023, 104 (8): 1343-1355.

[169] Simon B, Ebert J, Bokhari F, et al. Management of pulmonary contusion and flail chest: an Eastern Association for the Surgery of Trauma practice management guideline [J]. Trauma Acute Care Surg, 2012, 73 (5 Suppl 4): 351-361.

[170] Singletary EM, Zideman DA, Bendall JC, et al. 2020 International Consensus on First Aid Science With Treatment Recommendations [J]. Circulation, 2020, 142 (16_suppl_1): p. S284-S334.

[171] Slungaard E, Green NDC, Newham DJ, et al. Content validity of level two of the Royal Air Force aircrew conditioning program [J]. Aerosp Med Hum Perform, 2018, 89 (10): 896-904.

[172] Soar J, Böttiger BW, Carli P, et al. European Resuscitation Council Guidelines 2021: Adult advanced life support [J]. Resuscitation, 2021, 161: 115-151.

[173] Somrani K, Gader G, Badri M, et al. A spectacular penetrating craniocerebral trauma from a rake: A case report [J]. Korean J Neurotrauma, 2023, 19 (1): 109-114.

[174] Todd DA, Boyd J, Lloyd J, et al. Inspired gas humidity during mechanical ventilation: effects of humidification chamber, airway temperature probe position and environmental conditions [J]. Paediatr Child Health, 2001, 37 (5): 489-494.

[175] Tovar MA, Bell RS, Neal CJ. Epidemiology of blast neurotrauma: A Meta-analysis of blast injury patterns in the military and civilian populations [J]. World Neurosurg, 2021, 146: 308-314.

[176] Turner M. Motion sickness in public road transport: passenger behavior and susceptibility [J]. Ergonomics, 1999, 42 (3): 444-461.

[177] Van Essen TA, Lingsma HF, Pisică D, et al. CENTER-TBI Collaboration Group. Surgery versus conservative treatment for traumatic acute subdural haematoma: a prospective, multicentre, observational, comparative effectiveness study [J]. Lancet Neurol, 2022, 21 (7): 620-631.

[178] Vega RA, Valadka AB. Natural history of acute subdural hematoma [J]. Neurosurg Clin N Am, 2017, 28 (2): 247-255.

[179] Watteo I. Environmental capacity: noise pollution at Catania-Fontanarossa international airport [J]. J Air Transp Manag, 2006 (4): 191-199.

[180] Williams FN, Lee JO. Chemical burns. In : Herndon DN (ed). Total burn care [M]. London : Saunders and Co, 2018: 408-412.

[181] Williams R, Rankin N, Smith T, et al.Relationship between the humidity and temperature of inspired gas and the function of the airway mucosa [J].Crit Care Med, 1996, 243: 1920-1929.

[182] Xu Y, Zhang LH, Yan GD, et al. Protection of PHP maneuver against human centrifuge-induced acceleration atelectasis [J]. Space Med Med Eng, 2012, 25 (2): 79-85.

[183] Yara Q, Wingelaar-Jagt, Thijs T, et al. Fatigue in aviation: safety risks, preventive strategies and pharmacological interventions [J]. Front Physiol, 2021, 12 (9): 1-21.

[184] Zong ZW, Wang ZN, Chen SX, et al. Chinese expert consensus on echelons treatment of thoracic injury in modern warfare [J]. Mil Med Res, 2018, 5 (1): 34.

附录一 全科住院医师岗位胜任力

第一节 全科住院医师概述与国内外全科岗位胜任力研究现状

一、全科医师职能概述与发展现状

全科医师是指接受过专门训练，能够为个人、家庭和社区提供优质、方便、经济、有效、连续、全方位的，集预防、医疗、康复、健康促进服务为一体的医师，是初级基层医疗卫生服务的最佳提供者，也是居民健康的最佳守护者，在保障居民健康、控制医疗费用支出等方面发挥着重要作用。

20世纪80年代，全科医学引进中国，在北京、上海等地开展了试点工作，开始了在这一领域的初步探索。1993年中华医学会全科医学分会成立。1997年，中华人民共和国国务院做出关于卫生改革与发展的决定，提出了改革城市卫生服务体系，积极发展社区卫生服务，逐步形成功能合理、方便群众的卫生服务网络的方案。1999年全国全科医学教育工作会议在北京召开并印发《关于发展全科医学教育的意见》，标志着我国全科医学教育工作的全面启动与实施。21世纪初，社区卫生服务进一步发展，医疗机构、全科医学教育改革加快，逐步建设了一支以全科医师为骨干的高素质社区卫生服务队伍，为我国基层卫生服务的后续发展奠定了基础。同时原卫生部又陆续印发了《关于发展城市社区卫生服务的若干意见》《关于发展全科医学教育的意见》，为我国全科医师培养指明了方向。截至2008年，我国共有全科执业医师1万人，助理执业医师7.8万人。

我国当前的全科医学继续教育存在诸多待解决的问题，包括培训内容不够贴近社区临床实践需求、师资不足、缺乏评估与反馈机制、培训流于形式等，不能满足全科医师岗位胜任力提升需求。现阶段，我国全科医师数量虽已达到预期目标但仍不足，人才队伍质量建设相对滞后，人才流失问题严重，都不同程度的制约了基层医疗卫生服务水平的提高。2020年新冠疫情席卷全国，暴露了我国基层卫生服务人才短缺的短板。2021年国务院出台多项意见，提出加强全科医师培养力度，加强医防融合。在“健康中国 2030”背景下，结合现实需要，如何培养合格的全科医师，了解基层需要怎样的全科医师，明确全科医师综合能力与工作任务的差距，探讨如何满足基层全科医师的需求，提高全科医师的工作满意度，是现阶段实践工作中亟需解决的问题，也是科研工作和政策指导工作遇到的瓶颈。

二、国外全科医师岗位胜任力研究现状

全科医师岗位胜任力是全科医师培养的中心目标，也是提高基层医疗服务质量的关键。国外很多发达国家很早已研究出适合本国且成熟的全科医师岗位胜任力模型，并将其应用到全科医师培训、考核、评价等工作中，对全科医师的培养与实践工作起到重要的指导作用。其中，主要研究成果有：

（一）世界家庭医师组织全科医师胜任力

2002年，世界家庭医师组织（the World Organization of National Colleges，Academies and Academic Association of General Practitioners，WONCA）正式将岗位任胜力应用到全科医学领域，提出了全科医师核心胜任力模型（WONCA树模型）包括6个方面的核心胜任力：以人为中心照顾、初级卫生保健能力、综合处理能力、具体问题解决技能、以社区为导向、整体模块化，并提出在应用时要考虑情景、态度、科学3方面的背景情况。

（二）加拿大全科医师胜任力

加拿大皇家内科和外科学会（RCPSC）发布的《加拿大医师胜任力架构》明确提出将医师分为7大核心胜任角色：医学专家、沟通、合作、管理、健康促进、学者以及医师，同时要求具备较高的道德水平，以良好的道德规范为居民和社会服务，随时接受行业的监管。

（三）英国全科医师岗位胜任力

英国皇家全科医师学会（RCGP）根据欧洲全科医学定义，提出了英国全科医师培训大纲，其中明确说明了全科医师所需的核心能力：基本卫生保健管理能力、专业解决问题能力、综合与整体的方法、全面社区服务，并根据核心能力对全科医师的培养目标作出了具体说明。

（四）美国家庭医生胜任力

美国毕业后医学教育资格委员会（ACGME）批准的全科医学住院医师培养大纲中明确提出了最新家庭医师需具备的基本能力：对患病管理、以患者为中心照顾、人性化诊疗、应用循证医学、多方式与患者交流、利用计算机网络平台提供医疗保健服务、基于患者需要灵活提供访问、小组访问相同/相近的患者、高水平的团队合作和人际交往、财务管理等十项基本能力。

三、我国全科医师岗位胜任力研究现状

我国为了提高全科医师岗位胜任力，2011年国务院发布了《关于建立全科医生制度的指导意见》，其中指出要进一步建立统一且规范的全科医师培养制度，将规范培养模式、统一全培养方法和内容作为全科医师培养的重点；2012年卫生部发布了《全科医生规范化培养标准（试行）》，该标准明确规定了全科医师规范化培养内容，提出了全科医师规范化培养目标、时间和方式以及后续的培养考核，为全科医师系统性培养提供了理论依据。近年来，为了适应全科医师能力的发展，我国相关学者已经对全科医师应具备的岗位胜任力进行了研究，并取得了一定的成绩。但是，由于我国全科医师起步较晚，对全科医师岗位胜任力要求尚不明确以及相关的实际应用研究处于空白，对全科医师的培养、培训、考核等都尚无系统、规范的指标体系。因此，在借鉴国外全科医师岗位胜任力模型的同时，立足于我国全科医师的实际情况，制订一套客观、可行的全科医师岗位胜任力指标体系成为当前的一项重要任务。部分研究成果如下：

马志强和杜陈倩构建的框架含6个一级条目：以患者为中心、患者沟通、组织关系、个人管理、医疗知识与技能、职业道德。陆萍等构建的框架含6个一级条目：基本医疗服务、公卫服务、人文执业、人际交往、教育学习及综合管理。金丽娇等在研究的岗位胜任力模型中包括6个维度能力：基本公共卫生服务、综合管理、基本医疗服务、人际沟通、良好的道德修养与职业责任感。董海娜等研究者构建全科医师岗位胜任力内容为：解决具体临床问题能力、以患者为中心照顾、基层卫生保健管理、在实践中学习与改进、以医疗服务系统为基础的执业能力和专业能力等6方面。杨秀木等研究的全科医师胜任力模型包括临床与公共卫生服务、系统分析与信息管理、沟通合作、遵守职业道德、心理适应能力、非医学专业知识以及个人特质等9项能力。

我国目前全科医师岗位胜任力指标体系尚不成熟，对全科医师的相关研究仍然主要集中在：全科医师岗位胜任力模型的构建研究；通过实地问卷调研，找出问题并分析；培养基地全科医学人才的课程设置研究；对欧美全科医师的人力资源管理进行研究学习与借鉴等，不断探索完善全科医师培养体系以及课程体系，系统地完善教育、培养、考试制度以及建立相应的激励和保障机制。

全科医师是我国医药卫生事业发展的重要支撑力量，是全面推动我国公共卫生改革的基本力量。需要进一步通过制定严格的职业资格认证标准和行业规范，加快建立覆盖城乡、规范统一、权威高效的全科医学服务监督体系，及时反馈全科医师执业情况，确保全科医师培养质量的同时，加强对全科医师服务能力和水平的评估奖惩机制，引导全科医师树立正确职业观念，不断提高服务技术与管理水平，切实增强全科医师服务意识、责任意识、风险意识以及可持续发展意识等，维护广大人民群众健康权益，为构筑人民满意的优质公共卫生服务体系作出贡献。

第二节 全科住院医师岗位胜任力的内容与评价方法

一、全科医师应具备的六种核心能力

全科医师是医疗领域中最基础、最重要的医师之一，他们是第一道防线，负责初步的诊断和治疗。系统、全面地评价全科医师的岗位胜任力，可以为医疗机构选拔、评价及考核全科医师提供参考；也可使医学院校及继续教育机构在制订培训目标和设置培训课程时有据可依。此外，能促进全科医师践行终身学习的理念和不断提高个人综合能力；也有助于完善并提高全科医学临床实践标准，更好地发挥基层医疗机构的功能。全科医师应具备的六种核心能力如下。

（一）综合诊断能力

全科医师需要掌握各种疾病的基本症状和疾病诊断的方法，能够快速准确地进行初步诊断。他们需要熟悉各种常见病、多发病和少见病的病因、临床表现和诊断方法，能够进行基本的实验室检查和影像检查，及时发现和处理疾病。

（二）基本治疗能力

全科医师需要掌握基本的治疗技能，能够给患者提供有效的治疗方案。他们需要了解各种药物的作用、用法和副作用，能够正确地选择和使用药物。此外，全科医师还需要掌握简单的手术和紧急处理技能，能够进行一些紧急情况的处理。

（三）患者管理能力

全科医师需要具备良好的沟通和协调能力，能够与患者建立良好的医患关系。他们需要认真倾听患者的诉求和意见，及时解答患者的疑问，并根据患者的情况进行个性化的治疗方案。此外，全科医师还需要具备患者教育能力，帮助患者理解和掌握疾病的知识，提高患者的健康素养。

（四）疾病预防能力

全科医师需要具备一定的公共卫生知识和健康教育技能，能够进行常见疾病的预防和健康促进。他们需要了解各种疾病的流行病学特征和预防措施，能够进行健康教育和疾病预防指导，提高患者的健康意识和健康素养。

（五）团队协作能力

全科医师需要具备良好的团队协作能力，能够与其他医务人员协调配合，提高诊疗效率和治疗效果。他们需要主动与其他科室医师、护士和其他医务人员沟通，了解患者的基本信息和治疗方案，及时交流疾病进展情况和治疗效果，保证患者得到全面的医疗服务。

（六）自我学习能力

全科医师需要具备不断学习和更新知识的能力，能够不断提高自己的专业水平。他们需要了解最新的医学进展和诊疗技术，参加各种学术会议和培训，不断更新自己的专业知识和技能，提高自己的治疗水平和服务质量。

全科医师应具备的六种核心能力包括综合诊断能力、基本治疗能力、患者管理能力、疾病预防能力、团队协作能力和自我学习能力。只有具备了这些核心能力，才能够成为一名优秀的全科医师，为患者提供全面、高效、优质的医疗服务。

二、全科医师岗位胜任力的评价方法

全科住院医师岗位胜任力的评价按照目的不同通常分为形成性评价和终结性评价。形成性评价是教学过程中的评价，而终结性评价是教学活动结束后的评价。

（一）形成性评价

形成性评价是在教育训练过程中对活动本身的评价，其评价贯穿整个过程且可以调节教育行为，强调受训者和指导老师的沟通评估，根据反馈的信息实现对培训过程的调控，以提高培训的效果，不以区分评价对象的优良程度为目的，不重视对被评对象进行分等鉴定。因此，形成性评价在全科专业住培过程中应用非常广泛。常用的形成性评价方法有：迷你临床演练评估（miniCEX）、临床操作技能评估（DOPS）、里程碑评价体系、自我评价、患者调查、访谈、直接观察法、口试、笔试、360度评价、各种反馈等。下文主要介绍mini-CEX、DOPS、里程碑评价体系等形成性评价模式。

1. mini-CEX　mini-CEX是1995年由美国内科学委员会推出用于评估住院医师临床技能的一套具有教学和评价功能的工具，强调的是有重点的评价。

方法：可由1位指导老师、1位学员和1位共同诊治的患者，选择合适的时间和地点，学员在20min内进行重点诊疗行为，而指导教师在直接观察学员与患者的互动后，给予评分，并作出5～10min的反馈，包括医学生表现优秀的地方、需改进及注意的事项，并提出学生继续学习的方向、介绍医学进展等，以达到教学及评估的目的。mini-CEX根据ACGME6大核心能力设定7大考核指标：医疗面谈、体格检查、职业素养、临床判断、咨询技巧、组织效能、整体能力。每个项目采用9级评分法，1～3分表示不合格，4～6分表示合格，7～9分表示优秀（附表1-1）。

附表1-1 mini-CEX评分

学员信息	姓名		工号/学号		单位		专业		第□年	
测评地点	门诊□		病房□		急诊□		其他□			
患者信息	年龄		性别		病历号		诊断		初诊□	复诊□
病例复杂程度	低□		中□		高□					
观察重点	病史采集□		诊断□		治疗□		咨询□		其他□	
测评项目	测评结果									
	未观察	不合格			合格			优秀		
		1	2	3	4	5	6	7	8	9
医疗面谈										
体格检查										
职业素养										
临床判断										
咨询技巧										
组织效能										
整体能力										
观察时间	分钟				反馈时间		分钟			
评估者满意度					学员满意度					
反馈意见	优点									
	不足									
	建议和计划									
					评估者		评估时间			

用途：mini-CEX适用于临床教师直接观察全科医学住院医师的各项临床技能，如病史采集、体格检查、沟通能力、职业素养等。mini-CEX的优点在于即时反馈、操作方便、考教结合、测评信度高。有效的反馈是做好全科医学临床教学的根基，可以强化正确的行为、纠正错误行为并识别有待提高的领域。mini-CEX的缺点在于评分有一定的主观性，缺乏一致性。

2. DOPS DOPS是最早为英国皇家内科医师学会设计，用于评估住院医师的临床操作技能。

方法：可由1位指导老师、1位学员和1位患者，选择合适的时间和地点，学员在20min内进行技能操作，指导教师在直接观察学员的操作后，根据学员实际水平给予评分，并作出5～10min的反馈，询问受评者的自我评价、指出下次如何做及如何改进。DOPS的11个评分项目涵盖了ACGME提出的住院医师6大核心能力，主要由基本信息、测评项目、反馈意见、双方满意度等四部分组成。每个项目采取9级评分法，1～3分表示不合格，4～6分表示合格，7～9分表示优秀（附表1-2）。

附表1-2 DOPS评分

<table>
<tr><td>学员信息</td><td colspan="10">姓名　　工号/学号　　单位　　专业　　第□年</td></tr>
<tr><td>测评地点</td><td colspan="10">门诊□　　病房□　　急诊□　　其他□</td></tr>
<tr><td>患者信息</td><td colspan="10">年龄　　性别　　病历号　　诊断</td></tr>
<tr><td>技能操作名称</td><td colspan="10"></td></tr>
<tr><td>技能操作难度</td><td colspan="10">易□　　中□　　难□</td></tr>
<tr><td>操作次数</td><td colspan="10">0次□　　1～3次□　　4～10次□　　10次以上□</td></tr>
<tr><td rowspan="3">测评项目</td><td colspan="10">测评结果</td></tr>
<tr><td rowspan="2">未观察</td><td colspan="3">不合格</td><td colspan="3">合格</td><td colspan="3">优秀</td></tr>
<tr><td>1</td><td>2</td><td>3</td><td>4</td><td>5</td><td>6</td><td>7</td><td>8</td><td>9</td></tr>
<tr><td>明确知道此项技能操作的适应证、禁忌证</td><td></td><td></td><td></td><td></td><td></td><td></td><td></td><td></td><td></td><td></td></tr>
<tr><td>操作前告知患者并取得同意</td><td></td><td></td><td></td><td></td><td></td><td></td><td></td><td></td><td></td><td></td></tr>
<tr><td>熟悉操作准备</td><td></td><td></td><td></td><td></td><td></td><td></td><td></td><td></td><td></td><td></td></tr>
<tr><td>具有良好的无菌观念</td><td></td><td></td><td></td><td></td><td></td><td></td><td></td><td></td><td></td><td></td></tr>
<tr><td>操作步骤正确、规范</td><td></td><td></td><td></td><td></td><td></td><td></td><td></td><td></td><td></td><td></td></tr>
<tr><td>操作手法准确、熟练</td><td></td><td></td><td></td><td></td><td></td><td></td><td></td><td></td><td></td><td></td></tr>
<tr><td>适当时机寻求协助</td><td></td><td></td><td></td><td></td><td></td><td></td><td></td><td></td><td></td><td></td></tr>
<tr><td>操作后处理</td><td></td><td></td><td></td><td></td><td></td><td></td><td></td><td></td><td></td><td></td></tr>
<tr><td>沟通技巧</td><td></td><td></td><td></td><td></td><td></td><td></td><td></td><td></td><td></td><td></td></tr>
<tr><td>受伤观念</td><td></td><td></td><td></td><td></td><td></td><td></td><td></td><td></td><td></td><td></td></tr>
<tr><td>整体表现</td><td></td><td></td><td></td><td></td><td></td><td></td><td></td><td></td><td></td><td></td></tr>
<tr><td>观察时间</td><td colspan="4">分钟</td><td colspan="2">反馈时间</td><td colspan="4">分钟</td></tr>
<tr><td>评估者满意度</td><td colspan="4"></td><td colspan="2">学员满意度</td><td colspan="4"></td></tr>
<tr><td rowspan="3">反馈意见</td><td colspan="10">优点</td></tr>
<tr><td colspan="10">不足</td></tr>
<tr><td colspan="10">建议和计划</td></tr>
<tr><td></td><td colspan="10">评估者　　评估时间</td></tr>
</table>

用途：DOPS适用于全科医学住院医师的心电图操作、各类穿刺、插管、换药、清创缝合等技能考核。DOPS的优点在于操作与反馈相结合、可评估实际操作的细节、简便易行，缺点在于仅就操作能力作出评估、主观因素可能导致误差。

3. 里程碑评价体系 里程碑评价体系由美国毕业后医学教育委员会所提出。

方法：该体系以六大岗位胜任力为一级指标，结合各专科的特点设置二级指标，分阶段地描述培训医师从新手（novice）、进阶学习者（advanced beginner）、胜任（competent）、熟练（proficient）到专家（expert）的能力成长轨迹，并制订了评估工作表，对住院医师各阶段水平表现的可观察行为进行具体描述。各项二级指标分为5个水平，Level 1：新进住院医师的程度；Level 2：住院医师已经有进步，但程度尚未达到中等；Level 3：住院医师持续进步，达到该项里程碑的大部分要求；Level 4：住院医师已达到该项里程碑的培训目标；Level 5：住院医师已超越该项里程碑的培训要求，进入专家等级（仅极少数卓越住院医师能达到此等级）。

用途：用于描述不同专科临床医师的岗位胜任力特点，评价接受培训临床医师的阶段性胜任力的培养结果。

其他方法如直接观察法、患者调查、360度评价等可以评估全科医学住院医师的职业素养和沟通能力；口试、笔试可以评价住院医师的医学知识能力；临床工作审核或各种评分量表可以评价住院医师照护能力；模拟方法可以评价住院医师应急能力和团队合作能力、领导力等。

（二）终结性评价

终结性评价是在教学活动发生后关于教学效果的判断，适用于判断受训者是否具备社区卫生工作的能力以及是否达到合格全科医师水平，与分等鉴定、作出关于受教育者和教育者个体的决策、作出教育资源分配的决策相联系。全科专业住培的终结性评价有国家医师资格考试（临床医学类）和住培结业考核。

无论是形成性评价，还是终结性评价，其目的在于评价中发现问题，以评促学、以评促教、以评促健、以评促考，提高住培的岗位胜任力的全面培养。随着我国医改的不断深化和居民健康意识的不断提高，对全科医师的综合能力将提出越来越高的要求，通过评价来指导实践的改变，才能使评价指标真正发挥其价值。

第三节　如何提升全科医师岗位胜任力

一、增强全科思维，夯实全科理论技能

全科医学不同于其他临床专科，更讲究整体的观念，注重对常见病等的治疗、预防以及后续的康复治疗。多项研究表明临床基地的全科医师面临的困境之一是全科意识有待提升。在一项关于培养具有全科医学特色的临床医学人才的研究中，研究者提出全科思维应包括以下几个方面：临床基础知识，临床诊疗及预防能力，各级医疗卫生机构的预防保健、医疗、康复、健康教育及计划生育技术指导，全科医师应以此为导向培养全科观念，参加全科医学继教培训，学习前沿的理论知识。

二、规范医师培训，丰富教学内容

现有的全科医师培训项目琳琅满目，但是全科医师在培训中的获益较少，培训水平参差不齐，相关部门应加强对全科医师培训工作的监督管理，充分利用资源，让全科医师真

正学有所得，鼓励全科医师多向优秀的带教老师学习。国外一项研究通过与住院医师及带教老师进行调查访谈，最终归纳了三个优秀的住院医师学习方式和行为：与患者及带教老师建立积极良好的人际关系，这种积极的关系有利于营造良好的学习环境；带教老师应该以患者为中心开展教学活动，可以让住院医师了解患者想法，具有同理心，以患者为中心，学习有效的医患沟通方式；住院医师与带教医师保持协作和指导的关系，学以致用，养成发散性思维。对于带教老师的教学方式，我国也有学者提出以下培养方式：临床教学应秉持考虑岗位胜任力的培养，明确社会赋予全科医师守护人群健康的责任，重视预防医学、老年医学、妇幼保健等学科的学习；将医学人文精神、职业素质渗透到课程中。

三、完善胜任力评价制度，全面提升胜任力

随着我国全科医学的建立与发展，构建适合我国国情的全科医学科学习体系，提升学习效能，为全科医疗卫生事业发展奠定重要基础。胜任力评价制度对培养优秀的医疗人才有举足轻重的作用。因此，我国全科医师应该有一套适应我国实际情况的标准或大纲。以胜任力评价制度为标准，引导全科医师以胜任力标准为目标，全面提升胜任力。

四、基于全科医学实践，加强针对性教学

全科医师主要工作地点是基层卫生服务中心，综合医院的住院医师培训也需要以全科医师日后的工作需求为中心，以增强其胜任力为导向，要求综合医院的全科住培医师需要对基层实践基地有一定的了解，定期到基层卫生服务部门参加诊疗、学习交流等活动，加深对全科医师工作内容的理解。医院可以与基层实践基地建立合作关系，开设全科专家门诊，带动社区和综合医院全科医学共同发展。以上海市一家全国示范社区卫生服务中心为例，开设中山—虹桥全科专家门诊，依托多家三级医院，提高软硬件设施，通过参加专项课题，提升自身的医疗技术和全科医师的能力。

五、建立激励机制，促进全科医师全面发展

全科医师需要掌握多个学科、多系统常见病的诊疗知识，涉及内科、外科、妇科、儿科多种学科的学习，需要拥有更多的精力以及更大的热情才能完成高质量的培训学习工作。根据调查，大部分全科规培医师在学习过程中，仅完成科室的日常工作，并没有对全科医学进行更深入的学习，在全科医学方向的学术科研能力和继续教育素质等方面也没有突出表现，因此需要建立激励机制，如根据出科考试的分数、带教老师的评价等发放相应奖金，鼓励全科医师跟着带教老师开展全科医学相关的教学研究，通过建立完善评优激励机制，对于考核优秀的全科医师应在其个人职业发展、绩效评定、评奖评优方面予以体现，吸引激励更多的医学生投入全科事业中。

随着新一轮医疗改革不断深化，推进全科医学教育以及全科医师培养成为我国强化基层卫生服务、建立分级诊疗制度的关键举措。全科医师作为“社区守门人”以及基层医疗的“健康教师”，承担着推动医疗卫生工作下移、医疗卫生资源下沉，为居民提供安全、便捷的医疗服务的职责。住培是全科医师岗位胜任力培养的重要时期，在此期间，培训单位应重视全科医师核心胜任力的培养。

（周广鑫　张　姮）

附录二
ACGME全科医师里程碑体系译文（2019年10月）

研究生医学教育认证委员会

第二次修订：2019年10月

第一次修订：2015年10月

里程碑仅用于评估参加ACGME认证的住院医师计划的住院医师。里程碑提供了一个框架，用于在专业或子专业医师能力要素的关键维度上评估住院医师的发展。它们既不能代表医师能力六个领域的全部维度，也不能与任何其他背景相关。

家庭医学里程碑工作组

Tanya Anim，MD，FAAFP

Grant Hoekzema，MD

David Araujo，MD

Gary Knepp，DO

Roxanne Cech，MD

Sara Martin，MD

Deborah Clements，MD

Brad Miller，DO

Andrew Crow，DO

Saroj Misra，DO，FACOFP

Rob Danoff，DO，MS，FACOFP，FAAFP

Catherine Pipas，MD，MPH

Laura Edgar，EdD，CAE

Stacy Potts，MD，MEd

Adam Froyum Roise，MD，MPH，FAAFP

Martin Quan，MD

Timothy Graham，MD

Christopher Robles，DO

Alysia Herzog，MD

ACGME感谢以下组织对里程碑开发的持续支持：
美国骨科医学院校协会
美国医学院校协会
美国家庭医学委员会
美国骨科家庭医师协会
家庭医学住院医师协会
骨科研究生医学教育工作者理事会
骨科认可与发展委员会
家庭医学发展审查委员会

了解里程碑级别和报告

本文件介绍了里程碑，此项目在每半年一次的住院医师/研究生表现评估中使用，然后向ACGME报告。里程碑是知识、技能、态度以及发展框架中ACGME其他能力属性。也是住院医师/研究生通过教育计划达成的目标。

里程碑按级别排列。从1级到5级等同于从新手到专业或子专业的专家。在每个报告期内，临床能力委员会将审查已完成的评估，以选择最能描述每个学员当前表现、能力和每个小组委员会属性的里程碑级别。

这些水平与研究生教育年限不相符合。根据以往的经验，初级住院医师可能会在他/她的教育计划早期达到更高的水平，就像高级住院医师可能会在他/她的教育计划后期达到更低的水平一样。住院医师没有达到任何特定水平的预定时间。住院医师也可能在实现其里程碑方面出现倒退。发生这种情况的原因有很多，例如在以前的检查中评分过高、在特定手术中的经验不连贯或住院医师的重大行为。

选择一个级别意味着住院医师充分展示了该级别以及较低级别的里程碑。

附加说明

4级是作为毕业目标设计的，但并不代表毕业要求。做好毕业准备和无监督实习的决定是项目总监的职责范围。此外，里程碑2.0包括一些修订和变更，这些修订和变更排除了将里程碑用作高风险决策中的唯一评估（即，确定认证或认证资格）。5级代表在亚专科能力竞赛中成绩超过预期。里程碑主要用于形成、发展目的，以支持个人学习者、教育项目和专业的持续质量改进。ACGME及其合作伙伴将继续研究里程碑，以评估其影响和价值。

本文档中提供了一些里程碑的示例。请注意：示例不是必需的元素或结果；提供它们是为了共享元素的意图。

一些里程碑描述包括关于独立完成任务的陈述。这些活动的开展必须符合计划要求中所述的ACGME监管指南，以及机构和计划政策。例如，独立完成手术的住院医师至少要接受监督。

补充指南也可用于提供每个小组委员会的意图、每个级别的示例、评估方法或工具以及其他可用资源。与里程碑中包含的示例一样，补充指南仅用于帮助项目总监和临床能力委员会，并不用于证明任何要求的要素或结果。

ACGME网站里的里程碑提供了其他资源。请访问www.acgme.org上“我们做什么”下的链接。

患者护理1：对急性疾病患者的护理

Level 1：对急性表现进行鉴别诊断，认识到临床方案和指南在急性情况下的作用，认识到急性疾病的影响超出了直接的疾病进程。

Level 2：优先考虑急性表现的鉴别诊断为常见急性疾病患者制订管理计划确定了社会心理因素和急性疾病之间的相互作用。

Level 3：迅速识别紧急和突发的情况并协调适当的诊断战略，对复杂急性病患者实行管理计划，包括稳定性疾病患者。将心理社会因素纳入患者和看护人的急性疾病管理计划中。

Level 4：调动多学科团队管理同时进行患者访视的护理，独立协调合并症复杂的急性病患者，根据复杂的心理社会因素和患者偏好修改急性疾病的管理计划。

Level 5：有效管理和协调多名严重程度不同的患者的护理，包括危及生命的疾病情况；指导资源的使用以管理复杂的患者护理环境或情况；实施战略以解决急性疾病对人口的心理社会影响。

患者护理2：慢性疾病患者的护理

Level 1：识别出可能为慢性的常见病，制订解决慢性疾病的基本管理计划，认识到慢性疾病的影响超出了疾病过程。

Level 2：识别慢性疾病表现和进展的变异性并确定和访问适当的临床指南，以制订和实施慢性疾病管理计划，确定慢性疾病对个体患者和护理中涉及的其他患者的影响。

Level 3：确定合并症对疾病进展的潜在影响，承认合并症与疾病进展之间的关系；综合以患者为中心的管理计划，制订护理的协作目标，并让患者参与慢性疾病的自我管理。

Level 4：平衡患者合并症的竞争需求，在将循证医学纳入慢性疾病患者管理的同时，应用患者经验，促进慢性疾病自我管理的能力，包括家庭和社区资源的参与。

Level 5：领导多学科倡议管理慢性疾病和合并症患者人群，启动补充策略，以改善慢性疾病患者的护理。

患者护理3：健康促进和健康

Level 1：确定不同组织的筛查和预防指南并维护和促进患者健康的机会。

Level 2：协调竞争性预防指南，为个体患者制订计划并考虑这些指南如何适用于患者人群，维护和促进健康的管理计划。

Level 3：确定预防性健康检测的障碍和替代方案。目标是共同决策，实施计划以维护和促进健康，包括消除障碍。

Level 4：将筛查和预防指南纳入指定健康访视以外的患者护理，实施维持和促进健康的综合计划，包括相关的心理社会因素和健康的其他相关因素。

Level 5：参与整个护理系统或社区的指南制定或实施，与社区共同合作以促进健康。

患者护理4：对未分化体征、症状或健康问题患者的持续护理

Level 1：认识到连续性在照顾患有未分化疾病患者中的价值。

Level 2：在管理未分化疾病患者时接受不确定性并保持连续性，对未分化疾病患者进行鉴别诊断。

Level 3：有助于患者了解其预期病程和需要通知医师的事件，优先考虑具有成本效益的诊断检测和咨询，将改变未分化疾病的管理。

Level 4：协调未分化疾病患者的协作治疗计划，使用多学科资源向未分化疾病患者更有效地提供医疗保健。

Level 5：协调扩大倡议，以促进未分化疾病患者的护理，促进未分化疾病相关医学知识的发展。

患者护理5：手术护理的管理

Level 1：确定家庭医师执行的手术的广度，认识到家庭医师在转诊患者进行适当手术过程中护理方面的作用。

Level 2：识别有手术指征并有能力进行手术的患者，向患者咨询对家庭医师和顾问进行的普通手术的期望。

Level 3：在进行手术时要表现出自信和运动技能，包括处理并发症。根据顾问实行手术时以患者为中心的优先顺序进行独立风险和适当性评估。

Level 4：确定并获得在当前环境中独立执行手术的技能，与手术同事合作使患者与适当的手术相匹配包括拒绝支持不符合患者最大利益的手术。

Level 5：确定在未来的实践中需要的手术，并进行补充培训以独立执行。

患者护理

该学员在培训计划中所需的知识、技能和态度/行为方面取得了令人满意的发展。他或她正在展示一条学习轨迹，该轨迹预期在无监督的实践中获得提供安全、有效、以患者为中心、及时、高效和公平的照护的能力。

结论：_____是_____否_____有待改进

医学知识1：展示足够广度和深度的医学知识以实践家庭医学

Level 1：描述常见疾病患者的病理生理学和治疗方法并描述其行为如何影响自身健康。

Level 2：应用病理生理学知识治疗常见疾病患者，确定改善健康的行为策略。

Level 3：展示对复杂的病理生理学的了解以及对患者一生的全面管理，致力于学习行为策略以满足患者护理需求。

Level 4：将临床经验和全面知识整合到患者的终生管理中，展示行为策略和资源的全面知识，以满足患者的需要。

Level 5：通过传播原创研究成果扩大家庭医学知识库。

医学知识2：批判性思维和决策

Level 1：将患者故事的关键要素纳入其报告的准确描述中，描述临床推理错误的常见

原因并解释常见诊断检测的结果。

Level 2：针对常见表现制订分析性、按优先顺序排列的鉴别诊断并在指导下识别患者护理中的临床推理错误类型，解释复杂的诊断信息。

Level 3：为复杂的表现制订优先鉴别诊断并演示一种结构化的方法来亲自识别临床推理错误，准确合成复杂的诊断信息以实现高概率诊断。

Level 4：综合信息以达到高概率诊断，并连续重新评估，从而最大限度地减少临床推理错误。在解释诊断试验时，预期并解释错误和偏倚。

Level 5：从事深思熟虑的实践并指导他人，以最大限度地减少临床推理错误；追求知识新的和新兴的诊断测试。

医学知识

该学员在培训计划中所需的知识、技能和态度/行为方面取得了令人满意的发展。他或她正在展示一条学习轨迹，该轨迹预期在无监督的实践中获得提供安全、有效、以患者为中心、及时、高效和公平的照护的能力。

结论：_____是_____否_____有待改进

基于系统的实践1：患者安全和质量改进

Level 1：证明对常见的患者安全事件的了解，展示如何报告患者安全事件的知识及基本质量改进方法和指标的知识。

Level 2：确定导致患者安全事件的系统性因素，通过机构报告系统报告患者安全事件，描述当地的质量改进措施。

Level 3：参与患者安全事件的分析并向患者及家属披露安全事件，同时参与当地质量改进倡议。

Level 4：对患者安全事件进行分析并提供错误预防策略，向患者及家属披露患者安全事件并展示识别，开发，实施和分析质量改进项目的技能。

Level 5：角色榜样或指导他人披露患者安全事件，在机构或社区层面设计、实施和评估质量改进举措。

基于系统的实践2：以患者为中心的护理的系统导航

Level 1：展示护理协调知识，确定安全有效转换护理和交接的关键元素，证明对人口和社区健康需求和差异的了解。

Level 2：使用跨专业团队成员的角色在常规临床情况下有效协调患者护理，在常规临床情况下进行安全有效的护理/转换，确定特定人口社区卫生需求及其人口的不平等。

Level 3：利用跨专业团队成员的角色在复杂的临床情况下有效协调患者护理，在复杂临床环境中进行安全有效的护理/转换，有效利用当地资源，满足患者人群和社区需求。

Level 4：不同学科和专业之间以患者为中心的护理的有效协调，医疗保健系统内和系统间安全有效转换护理/交接的榜样和倡导者，参与改进和调整实践，以满足特定人群的需求。

Level 5：分析护理协调的过程并领导改进的设计和实施，改善医疗保健提供系统内和系统间的护理转换质量，以优化患者结局。领导带有医疗保健不平等的人口和社区的创新和倡导。

基于系统的实践3：医师在医疗保健系统中的角色

Level 1：识别复杂医疗保健系统的关键组成部分；描述基本医疗支付系统；确定有效过渡到实践的基础知识领域。

Level 2：描述复杂医疗保健系统的组成部分如何相互关联，这又是如何的影响患者护理；提供护理时考虑到每位患者的支付模式；证明医疗实践所需要的信息技术的使用。

Level 3：讨论个体实践如何影响更广泛的系统，让患者参与共同决策，由每个人的支付模式获知，描述过渡到实践所需的行政知识。

Level 4：管理复杂医疗保健系统的各个组成部分并提供高效和有效患者护理和护理过渡；倡导满足患者护理需求；分析个人实践模式和为进入实践的专业要求做准备。

Level 5：倡导或引领系统变革，提升高价值、高效和有效的患者护理和护理过渡；参与健康政策宣传活动。

基于系统的实践4：倡导

Level 1：确定提倡患者群体是一项专业责任。

Level 2：确定主张家庭医学是一项专业责任。

Level 3：描述利益相关者如何在地方，州和联邦层面影响和受到卫生政策的影响。

Level 4：访问实现政策变更所需的宣传工具和其他资源。

Level 5：与利益相关者建立联系，推进或预防改善个人或社区健康的政策变化。

基于系统的实践

该学员在培训计划中所需的知识、技能和态度/行为方面取得了令人满意的发展。他或她正在展示一条学习轨迹，该轨迹预期在无监督的实践中获得提供安全、有效、以患者为中心、及时、高效和公平的照护的能力。

结论：_____是_____否_____有待改进

基于实践的学习和改进1：基于证据和知情的实践

Level 1：演示如何获取、分类和分析临床证据。

Level 2：阐明临床问题，引发患者偏好和价值观以引导循证护理。

Level 3：查找并应用最佳可用证据，护理复杂患者。

Level 4：即使面对不确定性和相互矛盾的证据，对证据进行批判性评价和应用，以指导为患者量身定制的护理。

Level 5：指导他人对复杂患者进行批判性评价和应用证据，和（或）合作开发基于证据的决策工具。

基于实践的学习和改进2：反思性实践和对个人成长的承诺

Level 1：通过确立目标，承担个人和专业发展的责任；确定导致预期与实际表现之间差距的因素；承认总是有自我完善的机会。

Level 2：证明对性能数据的开放性，以便为目标提供信息；自我反思并分析导致期望与实际表现之间差距的因素；设计并实施学习计划并提供提示。

Level 3：间歇性地寻求具有适应性和谦逊性的附加性能数据；自我反思、分析并研究行为改变，以缩小期望与实际表现之间的差距；独立创建并实施学习计划。

Level 4：始终寻求具有适应性和谦逊性的性能数据；挑战假设并考虑替代方案以缩小预期与实际表现之间的差距；使用绩效数据来衡量学习计划的有效性以及必要时，改进它。

Level 5：领导绩效评估流程；指导他人进行反思训练；促进他人学习计划的设计和实施。

基于实践的学习和改进

该学员在培训计划中所需的知识、技能和态度/行为方面取得了令人满意的发展。他或她正在展示一条学习轨迹，该轨迹预期在无监督的实践中获得提供安全、有效、以患者为中心、及时、高效和公平的照护的能力。

结论：_____是_____否_____有待改进

职业水平1：职业行为和伦理原则

Level 1：描述职业行为和个人专业失误的潜在诱因，承担个人专业失误的责任展示了道德原则的知识。

Level 2：在日常情况下展示专业行为，描述何时以及如何报告自我行为中的专业性失误，以及他人使用道德原则分析直接的情况。

Level 3：在复杂的或有压力的情况下展示专业行为，认识到需要寻求帮助来管理和解决复杂的专业性失误，使用道德原则分析复杂的情况。

Level 4：认识到可能引发专业性失误的情况，并进行干预以预防自己和他人的失误，确认并使用适当的资源，以根据需要来管理和解决困境。

Level 5：在专业行为上指导他人，确定并寻求解决诱发或加剧伦理问题和专业精神失效或阻碍其解决的系统层面因素。

职业水平2：责任心

Level 1：对未能完成任务和职责负责，确定潜在的影响因素，并描述确保未来及时完成任务的策略，及时响应请求或提醒以完成任务和职责。

Level 2：及时地执行任务和职责，并在日常情况下注意细节，认识到可能影响自己及时完成任务和职责的能力的情况。

Level 3：及时执行任务和履行职责，适当注意复杂或紧张情况下的细节，积极实施策略，确保满足患者，团队和系统的需求。

Level 4：识别并处理可能影响他人及时完成任务和职责的能力的情况。

Level 5：掌握系统结果。

职业水平3：自我意识与求助行为

Level 1：在帮助下确认个人和职业健康情况并认识到自我的知识/技能的有限性。

Level 2：独立识别个人和职业健康情况和自我和团队知识/技能的限制，并表现出适当的求助行为。

Level 3：在指导下提出个人和职业健康计划以弥补和改善自身或团队知识/技能的限制。

Level 4：独立制订优化个人和职业健康的计划以弥补或改善自身或团队知识/技能的限制。

Level 5：解决维护个人和职业健康的系统障碍并指导他人提高自己或团队的知识/技能。

职业水平

该学员在培训计划中所需的知识、技能和态度/行为方面取得了令人满意的发展。他或她正在展示一条学习轨迹，该轨迹预期在无监督的实践中获得提供安全、有效、以患者为中心、及时、高效和公平的照护的能力。

结论：_____是_____否_____有待改进

人际交往和沟通技巧1：以患者和家庭为中心的沟通

Level 1：使用语言和非语言行为来表示尊重，建立融洽的关系，同时在医疗保健系统中沟通自己的角色，识别出容易识别的有效沟通的障碍，确定个性化沟通策略的必要性。

Level 2：使用积极的倾听和明确的语言在直接的接触中建立治疗关系；确定有效沟通的复杂障碍；组织和发起沟通，制订议程，澄清预期，并验证理解。

Level 3：在有挑战性的患者就诊中建立治疗关系，反思个人偏见，同时尽量减少沟通障碍；敏感和同情地提供医疗信息，管理患者/家庭价值观、目标、偏好、不确定性和冲突。

Level 4：保持治疗关系，关注患者/家庭的关注和背景，无论复杂性如何，独立识别个人偏见，同时试图主动减少沟通障碍；独立使用共享决策，使患者/家庭的价值观、目标和偏好与治疗选择相一致，以制订个性化的护理计划。

Level 5：指导其他人进行情境意识和批判性自我反思，持续发展积极的治疗关系，引导或发展行动来识别和解决偏见；角色模型在患者/家属沟通中共享决策，包括那些有高度不确定性/冲突的人。

人际交往和沟通技巧2：职业间和团队沟通

Level 1：尊重地请求/接受咨询，使用重视卫生保健团队所有成员的语言。

Level 2：明确和简明地请求/响应咨询，有效地与所有医疗保健团队成员沟通信息。

Level 3：检查对咨询建议的理解，沟通关注，并向同伴和学习者提供反馈。

Level 4：协调来自卫生保健团队不同成员的建议，以优化患者护理，在需要时解决冲突，向监督个人沟通并反馈建设性的批评。

Level 5：灵活的角色模型沟通策略，重视所有医疗保健团队成员的输入，在需要时解决冲突，在复杂情况下促进定期医疗保健团队反馈。

人际交往和沟通技巧3：医疗保健系统内的沟通

Level 1：准确、及时地在患者记录中记录信息，了解机构的政策，并保障患者的个人健康信息；根据机构政策的要求，通过适当的渠道进行沟通。

Level 2：通过患者记录中的记录来演示有组织的诊断和治疗推理，适当地使用文档快捷方式；以机构政策指定的格式和时间框架记录所需的数据，尊重地传达了系统的担忧。

Level 3：使用患者记录以有组织的格式交流更新和简明的信息，适当地选择直接和间接的沟通形式，通过适当的渠道为系统改进提供明确和建设性的建议，同时承认系统的局限性。

Level 4：展示记录患者接触和更新记录的效率，管理实践所需的书面和口头交流的数量和范围，与适当的利益相关者发起有效的对话，以改进系统。

Level 5：优化和改进其系统中电子病历的功能，指导部门或机构围绕政策和程序进行沟通，促进更大的社区利益相关者之间就系统问题进行对话。

人际交往和沟通技巧

该学员在培训计划中所需的知识、技能和态度/行为方面取得了令人满意的发展。他或她正在展示一条学习轨迹，该轨迹预期在无监督的实践中获得提供安全、有效、以患者为中心、及时、高效和公平的照护的能力。

结论：____是____否____有待改进

总体临床能力

该评级代表了该学员在本年度培训期间对整体临床能力发展的评估：

结论：____上级：远超今年培训的预期发展水平。

____令人满意：始终达到并偶尔超过今年培训的预期发展水平。

____有条件的改进：满足一些发展里程碑，但偶尔会低于今年培训的预期发展水平。制订了改进计划，以促进实现与培训水平相适应的能力。

____不满意：持续低于今年培训的预期发展水平。

（吴孟迪　张蓝宇）

附录三 全科住院医师SOAP病例

第一节 高血压案例

一、病例1

概要：老年女性，61岁，高中学历，售货员，已退休，目前与儿子一起居住。

（一）主观资料（S）

发现血压高10年，间断头晕1个月。

患者于10年前在体检时发现血压升高，收缩压150mmHg，舒张压不详，诊断“高血压病”，因当时无任何不适症状，患者一直未治疗，也未监测血压。5年前经他人劝说就诊于三级医院，开始服用降压药治疗，多次更换降压方案，目前规律服用“贝尼地平4mg qd”，监测血压130/80mmHg左右，无不适症状。近1个月频繁出现头晕，自觉头昏昏沉沉，多在情绪激动后出现，当时血压波动于“160～190/94～100mmHg”之间，无发热、头痛、黑矇，无恶心、呕吐，无视物旋转及视力下降，无肢体活动异常、耳鸣，无胸闷胸痛，无夜尿增多，无发作性面色潮红、心悸、多汗和软瘫等症状，遂前来我院全科医学科就诊。目前患者精神好，情绪焦躁不安，饮食、二便正常，常熬夜，家人诉入睡后打鼾明显。

诊断高脂血症5年，间断口服阿托伐他汀钙片20mg qd。否认冠心病、脑血管病、糖尿病、慢性气管炎、慢性肾脏疾病史；吸烟30年，每天20支、不饮酒；饮食偏咸，喜油炸食物；平时不运动；家庭和睦，经济状况良好；母亲死于高血压脑出血，其兄弟均患有高血压。

（二）客观资料（O）

1. 体格检查 体温36.4℃，脉搏82次/分钟，呼吸18次/分钟，血压164/96mmHg，身高160cm，体重84kg，腰围92cm，BMI 32.8kg/m^2。意识清楚，体形胖，双侧鼻唇沟对称，伸舌无偏斜，颈软，气管居中，双肺叩诊清音，呼吸音清，未闻及干、湿啰音，未闻及胸膜摩擦音。心前区无异常隆起，心尖部最强波动点位于左侧锁骨中线与第五肋间交点向内0.5cm，范围2cm，无震颤及心包摩擦感；叩诊心界大小正常，心率82次/分钟，律齐，$A_2>P_2$，未闻及杂音及额外心音，未闻及心包摩擦音。腹软，无压痛、反跳痛，未闻及腹部血管杂音。双下肢不肿。四肢肌力、肌张力正常，病理征未引出。

2. 辅助检查

血脂：TC 5.7mmol/L，LDL-C 2.7mmol/L，TG 2.5mmol/L，HDL-C 1.1mmol/L。

肾功能：BUN 5.8mmol/L，Cr 65μmol/L。

肝功能：ALT 12U/L。

血糖：FPG 5.9mmol/L。

（三）问题评估（A）

1. 目前诊断 高血压3级（高危）；血脂异常。

2. 目前存在健康问题

1）危险因素：老年女性，肥胖，吸烟史，摄盐、油脂过量，缺乏运动，血脂异常，存在高血压家族史。

2）目前患者间断头晕症状发作，血压控制不好。

3）高血压病史多年，合并有血脂异常，要积极控制危险因素，延缓疾病发生发展，避免冠心病、心肌梗死、心功能不全、猝死和脑血管病等疾病发生。

4）患者没有受过高等教育，经济条件好，家庭关系紧张，近期有焦虑症状。没有认识到及时就诊及按时规律服药的重要性，也没有监测血压和定期复查的意识。

（四）问题处理计划（P）

1. 诊断计划

1）完善血常规、尿常规、尿微量蛋白、血同型半胱氨酸测定。完善24h动态血压监测、心电图、超声心动图、胸部X线、肾和肾上腺超声、颈动脉超声、踝臂指数、眼底、睡眠呼吸监测等检查。行焦虑和抑郁量表测试。检查是否存在靶器官损害。

2）定期复查尿常规、血糖、血脂、肝功能、肾功能、心电图、超声心动图和眼底等指标。

2. 治疗计划

1）非药物治疗

（1）合理饮食：减少盐的摄入，每日食盐量5g以下；建议油脂量＜25g/d，少吃或不吃油炸食物和动物内脏，多吃蔬菜和适量蛋白质。

（2）规律有氧运动：该患者每周至少3次中等强度的有氧运动，以耐力性运动为主，可选择步行、打太极拳、游泳等；运动时间30min以上即可达到锻炼目的。

（3）减轻体重：饮食运动治疗，减低体重，以每周0.5～1kg为宜，初步减重不要超过原体重的15%，最终达到理想体重，BMI＜24kg/m^2，腰围＜85cm。

（4）戒烟、限酒：吸烟是心脏猝死及冠心病最主要危险因素之一，应立即戒烟；不提倡高血压患者饮酒。

（5）心理指导：需要医护及家庭成员配合，密切观察患者身心变化。帮助患者缓解精神压力，积极配合制订的治疗方案，必要时给予心理疏导。

2）药物治疗：贝尼地平片（每次4mg，口服，每天1次）；厄贝沙坦（每次150mg，口服，每天1次）；阿托伐他汀钙片（每次20mg，口服，每天1次）。

3. 全科医师建议 纳入高血压规范化管理：告知患者高血压虽不可治愈，但严格控制可延缓或不发生并发症，建议患者每日晨起规律用药，介绍自我监测血压方法，积极推动家庭血压监测，记录每日血压变化，血压波动明显时及时就医并调整降压方案。

（任 泽 薛 霞）

第二节 冠心病案例

一、病例1

概要：老年男性，65岁，大学本科，机关退休干部，目前与老伴一起居住。

（一）主观资料（S）

间断心前区闷痛1年，加重半个月。

1年来，患者多于劳累或情绪激动时出现心前区闷痛，每个月发作1～2次，疼痛程度较轻，休息后可缓解，未予重视。近半月上述症状每日发作1～2次，心前区呈压榨性疼痛，并向左后背放射，含服硝酸甘油或速效救心丸约5min后缓解，无咳嗽、咳痰，无咯血，无腹痛腹胀、反酸、嗳气，疼痛与呼吸运动无关，在社区门诊行心电图提示：Ⅱ、Ⅲ、avF导联ST段压低0.05～0.10mV，考虑“心肌缺血”，老伴对病情感到紧张担忧，遂带患者到我院全科医学门诊就诊。

既往血脂异常病史10余年，但自认身体无任何不适，一直未服用降脂药；否认高血压、糖尿病、慢性气管炎病史。其父于50岁死于心肌梗死。吸烟史30余年，每日20支。节假日偶少量饮酒；平日喜食肉；平素伏案工作读书，不爱运动。性格固执。家庭经济收入稳定，夫妻关系和睦。

（二）客观资料（O）

1. 体格检查 体温36.6℃，脉搏86次/分钟，呼吸18次/分钟，血压124/78mmHg，身高170cm，体重86kg，腰围96cm，BMI 29.8kg/m^2。发育正常，营养中等，体形肥胖，自主体位，神清语利，查体合作。浅表淋巴结未触及，巩膜无黄染。颈静脉无怒张。双肺呼吸音清，未闻及干、湿啰音。叩诊心界不大，心音有力，心率86次/分钟，律齐，未闻及杂音。腹部膨隆，腹软，无压痛及反跳痛。肝脾未触及。双下肢不肿。

2. 辅助检查

血脂：TCHO 6.8mmol/L，LDL-C 4.1mmol/L，TG 2.7mmol/L，HDL-C 0.94mmol/L。

肾功能：BUN 5.8mmol/L，Cr 71μmol/L。

肝功能：ALT 12U/L。

血糖：FPG 5.9mmol/L。

颈动脉超声：双侧颈总动脉膨大处多发强回声斑块，右侧颈外动脉起始处强回声斑块。

（三）问题评估（A）

1. 目前诊断 冠心病 不稳定性心绞痛 心功能Ⅱ级；血脂异常；颈动脉硬化伴斑块形成。

2. 目前存在健康问题

1）危险因素：老年男性，腹型肥胖，吸烟，有冠心病家族史，喜食肉，缺乏运动，血脂异常。

2）间断胸痛发作，且近期加重。

3）既往有高脂血症，未服用药物治疗，且颈动脉硬化伴斑块形成，要积极控制危险因素，延缓疾病发生发展，避免心肌梗死、心功能不全、猝死和脑血管病等疾病发生。

4）患者经济条件好，社会支持度高，但性格固执，对疾病的防治意识薄弱。

（四）问题处理计划（P）

1. 诊断计划

1）完善心肌损伤标志物、心肌酶、甲状腺功能、24h动态心电图、超声心动图、胸片、心脏CT、肝胆超声等检查，必要时行冠脉造影明确诊断。

2）定期复查血常规、尿常规、便隐血、血糖、血脂、肝功能、肾功能、心电图等指标，重点掌握患者应用降脂治疗后血脂控制是否达标，监测肝功能、肌酸激酶。

2. 治疗计划

1）非药物治疗

（1）合理饮食：低脂饮食，建议油脂量20～30g/d，不吃油炸食物和动物内脏，少吃高热量的“红肉”，可适量进食鸡肉、鸭肉、鱼虾等“白肉”，多吃蔬菜和适量蛋白质。每次进食不能过饱，饭后不要立即活动。

（2）规律有氧运动：根据患者目前心功能情况在病情稳定期可进行轻、中等强度的有氧运动，以耐力性运动为主的运动，可选择步行、打太极拳等；每周运动3～5次，逐步增加运动量和运动时间，以不感觉劳累为原则，避免剧烈运动。运动时嘱患者携带急救盒和急救卡，一旦心绞痛发作要立即休息含服硝酸甘油或者速效救心丸等药物，并给家人或“120”打电话求助。

（3）戒烟：吸烟是心脏猝死及冠心病最主要的危险因素之一，应立即戒烟。限制饮酒量，可少量饮用红葡萄酒，不建议饮用白酒。

（4）减重：饮食运动治疗，半年至一年内体重减轻5kg左右。

（5）心理指导：避免情绪激动，动员患者积极配合制订的治疗方案，缓解家属焦虑情绪，需要医护及家庭成员配合，密切观察患者身心变化，提高患者对治疗的依从性。

2）药物治疗：阿司匹林（每次100mg，口服，每天1次）；氯吡格雷（每次75mg，口服，每天1次）；瑞舒伐他汀（每次10mg，口服，每天1次）；比索洛尔（每次5mg，口服，每天1次）；尼可地尔（每次5mg，口服，每天1次）。

3. 全科医师建议 治疗2～3周后病情不稳定，建议到心内科专科就诊。如病情稳定，纳入冠心病规范化管理：加强健康教育，定期随访，让患者和家属了解自觉症状和心绞痛发作情况，告知急性心肌梗死、猝死、出血等危急情况并学习紧急情况时的院前急救措施，同时需立即前往医院急救，家属表示积极配合。

（任　泽　薛　霞）

第三节　脑梗死案例

一、病例1

病例概要：马某，老年男性，71岁，离异，退休工人，初中文化。

（一）主观资料（S）

左侧肢体麻木无力6年，加重8h。

患者6年前因左侧肢体麻木无力就诊外院，诊断为“脑梗死”，治疗后可自行缓慢短距离行走。今日晨起无明显诱因发现左侧上下肢体麻木无力较前加重，左上肢抬举困难，不能自己行走，需他人搀扶或借助助行器行走，言语欠流利，无口角歪斜，无头痛、头晕、恶心、呕吐，无大小便失禁，无意识障碍、四肢抽搐，无视物成双，于门诊查头颅MRI示“右侧额顶叶急性期脑梗死”，头颅MRA示“脑动脉硬化改变，右侧大脑后动脉P1段局限性狭窄，双侧颈内动脉颅内段虹吸部粗细不均，管腔多发中-重度狭窄”，查颈动脉超声示“双侧颈动脉不均匀增厚伴斑块形成”，为进一步诊治入全科医学科。

既往诊断高血压15年，血压最高180/100mmHg，长期服用硝苯地平控释片，未监测血压。否认糖尿病、冠心病、慢性肾病病史。吸烟40余年，30支/天。饮酒50余年，每日半斤白酒。离异，独居，饮食不规律，口味偏咸，平素不运动。性格孤僻，近年因反复脑梗死心理压力大。父母死因不详，兄妹均因“高血压脑出血”去世。

（二）客观资料（O）

1. 体格检查 体温36.3℃，脉搏68次/分钟，呼吸16次/分钟，血压153/95mmHg，体重66kg，身高170cm，BMI 22.8kg/m^2。双肺呼吸音清，未闻及干、湿啰音，心界不大，心率68次/分钟，律齐，各瓣膜听诊区未闻及病理性杂音。腹平软，无压痛及反跳痛，肝脾肋下未触及，肠鸣音正常，移动性浊音阴性。神经专科查体：意识清楚，言语欠清，回答切题。双侧瞳孔等大等圆，直径2.5mm，对光反射灵敏，两侧额纹对称，左侧鼻唇沟稍变浅，伸舌居中，腭垂右偏。痛觉对称存在，双侧上下肢肌张力正常，左侧肢体肌力Ⅳ级，右侧肢体肌力Ⅴ级，左侧Babinski征（+），颈软，kerning征阴性。

2. 辅助检查

血糖：FPG 5.8mmol/L。

血脂：TCHO 5.23mmol/L，LDL-C 2.81mmol/L，TG 1.53mmol/L，HDL-C 0.86mmol/L。

肝肾功能：正常。

同型半胱氨酸：81μmol/L。

（三）问题评估（A）

1. 目前诊断　脑梗死（急性期）；高血压3级（极高危）；血脂异常；颈动脉硬化伴斑块形成；高同型半胱氨酸血症。

2. 目前存在健康问题

1）主要危险因素：老年男性，长期大量吸烟、饮酒，缺乏体育锻炼，脑动脉狭窄，颈动脉斑块，有“脑血管病”家族史，合并高血压、血脂异常、高同型半胱氨酸血症。

2）目前脑梗死急性期，左侧肢体麻木无力较前加重。

3）血脂异常，且颈动脉硬化伴斑块形成，要积极控制危险因素，延缓疾病发生发展，避免脑血管病再发和心肌梗死等心血管事件发生。

4）离异，独居老人，性格孤僻，家人探望很少，经济收入一般，未受到高等教育，存在心理、家庭和社会压力。

（四）问题处理计划（P）

1. 诊断计划

（1）脑卒中诊断明确。纳入社区脑卒中规范管理。

（2）建议康复科评估，行康复治疗。

（3）定期复查血常规、尿常规、便隐血、血糖、血脂、肝功能、肾功能、同型半胱氨酸、心电图、血管超声和头颅CT检查；重点掌握患者应用降脂治疗后血脂控制是否达标，监测肝功能、肌酸激酶。

2. 治疗计划

1）非药物治疗

（1）合理饮食：①食物多样、谷类为主；低盐饮食，每天食盐量降至5g；每天食用奶类、豆类或其制品，适量食用鱼、禽、蛋、瘦肉；限制高脂肪、高胆固醇饮食，如肥肉、动物内脏、黄油等，脂肪摄入每天限制在25g左右。②多吃富含钾离子的食物如桃、橙、香蕉、菠菜、毛豆、马铃薯等，不吃甜食和零食。

（2）适当运动：按照康复运动师指导每日康复锻炼1h。控制体重：BMI维持在

$18.5\sim24kg/m^2$，腰围＜90cm。

（3）戒烟限酒。因行动不便，鼓励患者进行有益于健康的爱好，如下棋。

2）药物治疗：阿司匹林（每次100mg，口服，每天1次）；氯吡格雷（每次75mg，口服，每天1次）；瑞舒伐他汀（每次10mg，口服，每天1次）；厄贝沙坦（每次150mg，口服，每天1次）；丁苯酞软胶囊（每次0.2克，口服，每天3次）；复方血栓通软胶囊（每次0.74克，口服，每日3次）；叶酸片（每次0.8mg，口服，每日1次）。

3）社区康复：讲解康复目的、方法及注意事项，做好康复前、中、后的评价，确定康复方案，判断康复疗效。

（1）心理康复：①建议患者家属积极配合，通过家属及医师的悉心照顾和关怀，增强患者战胜疾病的信心，调动患者积极治疗的决心和毅力，改进生活自理能力、提高生活质量；②充分利用单位、社区、社会等资源，减轻因病休在家给家庭带来的家庭负担及生活压力，尽可能消减其对患者心理的影响。

（2）左侧肢体综合训练60min。

（3）作业疗法30min。

（4）诱导和鼓励患者说话，耐心纠正发音，从简到繁，反复练习坚持不懈。鼓励患者多做眼、嘴、脸部运动，局部按摩。改变患者依从性差的问题，逐步指导由家属主导的家庭康复转变为患者自行康复锻炼治疗。

4）中医治疗：针灸及电针20min，促进语言功能改善和肢体功能恢复。

3. 全科医师建议

1）随访检查：定期复查血常规、尿常规、便隐血、肝肾功能、血脂、血糖、同型半胱氨酸、颈动脉超声检查、头颅CT等。

2）预约1～2周1次家庭出诊，以便规范社区康复指导。

3）告知患者脑梗死是慢性病，需长期康复锻炼，血脂、血压、同型半胱氨酸控制达标可延缓并发症发生，避免再发，并建议患者定期参加相关健康知识讲座。同时，建议家属参加相关家庭保健员培训，一起参与疾病康复与治疗。

（任　泽　薛　霞）

第四节　糖尿病案例

一、病例1

概要：张先生，中年男性，59岁，离异，初中学历，工厂在职工人。

（一）主观资料（S）

口渴、多饮、多尿、消瘦半年。

半年前无明显诱因出现口渴、多饮、多尿、消瘦，进食量无明显变化，但半年内体重减轻约20kg，每晚起夜2～3次，偶尔出现泡沫尿，发病以来，无头痛、头晕，无胸闷、心悸，无腹痛、腹泻，无发热、盗汗，无情绪波动明显，无视物模糊，无肢体麻木，2d前在我院门诊化验空腹葡萄糖14.45mmol/L，餐后2h血糖：23.48mmol/L，糖化血红蛋白15.4%，尿常规：尿比重1.043，葡萄糖60mmol/L，酮体阴性，初步诊断为“2型糖尿病”，未行药物治疗，遂前来我院全科医学科就诊。精神好，二便正常，患者和家人紧张担忧疾病。

诊断高血压8年，血压最高150/95mmHg，平时服用阿司匹林肠溶片及尼群地平片，平日未监测血压。否认冠心病、脑血管病、慢性气管炎、慢性肾脏疾病史；吸烟40年，每天30支、不饮酒；离异，独居，儿子偶尔前来探望，且工作繁忙，进食极不规律，饮食偏咸，喜肉食；平时不运动；经济状况一般；母亲死于高血压脑出血。

（二）客观资料（O）

1. 体格检查 体温36℃，脉搏75次/分钟，呼吸18次/分钟，血压127/90mmHg，身高173cm，体重74kg，腰围96cm，BMI 24.7kg/m^2，发育正常，营养中等，自主体位，意识清楚，表情自然，查体合作。全身皮肤黏膜颜色正常，无色素沉着和溃疡，皮温正常。双肺呼吸音清，未闻及干、湿啰音。叩诊心界不大，心音有力，心率75次/分钟，律齐，未闻及杂音。腹软，无压痛及反跳痛，肝脾未触及，墨菲征阴性，腹部未触及包块，移动性浊音阴性，肠鸣音3～4次/分钟。双下肢不肿。双侧足背动脉搏动正常。四肢肌力、肌张力正常，四肢感觉正常，病理征未引出。

2. 辅助检查

血糖：FPG 14.45mmol/L，PBG 23.48mmol/L，HbA1c 15.4%。

血脂：TC 6.45mmol/L，TG 1.70mmol/L，LDL-C 4.49mmol/L，HDL-C 0.8mmol/L。

肝肾功能：正常。

同型半胱氨酸：23.4μmol/L。

（三）问题评估（A）

1. 目前诊断 糖尿病；高血压2级（极高危）；血脂异常；高同型半胱氨酸血症。

2. 目前存在健康问题

1）危险因素：年龄≥45岁，超重，合并有高血压、血脂异常，平日不运动。

2）患者未行胰岛素及C肽检测，糖尿病分型尚未明确。未做并发症情况评估。

3）平日不监测血压，未定期随诊，血压控制不理想。血脂异常未治疗。

4）患者经济收入一般，文化水平较低；离异，独居，进食不规律，饮食偏咸，喜肉食；平时不运动；发现血糖异常后心情紧张担忧。

（四）问题处理计划（P）

1. 诊断计划

1）进行相关胰岛素、C肽、胰岛素自身抗体和谷氨酸脱羧酶抗体测定，以明确糖尿病分型。

2）建议完善尿微量白蛋白、眼底、腹部超声，完善心、脑、肾、颈动脉和下肢血管检查了解血管并发症情况。

3）监测空腹及餐后2h血糖。

4）定期复查血常规、尿常规、便隐血、空腹和餐后血糖、糖化血红蛋白、血脂、肝功能、肾功能、心电图、超声心动图、眼底、外周血管超声和神经病变检查等指标。重点掌握患者换用降压药物血压是否控制理想，应用降脂治疗后血脂控制是否达标。

2. 治疗计划

1）非药物治疗

（1）糖尿病教育：讲解糖尿病相关知识，包括危险因素、临床表现、并发症及其危害、常用治疗药物等。

（2）饮食疗法：患者超重，维修工为中体力劳动者，建议每日饮食总热量控制在2040kcal左右，需定时定量，按早餐：中餐：晚餐＝1：2：2或1：1：1分配，每餐有主食、蛋白质、蔬菜，主食建议全麦食物和粗粮，两餐间可加少量水果；每日食盐量5g以下；建议减少脂肪摄入，选用橄榄油、山茶油作为烹调用油。

（3）规律有氧运动：每周至少运动3～5次，每次至少30min，可选择步行、游泳等运动方式，运动时间应选在餐后1～2h，携带适量食物，避免低血糖发生。

（4）减重：适当减重，尽量达到理想体重，BMI＜24kg/m^2，腰围＜90cm。

（5）戒烟。

（6）心理指导：放松心情，保持乐观心态。同时需要医护及家庭成员配合，密切观察患者身心变化，多给予患者关注和关爱。

2）药物治疗：盐酸二甲双胍（每次0.5g，口服，每天3次）；阿卡波糖（每次50mg，口服，每天3次）；厄贝沙坦（每次75mg，口服，每天1次）；阿托伐他汀（每次20mg，口服，每天1次）；阿司匹林（每次100mg，口服，每天1次）；叶酸片（每次0.8mg，口服，每天1次）。

3. 全科医师建议 纳入糖尿病规范管理，介绍自我监测血压和末梢血糖方法，积极推动家庭血糖和血压监测，记录血糖和血压变化，血糖和血压波动明显时及时就医并调整治疗方案。

（任　泽　薛　霞）

第五节　慢性阻塞性肺疾病案例

一、病例1

概要：柳某，老年男性，70岁，已婚，退休干部，本科学历。

（一）主观资料（S）

反复咳嗽、咳痰10年，加重伴发热6d。

患者 10年前受凉后出现咳嗽、咳痰，多为白色泡沫痰，无胸闷、胸痛、咯血、头晕、头痛等不适，此后常于冬春寒冷季节出现，在外院诊断为“慢性支气管炎”。2年前上述症状发作时伴胸闷，活动耐力较前稍下降，在我院明确诊断为“慢性阻塞性肺疾病”，但自认身体尚可，平日从不用药和随诊。6d前受凉后出现发热，体温最高达38.6℃，咳嗽、咳痰、喘息加重，痰量较多，黏稠不易咳出，社区医院给予“左氧氟沙星和头孢唑肟钠”治疗后体温正常，但喘憋明显，门诊收入全科。近期精神差，意识清楚，情绪焦虑、紧张，食欲差，二便正常，睡眠差。

既往史无特殊；否认冠心病、脑血管病、高脂血症、慢性肾脏疾病史，否认骨关节病病史；无明确药物、食物过敏史；无吸入性粉尘接触史。吸烟50年，每日吸烟20支，不饮酒。平日运动少。家庭经济收入稳定，夫妻关系和睦。否认其直系亲属中有慢性支气管炎、慢性阻塞性肺疾病患者。

（二）客观资料（O）

1. 体格检查 体温36.8℃，脉搏76次/分钟，呼吸27次/分钟，血压110/64mmHg，体重65kg，身高173cm，BMI 21.7kg/m^2。体形偏瘦，意识清楚，慢性病容，端坐呼吸、喘息状，口唇轻度发绀，浅表淋巴结未及肿大。双侧鼻唇沟对称，伸舌无偏斜，颈软，颈静脉无怒张，气管居中。桶状胸，未见吸气三凹征，双侧语颤减弱，双肺叩诊过清音，肺下界和肝浊音界下移，双肺呼吸音低，呼气延长，可闻及哮鸣音，右下肺可闻及少量湿啰音，未闻及胸膜摩擦音。心前区无隆起，心尖搏动位于左侧第五肋间锁骨中线内0.5m，范围2cm，无震颤及心包摩擦感；叩诊心界大小正常；心率76次/分钟，P2＞A2，未闻及杂音及额外心音，未闻及心包摩擦音。腹软，无压痛、反跳痛，肝、脾肋下均未触及，未闻及腹部血管杂音。双下肢不肿。无杵状指，四肢肌力、肌张力正常，病理征未引出。

2. 辅助检查

血常规：RBC 4.19×10^{12}/L，Hb 137g/L，WBC 10.68×10^9/L，NE% 76.50%。

心电图：窦性心律，肺型P波，右室肥大。

胸部CT：右肺中叶、下叶外基底段炎症，双肺纹理增重，两肺野透过度增强，符合“肺气肿”表现。

（三）问题评估（A）

1. 目前诊断 右肺感染；慢性阻塞性肺疾病急性加重。

2. 目前存在健康问题

1）患者反复咳嗽、咳痰10年，明确诊断慢性阻塞性肺疾病2年。6d前受凉后出现发热、咳嗽、咳痰、喘憋，抗生素治疗后喘憋症状无明显改善。

2）危险因素：吸烟史50年，每日20支；平日缺乏运动。

3）情绪焦虑、紧张、精神睡眠差；经济收入稳定，文化水平高，但性格固执，平日不愿听从医护人员的指导，不遵医嘱用药，不定期随诊，2年未评估肺功能。

（四）问题处理计划（P）

1. 诊断计划

1）完善动脉血气分析、肝肾功能、电解质、痰培养、腹部超声、心脏超声心动图等检查。

2）使用mMRC呼吸困难评分量表及慢性阻塞性肺疾病评估测试CAT量表，对患者进行进一步综合评估。

3）建议病情稳定后到呼吸内科行肺功能测定和支气管舒张试验。

4）定期社区及呼吸内科专科门诊就诊随访。重点掌握如何预防感染、心肺功能的锻炼、排痰方法以及吸入装置的使用方法。

2. 稳定期治疗计划

1）非药物治疗

（1）戒烟：向患者说明长期吸烟对健康有明显危害作用，建议戒烟门诊治疗。

（2）家庭氧疗：建议家庭鼻导管吸氧，氧流量为1.0～2.0L/min，吸氧时间＞15h/d，使患者在静息状态下，达到$PaO_2 \geqslant 60$mmHg和（或）SaO_2升至90%以上。

（3）肺康复治疗：教患者正确咳嗽、排痰方法，适当有氧运动，进行呼吸肌的锻炼，如缩唇呼吸、腹式呼吸等，增强抵抗力，预防感冒。

（4）注意个人卫生，避免各种诱发因素的接触和吸入。建议每年常规于秋末接种流感疫苗或肺炎链球菌多糖疫苗，积极预防呼吸道感染。

（5）心理指导：解除患者内心焦虑和恐惧，保持良好心态和对治疗的信心，坚持肺功能的锻炼。培养良好医患关系，让患者有更好的依从性。

（6）纳入社区慢性病规范化管理。

2）药物治疗：应在稳定期使用长效抗胆碱药（LAMA）或长效β_2受体激动剂（LABA），或LAMA联合LABA。

3. 急性加重治疗计划

1）氧疗：调整供氧流量，改善低氧血症，血氧浓度的目标值为88%～92%。

2）支气管扩张剂：首选短效吸入β_2受体激动剂，联合或不联合短效抗胆碱能受体拮抗剂。

3）糖皮质激素：泼尼松40mg/d，疗程5～7d。

4）抗生素：患者呼吸困难加重、咳嗽伴痰量增加、有脓痰时，为应用抗生素的适应证。

5）辅助治疗：加强祛痰、平喘治疗，维持水、电解质平衡，注意营养支持等。

4. 转诊指征 若出现以下情况，需立即向上级医院转诊。

1）因诊断需要到上级医院完善检查。

2）初始治疗方案失败，病情加重。

3）出现新的体征或原有体征加重，如发绀、外周水肿、气胸等。

4）气道分泌物多，随时可能发生窒息，需要建立人工气道。

5）严重呼吸衰竭，需要进行呼吸机辅助通气治疗。

6）出现精神障碍，如嗜睡、昏迷。

7）新发严重的心律失常。

（任　泽　薛　霞）